혈액
깨끗이 해주는
식품도감

혈액

깨끗이 해주는

식품도감

혈액과 혈관을 건강하게 만드는
24가지 영양소와 40가지 식품 지식사전

구라사와 다다히로 · 와타나베 사나에 지음
이준육 · 타키자와 야요이 편역

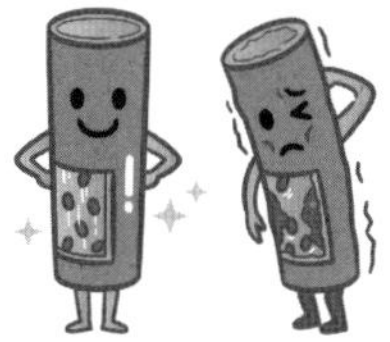

중앙생활사

저자 서문

요즈음 일본에서는 '졸졸졸 흐르는 혈액', '질척질척한 혈액'이라는 말이 자주 쓰인다. '졸졸졸', '질척질척'이라고 하면 좀 엉성한 느낌이 들지도 모르겠지만 뜻밖에도 아주 적당한 표현이다.

혈액은 혈관을 통해서 온몸을 순환하는데 모세혈관의 안지름은 약 7미크론, 즉 1,000분의 7mm밖에 안 된다. 그렇게 가느다란 혈관을 돌아다니는 혈액은 다양한 성분을 함유하면서도 깨끗한 상태를 유지할 필요가 있다. 실제로 건강한 사람의 혈액은 매끄러운 상태이다.

그런 혈액이 걸쭉한 상태가 되면 어떻게 될까? 먼저 안지름 7미크론이라는 좁은 관을 지나가야 하는 혈액은 순조롭게 흐를 수가 없다. 한편 혈액을 질척질척한 상태로 만든 범인은 혈액의 막에 상처를 주며, 혈액이 통과하는 길에도 악영향을 미친다. 결국 악순환이 시작되는 것이다.

그 악순환의 키워드는 바로 '동맥경화'이다. 동맥경화가 진행되면 생명에 중대한 결과를 미치는 질병을 일으킬 우려가 적지 않다. 그런 상태가 되기 전에 혈액을 질척질척한 상태로부터 졸졸졸 맑게 흐르는 상태로 반드시 되돌려놓아야만 한다.

이 책은 혈액을 깨끗이 만들기 위해 특히 중요한 24가지 영양소와 40가지 식품을 그림을 최대한 사용하여 자세하게 설명하였다. 또한 동맥경화나 고지혈증, 고혈압, 심근경색, 협심증, 뇌졸중, 당뇨병 등에 대한 올바른 지식과 혈액 및 혈관을 건강하게 만들기 위한 운동법이나 일상생활에서의 주의사항을 알기 쉽게 설명하였다.

이 책을 통해 질척질척한 혈액을 졸졸졸 흐르게 만들고 건강한 삶을 즐기기를 진심으로 바란다.

구라사와 다다히로 · 와타나베 사나에

편역자 서문

요즘 국내외에서 식품치료가 붐을 이루고 있다. 종래의 식이요법의 틀에서 더욱 진보한 식약동원(食藥同源), 약선요리(藥膳料理)의 개념을 기반으로 하는 식품치료의 연구가 대체의학, 주류의학 및 영양학의 학자들에 의하여 주도적으로 활발하게 연구되고 있는 경향인 것 같다.

이러한 연구의 역사적 배경은 매우 오래되었다. 고대 그리스의 의사 히포크라테스는 '음식으로 치료하지 못하는 질병은 약으로도 고칠 수 없다'고 하였고, 최근에 발굴된 우리나라 최초의 식이요법서이며, 1460년 세조 6년 어의 전순의가 편찬한《식료찬요(食療纂要)》의 서문에 '사람이 세상을 살아감에 있어서 음식이 으뜸이고 약이(藥餌)가 다음이 된다'고 하였다. 그런 논거들이 대체의학 연구의 새로운 방향을 가리키고 있는 것 같다.

특히 이 책은 혈관혈전증이라는 질병에 대하여 '예방이 최선', '미병에 고친다'라는 말처럼 다른 현대의료적 방법은 차선책에 불과하다. 그러므로 이 책의 주제와 내용에서 시종일관 다루고 있는 깨끗한 혈액을 원활하게 순환시킬 수 있는 혈액·혈관 건강법을 제시하는 식품치료라고 생각한다.

혈액은 혈관 속에서 유동성을 유지하면서 순환하고 있으며, 정상 상태의 경우에는 절대로 굳어지지 않는 성질을 가지고 있다. 그렇지만 혈관내피가 손상을 입어 출혈이 생기게 되면 이 기구에 큰 변화가 일어나며 손상 부위에서는 곧바로 지혈을 위한 혈전이 형성되게 된다.

이러한 생체반응은 신체를 출혈로부터 지키는 중요한 방어반응이며, 오랫동안 학계에서 혈전지혈학(血栓止血學)의 연구 주제였고, 현재에도 많은 학자들이 연구를 진행하고 있다. 최근 들어 생활습관의 변화에 수반하여 심장, 뇌 등 동맥경화(動脈硬化)를 기반으로 동맥 내에 폐색성혈전(閉塞性血栓)이 형성되고 치명적인 심근경색(心筋梗塞), 뇌경색(腦梗塞)의 발증이 증가하고 있는 추세이다.

이러한 질병의 발병 기구(mechanism)는 전신의 장기를 관류(灌流)하고 있는 동맥 내의 동맥경화소(動脈硬化巢)의 파탄과 관류동맥의 혈전성폐색증이라는 공통적인 원인이다. 즉, 장기나 기관에 혈액을 공급하는 동맥에 염증에 의한 혈전이 쌓이면 혈관은 굳어져 좁혀지고 결국 막혀버리게 된다. 이 혈관혈전증은 서서히 진행되며, 아무런 전조증상도 없이 갑자기 발병하는 질환으로 환자 본인이 자각할 때에는 이미 돌이킬 수 없는 중증의 상태가 되어 있다는 특징이 있다.

대체의학자의 한 사람인 편역자는 동맥경화가 초래하는 여러 질병에 대하여 그 위험성이 어떤 것인지를 누구보다 잘 알고 있다. 그렇기에 '병이 나기 전에 고친다'라는 말처럼 이 책의 주제와 내용에서 시종일관 다루고 있는 깨끗한 혈액을 원활하게 순환시킬 수 있는 음식을 섭취하는 것과 건강원리에 따른 운동 등 생활습관의 정보를 통해 당뇨, 고혈압, 동맥경화, 심근경색, 뇌졸중 등의 절망적이고 성가신 질병의 공포에서 벗어날 수 있다고 생각한다. 이 책에서 소개하는 몇 가지 건강원리를 가슴에 담고 일상생활에서 실천한다면 자기 자신과 가족의 건강을 지킬 수 있을 것이다.

이 책은 단순한 영양학적 관점에서 구성되는 식이요법과는 차별성이 있다는 특징이 있다. ① 혈관이 건강하고 맑은 혈액이 원활하게 순환하는 데 작용을 하는 영양물질로 구성된 식재료의 식단구성과 ② 대사를 통한 에너지의 원활한 활동을 돕는 운동요법 ③ 심혈관질환이 발생했을 때 대처하는 현대의학적 방법에 이르기까지 ④ 적절한 삽화를 넣어서 일반인들이 읽고 이해하기 쉽도록 식품치료의 가이드라인을 제시하고 있다. 따라서 식품치료를 연구하는 일반인과 전문가들에 이르기까지 도움이 되리라 생각한다.

양질의 영양소 섭취와 맑고 깨끗한 물과 공기의 환경, 적절한 운동과 절제하는 생활태도, 충분한 휴식을 취하며 일상의 삶에 감사하는 자세는 건강 회복을 위해서나 건강한 심신을 유지하기 위한 근본원리이다.

깨끗한 혈액이 원활하게 순환하는 데 도움을 주는 음식을 섭취하고 건강에 유익한 생활습관을 갖도록 노력한다면 무너진 건강의 균형도 회복될 수 있을 것이다. 이 한 권의 책이 가족과 자신의 건강을 지키고자 하는 분들에게 도움이 된다면 참으로 다행한 일이겠다.

끝으로, 건강총서를 전문으로 출판하여 국민 건강 향상에 이바지하고 있는 중앙생활사의 김용주 대표님을 비롯하여 임직원 여러분과 공동 편역의 수고를 아끼지 않고 협력해 준 색채생명정보과학연구소 상임연구원 타키자와 야요이 씨에게도 이 지면을 빌려 감사의 마음을 전한다.

편역자 대표 이준육

차례

저자 서문 4

편역자 서문 6

1장 혈액순환에 좋은 24가지 영양소

01 비타민 C 18

02 비타민 E 21

03 베타카로틴 24

04 식이섬유 27

05 올리고당 30

미네랄 33

06 칼슘 – 미네랄 ① 36

07 마그네슘 – 미네랄 ② 38

08 칼륨 – 미네랄 ③ 40

09 아연 – 미네랄 ④ 43

10 셀레늄 – 미네랄 ⑤ 45
11 타우린 47
12 대두단백 50
13 키틴 · 키토산 53
14 리놀산 56
15 알파리놀렌산 59
16 올레인산 62
17 EPA 65
18 DHA 68
19 레시틴 71
20 세사미놀 74
21 알리신 77
22 캡사이신 80
23 폴리페놀 83
24 카테킨 86

건강상식 비타민, 미네랄 하루 소요량(성인 남녀) 89

2장 혈액 · 혈관에 좋은 40가지 식품

01 아스파라거스 92
02 버섯류 96

03 연근 100

04 두부 104

05 김 108

06 아보카도 112

07 블루베리 116

08 가리비 120

09 자소기름 124

10 적포도주 128

11 오크라 132

12 순무 134

13 우엉 136

14 꽈리고추 138

15 시금치 140

16 몰로키아 142

17 옥수수 144

18 토마토 146

19 양파 148

20 당근 150

21 피망 152

22 여주 154

23 고구마 156

24 곤약 158

25 미역 160

26 낫토 162

27 호두 164
28 키위 166
29 사과 168
30 바나나 170
31 굴 172
32 등푸른생선 174
33 문어 176
34 배아미 178
35 현미 180
36 메밀국수 182
37 참깨 184
38 마늘 186
39 녹차 188
40 요구르트 190

건강상식 혈액순환을 원활하게 하기 위해서는 균형 잡힌 식사를 한다 192

3장 고지혈증과 동맥경화를 예방하는 혈액 건강법

01 동맥경화로 인한 질병 194
02 동맥경화의 발병 원인 197

03 혈액이 걸쭉해지는 고지혈증 200
04 콜레스테롤에 관해 알아야 할 것 203
05 유익 · 유해한 콜레스테롤 206
06 중성지방에 관해 알아야 할 것 209
07 현대인에게 많은 고지혈증 형태 213
08 비만과 고지혈증의 관계 217
09 고혈압은 뇌출혈 · 뇌경색의 위험요인 220
10 혈당이 높은 상태가 지속되면 224
11 고지혈증 검사 및 진단 228
사례 1 고지혈증 · 고혈압 치료 중단으로 협심증이 악화되어 관상동맥우회시술을 받은 남성 231
사례 2 급성 심근경색으로 입원하고, 10년 후 관상동맥우회시술 및 복부 대동맥수술을 받은 남성 234
사례 3 심근경색 후 왼쪽 쇄골하동맥 협착이 발증한 여성 238
사례 4 절박심근경색, 지주막하출혈이라는 2번의 큰 질병을 극복한 행운의 남성 241
사례 5 고혈압과 당뇨병으로 인해 뇌출혈을 일으킨 여성 244
사례 6 고혈압을 방치하여 뇌출혈을 일으킨 중년 남성 247
12 식사와 운동으로 개선할 수 없는 사람은 약을 이용한다 249
13 고지혈증 치료약을 쓰면 어떤 효과가 나타날까 252
14 고지혈증 치료약에는 다양한 형태가 있다 256
15 약제의 부작용과 사용상 주의사항 258
건강상식 고지혈증 치료약은 평생 먹어야 하나 261

4장 혈액 · 혈관에 좋은 운동과 생활습관

01 적당한 운동을 습관화한다 264
02 운동에 따른 혈중지질의 변화 267
03 운동을 계속하면 에너지를 소비하기 쉬운 몸이 된다 271
04 어떤 운동을 하면 좋을까 274
05 운동강도와 시간은 어떻게 정할까 278
06 걷기는 효과적인 유산소운동 282
07 준비운동과 정리운동을 잊지 말자 285
08 일어나자마자 또는 자기 전에 스트레칭을 하자 289
09 중 · 고령자에게 좋은 수중운동 292
10 비만한 사람은 적극적으로 운동하는 습관을 갖자 295
11 직장이나 집에서 틈날 때마다 할 수 있는 근력운동 298
12 정신적 스트레스를 해소하자 301
13 반드시 금연을 하자 305
14 고혈압인 사람이 평소에 조심해야 할 점 308

건강상식 운동요법을 안전하게 지속하기 위해서는 이러한 점을 조심하자! 311

1장

혈액순환에 좋은 24가지 영양소

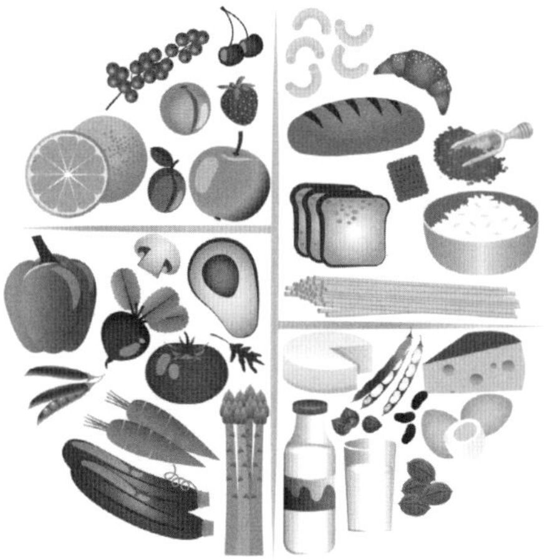

01 비타민 C

항산화 작용으로 유해 콜레스테롤의 산화를 막는다

▶ 이런 사람에게 추천하고 싶다

콜레스테롤	중성지방	혈압	혈당	비만	심장	혈액	정장
○	○	○				○	

혈관을 강화하며 항산화 작용으로 동맥경화를 예방한다

인간의 몸을 만드는 단백질과 지질, 에너지원이 되는 당질을 '3대 영양소'라고 한다. 비타민은 이러한 3대 영양소가 순조롭게 작용할 수 있도록 윤활유와 같은 역할을 하는 영양소이다.

그중에서도 비타민 C는 물에 쉽게 녹는 수용성 비타민이며, 세포 간 콜라겐 합성에 관계하여 혈관이나 점막, 피부 등을 강하게 만들거나 미용과 건강에 유효한 성분으로 체내에서 다양한 작용을 하고 있다.

또한 비타민 C가 가지는 항산화 작용은 체내에 존재하는 유해 콜레스테롤(LDL)의 산화를 막고 콜레스테롤이나 중성지방을 조정하여 노화를 막는다.

비타민 C는 수용성이기 때문에 체내에 축적할 수 없다. 매일 식사할 때 충분하게 섭취하여 부족하지 않도록 하자(하루 소요량은 100mg). 특히 스트레스가 쌓이면 비타민 C의 소비량이 늘기 때문에 소요량의 몇 배 더 보급하는 것이 바람직하다.

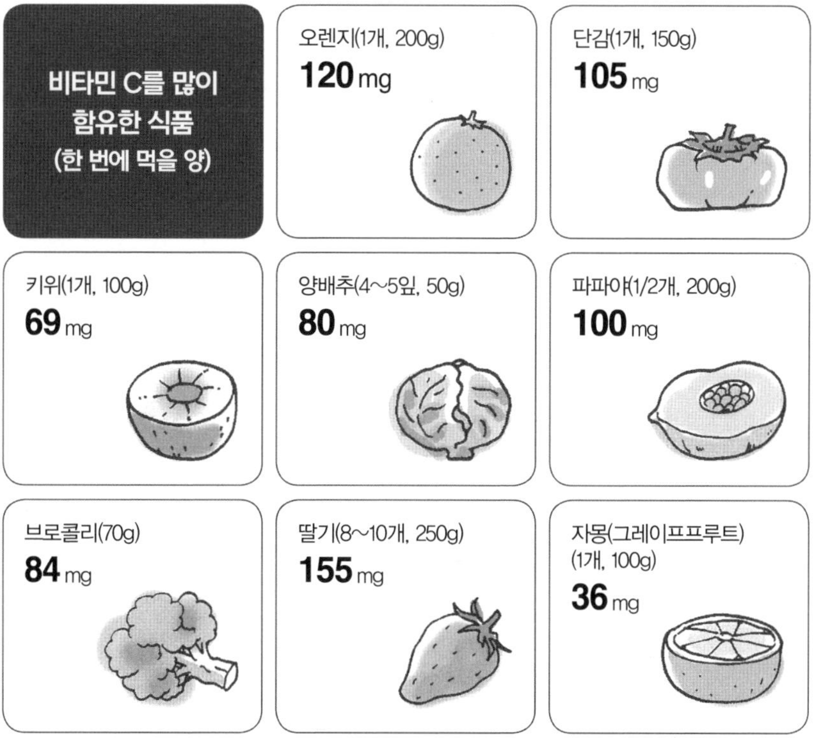

▶ 비타민 C를 잘 섭취하는 방법

Point 1

신선한 식재료를 선택하고 신선도가 좋은 시기에 먹는다.

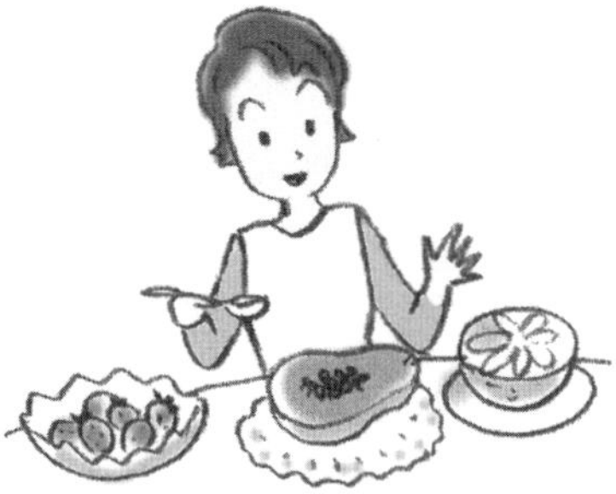

Point 2

물로 씻거나 가열 조리하면 영양가가 파괴된다. 자르거나 벗기거나 하면 바로 먹는다.

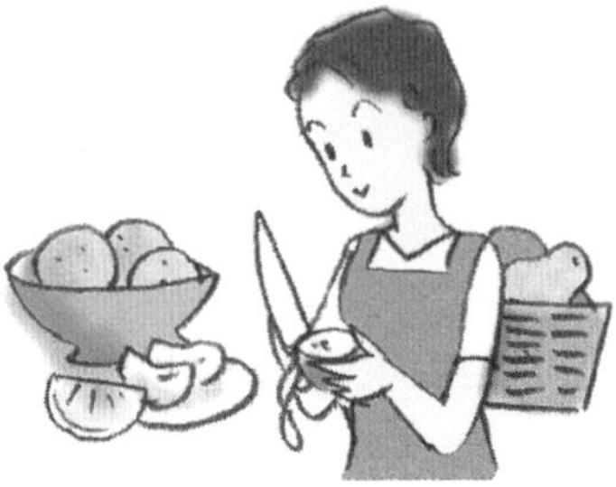

Point 3

가열 조리를 할 때는 재빨리 마무리한다. 데치기보다 볶으면 영양소 손실이 적다.

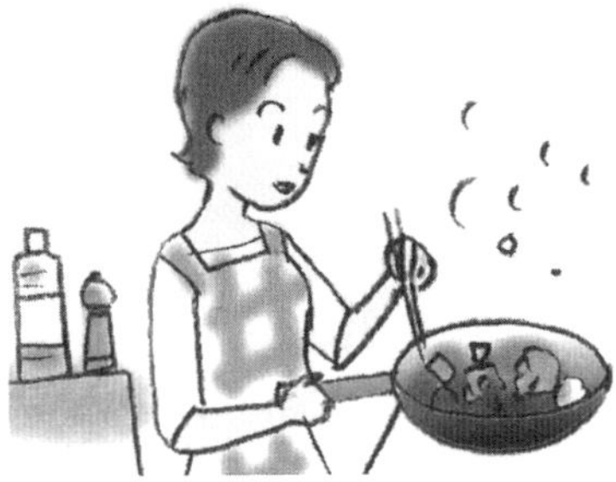

Point 4

비타민 E를 많이 함유한 식품과 함께 먹으면 항산화 작용이 더욱 좋아진다.

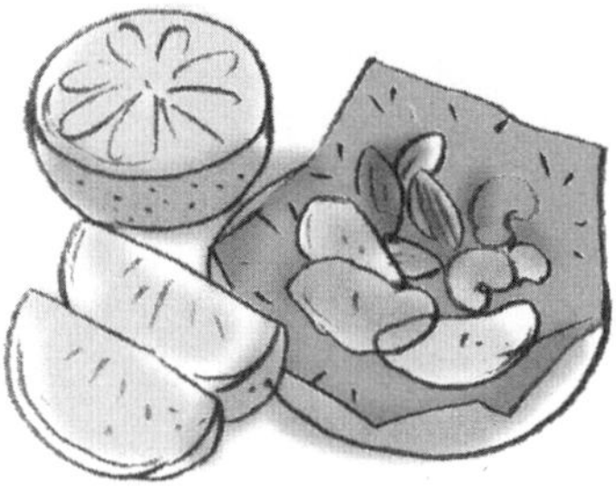

체크 포인트

비타민은 13종류가 있으며, 기름에 쉽게 녹는 '지용성'과 물에 쉽게 녹는 '수용성'으로 나누어진다. 비타민 C는 수용성이며, 식사할 때마다 섭취해도 일반적으로 과잉의 우려는 없다.

02 비타민 E

활성산소로부터 몸을 지켜 혈액순환을 원활하게 해준다

▶ 이런 사람에게 추천하고 싶다

콜레스테롤	중성지방	혈압	혈당	비만	심장	혈액	정장
○	○				○	○	

과산화지질의 생성을 억제하고, 비타민 A의 산화도 막는다

지용성 비타민인 비타민 E에는 강한 항산화 작용이 있으며, 활성산소의 공격으로부터 몸을 지켜주어 암, 심근경색, 뇌졸중 같은 생활습관병을 예방하는 작용이 있다고 알려져 있다.

혈액 속을 이동하는 콜레스테롤은 지방의 막으로 덮여 있다. 콜레스테롤이 활성산소에 의해 산화되면 과산화지질로 변화하여 혈관 벽에 달라붙고 동맥경화를 일으키기 쉽다. 비타민 E에는 과산화지질의 생성을 억제하는 작용이 있으며, 혈액 속으로 콜레스테롤 등이 섞이는 것을 막아 혈행(血行)을 순조롭게 유지한다.

비타민 E는 비타민 C와 함께 섭취하면 더욱 효과적으로 작용한다. 특유의 항산화 작용을 하는 비타민 C가 비타민 E의 항산화 작용을 높이기 때문이다.

또한 비타민 E는 셀레늄(Selenium), 비타민 A 등의 산화를 막아 흡수를 촉진시키는 작용을 하며, 비타민 A의 산화가 초래하는 악영향을 강력하게 방지하는 작용이 있다.

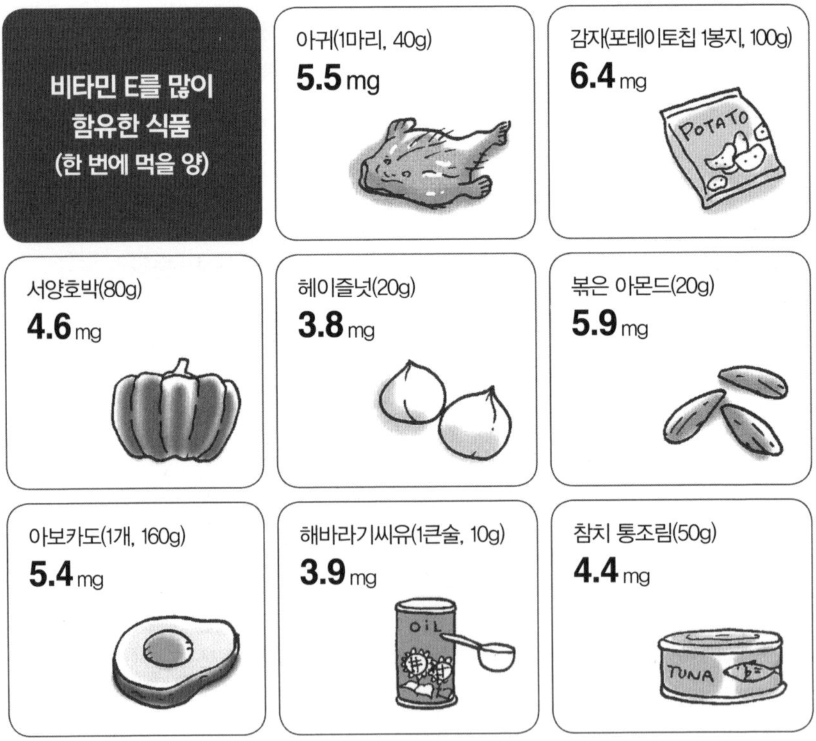

▶ 비타민 E를 잘 섭취하는 방법

Point 1

쉽게 산화하고 열에 약한 성질이 있기 때문에 식물성 기름은 장기 보관을 피한다. 남은 기름은 볶을 때나 사용하고 가능한 한 빨리 전부 사용하도록 한다.

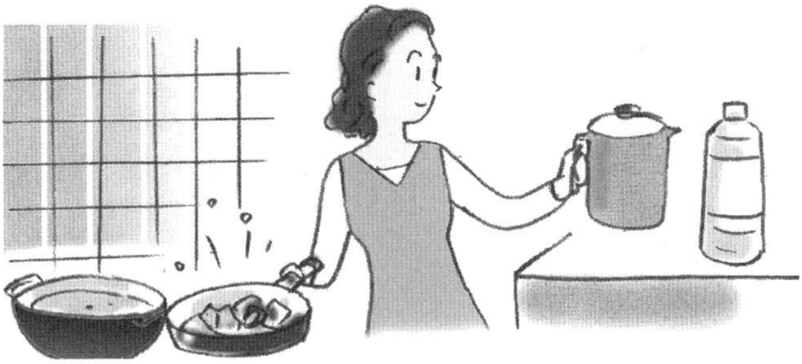

Point 2

비타민 C를 많이 함유한 식품과 같이 섭취하면 상승효과로 항산화 작용이 높아진다.

체크 포인트	몸을 건강하게 하고 노화방지에 효과를 발휘하는 비타민 E. 현재 혈관확장제로 의료용 치료에도 사용되고 있다.

03 베타카로틴

체내 활성산소를 쫓아내어 콜레스테롤 수치를 내린다

▶ 이런 사람에게 추천하고 싶다

콜레스테롤	중성지방	혈압	혈당	비만	심장	혈액	정장
○	○			○	○		

항산화 작용으로 암, 동맥경화를 예방한다

베타카로틴(β-Carotene)은 녹황색 채소에 함유된 카로티노이드(Carotenoid)라는 색소를 대표하는 영양소이며, 체내에서 비타민 A로 변하는 '전구물질(Pro-vitamin A)'이다. 필요한 양만큼 비타민 A로 변하며, 나머지는 베타카로틴 상태로 체내에 축적된다.

베타카로틴에는 체내에서 생성된 활성산소로부터 몸을 지키는 항산화 작용이 있으며, 암 발생을 억제한다고 한다.

또한 LDL 콜레스테롤은 체내에서 활성산소에 의해 산화되면 과산화지질로 변하고 혈관 내벽에 침착하여 '유해'물질로 변화하는데, 베타카로틴은 그것을 막아주는 작용을 한다. 다시 말하면 베타카로틴은 동맥경화에 의해 일어나는 협심증이나 심근경색 등 심장병을 예방한다.

▶ 베타카로틴의 효능

- 발암 억제
- 노화방지
- 심장병 예방
- 면역기능 강화
- 콜레스테롤 수치 정상화

베타카로틴을 많이 함유한 식품 (한 번에 먹을 양)

서양호박(80g)
3,200 ㎍
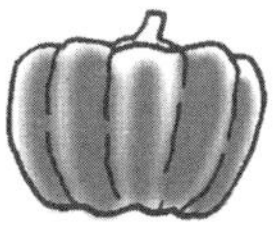

시금치(70g)
2,940 ㎍
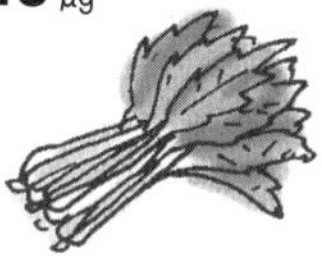

부추(70g)
2,450 ㎍
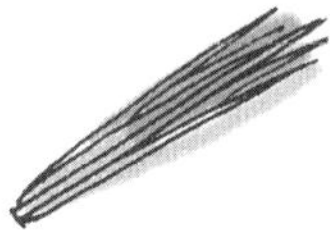

순무 잎(70g)
1,960 ㎍
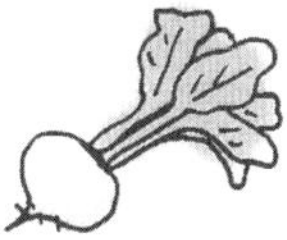

모로헤이야(쑥갓의 일종)(70g)
7,000 ㎍
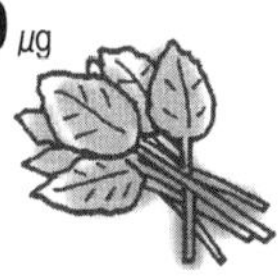

쑥갓(70g)
3,150 ㎍
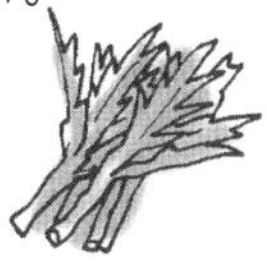

당근(30g)
2,730 ㎍
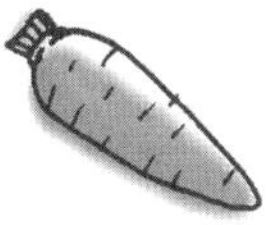

소송채(70g)
2,170 ㎍
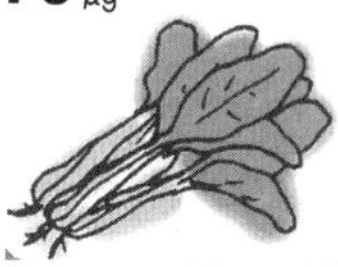

▶ 베타카로틴을 잘 섭취하는 방법

Point 1

비타민 C나 비타민 E와 같이 섭취하면 효과적이다. 푸성귀는 볶거나 참깨 등으로 무치고 당근, 호박은 볶거나 튀긴 후에 조려서 먹는다.

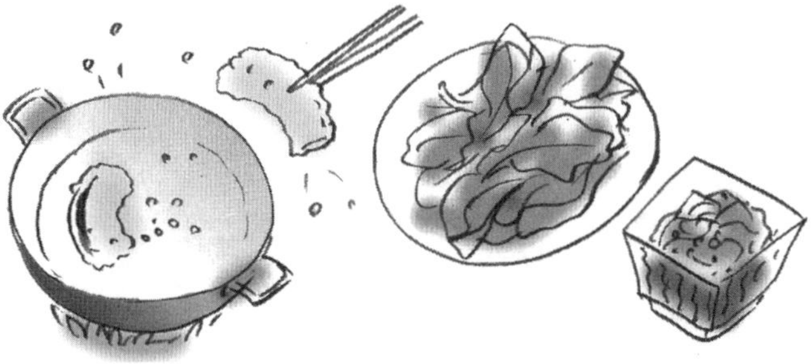

Point 2

기름으로 볶거나 튀기거나 해서 지방과 같이 섭취하면 흡수율이 높아진다.

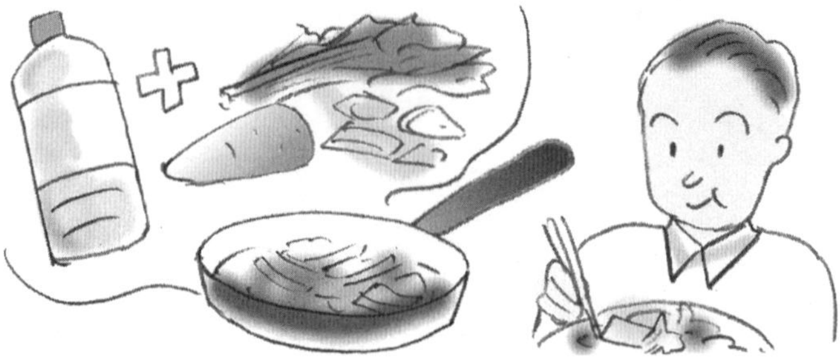

체크 포인트	흡연·음주량이 많은 사람은 베타카로틴이 부족하기 쉽다. 매일 녹황색 채소를 적극적으로 섭취하는 습관을 들이자.

04 식이섬유

콜레스테롤의 흡수를 억제하여 혈당수치의 상승을 막는다

▶ 이런 사람에게 추천하고 싶다

콜레스테롤	중성지방	혈압	혈당	비만	심장	혈액	정장
○		○		○			○

체내에 존재하는 유해물질을 배설시켜 소화기 계통의 질병을 예방한다

식이섬유는 당질의 일종이며, 인간의 소화효소로는 분해할 수 없는 성분이다. 이전에는 단순한 음식 찌꺼기라고 생각했지만, 최근에는 체내에 유해한 물질을 배설시키거나 영양소의 흡수를 원활하게 하는 작용이 있다는 것이 알려져 생활습관병을 예방하는 기능성 성분으로 주목받고 있다.

식이섬유에는 불용성과 수용성이 있다. 불용성 식이섬유에는 셀룰로오스(Cellulose), 헤미셀룰로오스(Hemicellulose), 불용성 펙틴(Pectin) 등이 있다. 채소, 버섯에 많이 함유되어 있고 장내에서 수분을 흡수하여 배변을 촉진하기 때문에 비만, 변비 등 소화기계 질병의 예방 및 개선에 효과를 발휘한다.

과일이나 해조류에 많이 함유된 수용성 펙틴, 만난(Mannan), 알긴산(Alginic acid) 등은 수용성 식이섬유이다. 식품 중의 수분에 녹아 젤 상태가 되는 성질이 있으며, 인간의 소화액으로는 소화할 수 없다. 수용성 식이섬유는 동맥경화, 고혈압을 예방하는 효과가 높다고 한다. 또한 만난, 펙틴에는 콜레스테롤 수치를 정상으로 유지시키는 효과가 있다.

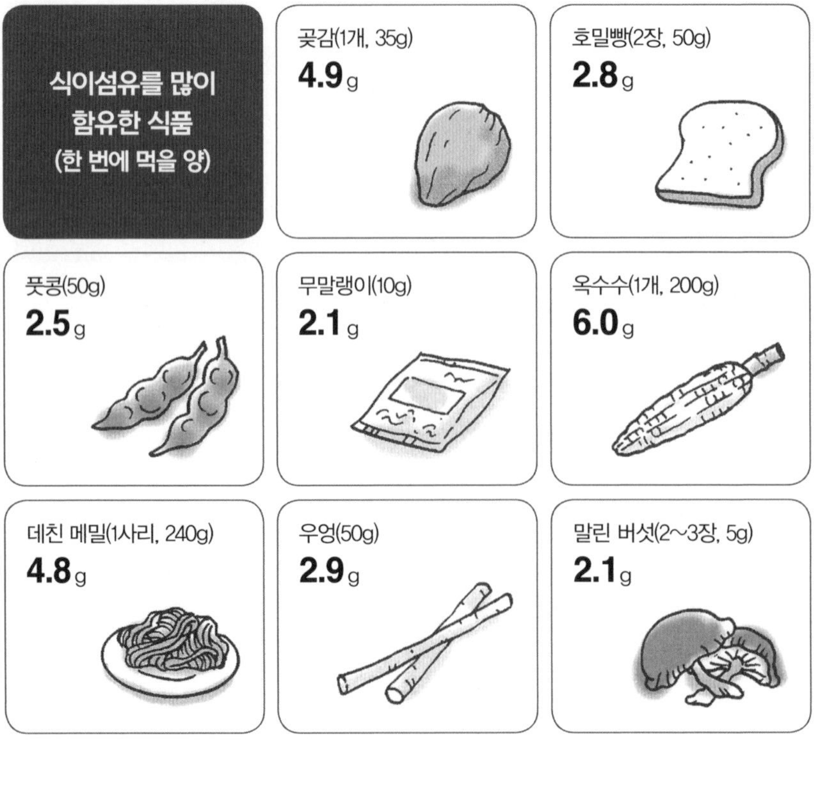

▶ 식이섬유를 잘 섭취하는 방법

Point 1

데치거나 조려서 부피를 줄여 충분한 양을 섭취한다.

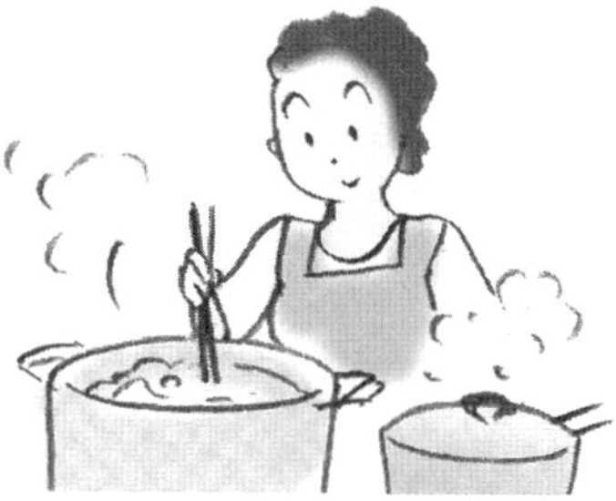

Point 2

시리얼(Cereal)에는 식이섬유가 풍부하다. 우유를 뿌려 먹으면 칼슘도 보급할 수 있다.

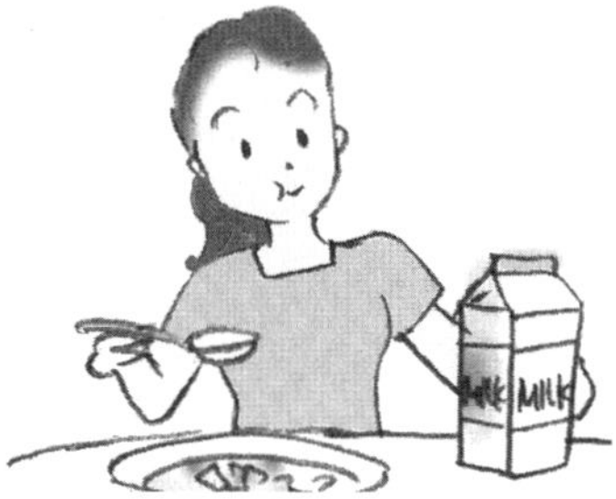

Point 3

우엉조림, 여러 가지 콩류를 섞은 조림, 녹색 야채조림 등은 식이섬유의 보물창고나 다름없다.

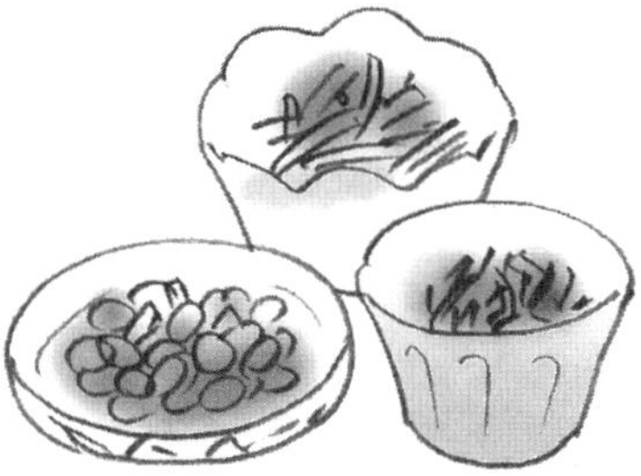

Point 4

식물의 껍질이나 외피에는 식이섬유가 풍부하므로 현미, 호밀빵, 전립분 빵 등을 먹자.

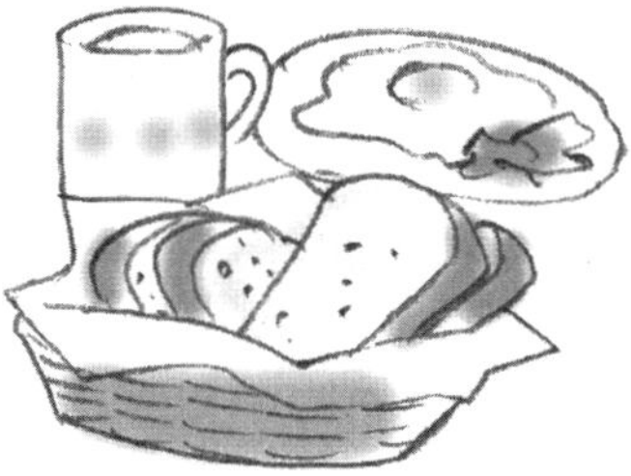

체크 포인트

식이섬유가 풍부한 식품은 열량이 낮은 것이 많기 때문에 섭취하면 체중조절 효과도 있다. 균형 있게 섭취하는 것이 좋다.

05 올리고당

장내 비피두스균을 증가시켜 대장암을 예방한다

▶ 이런 사람에게 추천하고 싶다

콜레스테롤	중성지방	혈압	혈당	비만	심장	혈액	정장
○	○		○	○			○

여분의 지방분을 배설시켜 장을 건강하게 유지한다

올리고당(Oligosaccharide)은 콩류, 벌꿀, 간장 등에 미량 함유되어 있으며, 종류는 20종 정도 된다. 단당류가 2개에서 20개가 결합한 것이며, 영양학적으로는 소당류(少糖類)로 분류된다. 장 속에서 소화되는 것과 소화되지 않은 채 배설되는 것이 있으며, 최근에는 '난소화성 올리고당'이 주목받고 있다.

난소화성 올리고당은 장에서 지질, 당질을 사용해서 배설되기 때문에 혈당수치나 콜레스테롤 수치, 중성지방 수치의 상승을 억제하는 작용이 있다는 것을 알게 되었다.

또한 소화효소에 의해 쉽게 분해되지 않기 때문에 장내 비피두스균

▶ 올리고당의 종류

- **대두 올리고당** : 대두에 함유되어 있는 올리고당의 총칭. 소량으로 비피두스균을 늘리는 효과가 있다.
- **이소말토(Isomalto) 올리고당** : 벌꿀, 된장, 간장, 청주에 함유되어 있다.
- **자일로(Xylo) 올리고당** : 옥수수에 많이 함유되어 있다.
- **프락토(Fructo) 올리고당** : 우엉, 양파, 마늘 등에 함유되어 있고, 열이나 산에 강한 것이 특징이다.
- **갈락토(Galacto) 올리고당** : 유산을 알칼리 처리하는 과정에서 만들어진다. 변비나 설사 증상을 개선하는 효과가 있다.

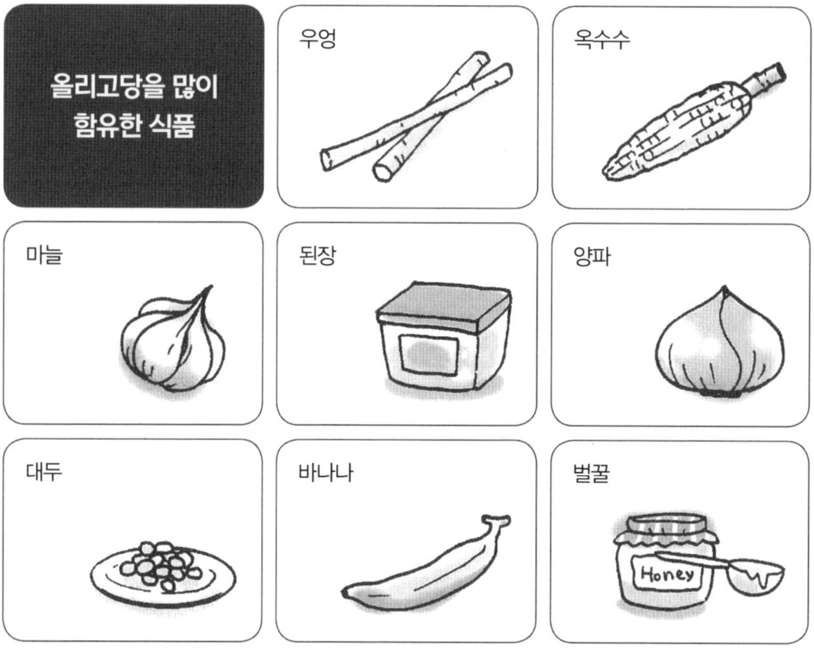

(bifidus)을 증가시켜 장의 작용을 활발하게 만들고 좋은 상태로 유지한다. 따라서 변비 해소나 대장암 예방에 효과가 있다.

▶ 올리고당을 잘 섭취하는 방법

Point 1

설탕 대신 단맛을 내는 조미료로 요리에 이용하면 감칠맛을 주고 더욱 맛을 내는 효과가 있다.

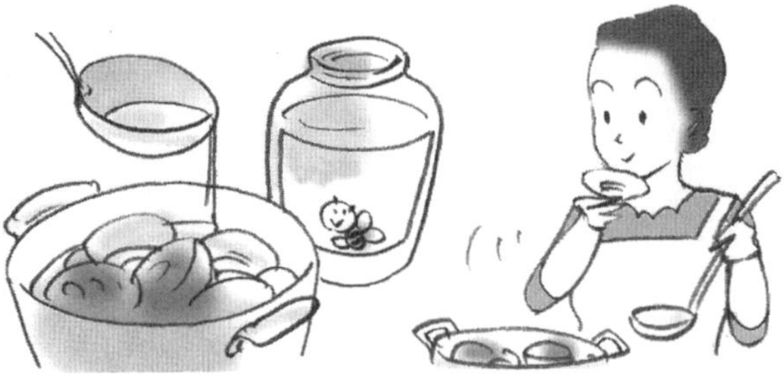

Point 2

혀에서 느껴지는 단맛이 적기 때문에 지나치게 사용하지 않도록 하자. 많이 섭취하면 설사를 할 수도 있다.

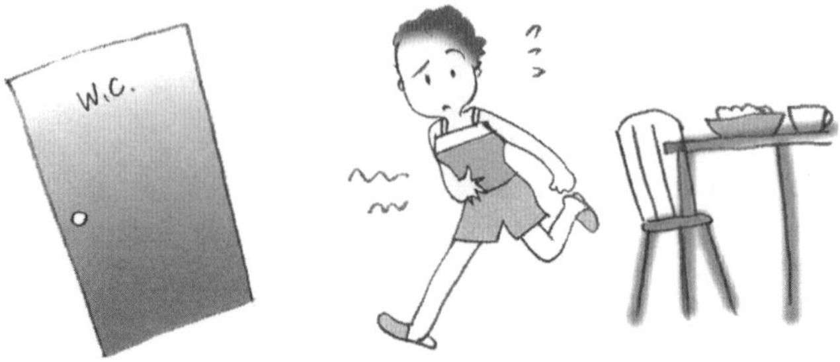

체크 포인트 ☑

올리고당은 거의 열량으로 흡수되지 않는 저열량 감미료이므로 비만 경향이 있는 사람이나 다이어트 중인 사람에게도 좋다.

미네랄

체내에서는 합성할 수 없는 미량 영양소로 몸 상태를 조절한다

혈액이나 혈관의 생리작용에 크게 관여한다

인간의 몸은 94~95%가 탄소, 수소, 산소, 질소 등으로 구성되어 있는 유기 화합물이며, 나머지 5~6% 성분은 미네랄(무기질이기도 함)로 구성된다.

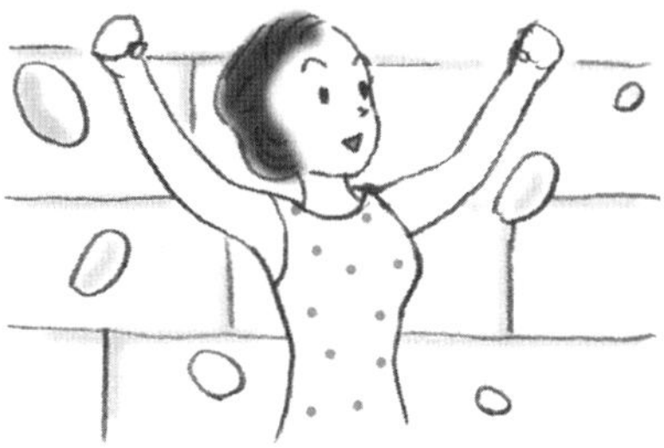

미네랄(Mineral)은 몸 조직을 만들고 몸 기능을 유지하거나 조절하는 일을 담당하는 미량 원소이다. 미네랄의 종류는 4,000여 종이나 되지만 체내에 많이 있는 칼슘, 마그네슘 등 7종류를 '준주요 원소(準主要元素)'라고 하며, 나머지는 '미량 원소(微量元素)'라고 한다.

미네랄은 다음과 같은 작용을 한다.

- 혈액이나 체액의 삼투압을 정상적으로 유지함
- 효소의 보조인자나 호르몬의 단백질 및 다른 화합물과 결합하여 생체 성분이 됨
- 뼈, 치아를 생성함
- 신경이나 근육의 기능을 유지함

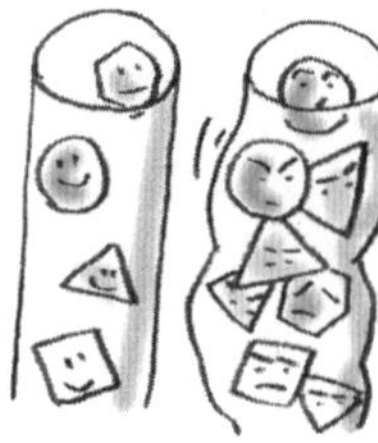

미네랄을 균형 있게 섭취하자

미네랄은 인체에서는 합성할 수 없기 때문에 모두 음식을 통해 섭취해야 한다.

미네랄은 모자라거나 지나쳐도 몸에 불편을 일으킨다. 또한 다른 미네랄끼리 서로 영향을 주면서 몸에 작용하기 때문에 균형을 생각하면서 섭취해야 하는 영양소이다.

예를 들어 '인'을 과잉 섭취하면 칼슘의 흡수를 막고 뼈의 대사이상을 일으킨다. 또한 나트륨, 칼슘, 칼륨, 마그네슘의 섭취 균형이 무너지면 혈관이나 근육이 긴장하여 혈압이 높아진다. 나트륨의 과잉 섭취와 칼륨 부족도 고혈압의 원인이 될 수 있으며, 칼슘과 마그네슘의 균형이 무너지면 허혈성 심질환(虛血性心疾患)이 발생할 위험도 있다.

이처럼 미네랄은 건강에 밀접한 영향을 주는 영양소이다. 하지만 적정 섭취량 범위가 좁기 때문에 지나치지 않도록 섭취하는 것이 중요하다.

▶ 주요 미네랄과 그 작용

칼슘
- 뼈, 치아를 형성한다.
- 혈액을 알칼리성으로 만든다.
- 심장, 혈관의 근육세포를 조정한다.
- 혈액의 응고작용을 촉진한다.

마그네슘
- 효소의 활성화, 근육의 수축에 관여한다.
- 동맥경화, 심장질환을 예방한다.
- 신경 장애를 예방한다.

칼륨
- 나트륨의 배설을 촉진하여 혈압 상승을 막는다.
- 심장, 근육의 기능을 조절한다.

인
- 칼슘과 함께 뼈, 치아를 만든다.
- 지방, 당질대사에 관여한다.

철
- 헤모글로빈과 근육을 만든다.

아연
- 단백질 합성에 관여한다.
- 인슐린을 만든다.

셀레늄
- 항암작용, 항혈전작용이 있다.
- 콜레스테롤 수치나 중성지방 수치를 내린다.

나트륨
- 세포액의 침투압을 조절한다.
- 체액의 알칼리성을 유지한다.

염소
- 소화를 촉진한다.
- 혈액의 산도, 침투압을 유지한다.

구리(동)
- 헤모글로빈 합성에 관여한다.
- 뼈, 혈관을 강하게 한다.

요오드
- 갑상샘(갑상선) 기능에 관여한다.

06 칼슘 미네랄 ①

혈관을 수축시켜 혈압을 안정된 상태로 만든다

▶ 이런 사람에게 추천하고 싶다

콜레스테롤	중성지방	혈압	혈당	비만	심장	혈액	정장
		○			○	○	

심장, 혈관의 근육세포를 조정한다

칼슘(Calcium)은 마그네슘과 함께 몸에 작용하여 심장, 혈관의 근육세포를 조정한다. 칼슘은 혈관세포를 수축시켜 혈압을 올리고 마그네슘은 혈관을 완화해 혈압을 내리는 역할을 한다. 칼슘과 마그네슘의 균형이 좋으면 혈압은 정상적인 상태를 유지할 수 있다.

칼슘은 비타민 D와 같이 섭취하면 흡수가 좋아지는 것이 특징이다. 칼슘은 나트륨과 같이 배설된다.

칼슘을 많이 함유한 식품 (한 번에 먹을 양)

말린 새우(20g)
1,420 mg

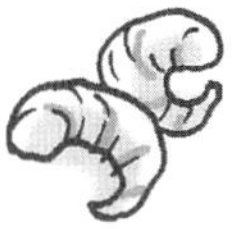

가공 치즈(2장, 40g)
252 mg

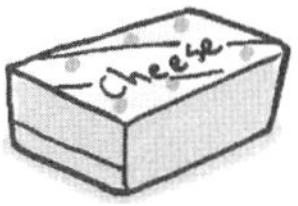

우유(1팩, 200g)
220 mg

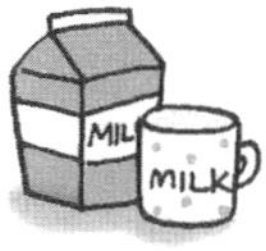

순무 잎(70g)
175 mg

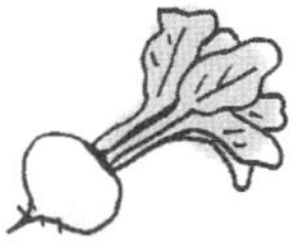

빙어(5~6마리, 80g)
360 mg

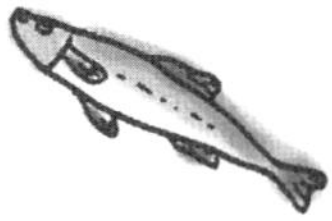

통째로 말린 정어리 (2마리, 30g)
132 mg

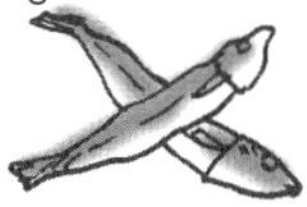

소송채(70g)
119 mg

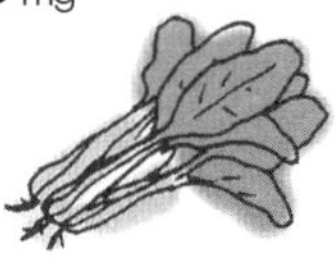

두부(1/2모, 150g)
180 mg

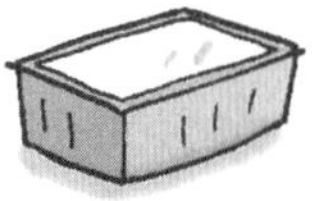

07 마그네슘 미네랄 ②

부족하면 부정맥, 동맥경화의 원인이 된다

▶ 이런 사람에게 추천하고 싶다

콜레스테롤	중성지방	혈압	혈당	비만	심장	혈액	정장
		○			○		

칼슘과 함께 균형을 유지하며 섭취하는 것이 중요하다

마그네슘(Magnesium)은 300종 이상 효소의 작용을 활성화하는 작용을 하는 것으로 확인됐다. 또한 칼슘과 함께 작용하여 근육의 수축에도 관여한다.

칼슘을 지나치게 많이 섭취하여 마그네슘이 부족해지면 부정맥, 동맥경화를 일으켜 심근경색으로 이어질 수도 있다.

또한 마그네슘은 신경전달 기능에 관여하기 때문에 히스테리, 스트레스가 많은 사람에게는 빠뜨릴 수 없는 영양소이다.

마그네슘을 많이 함유한 식품 (한 번에 먹을 양)

두부(1/2모, 150g)
66mg

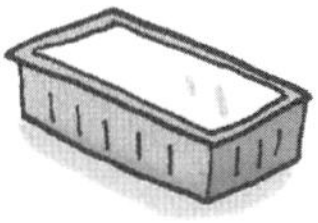

낫토(일본식 청국장)(1팩, 50g)
50mg

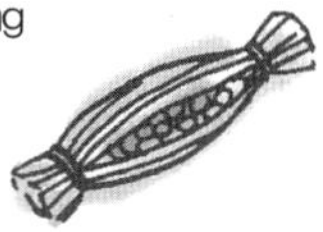

바나나(1개, 150g)
48mg

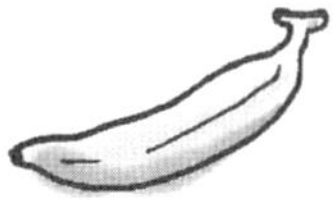

대두(2큰술, 20g)
44mg

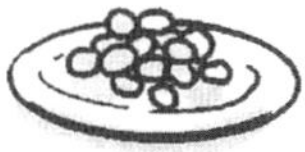

옥수수(1개, 200g)
74mg

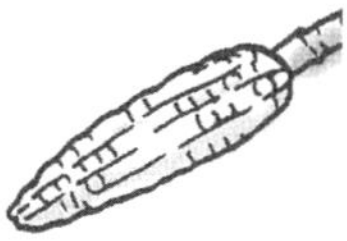

아몬드(20g)
62mg

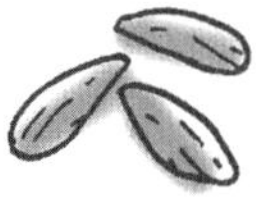

캐슈넛(20g)
48mg

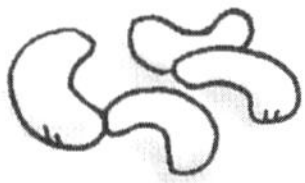

시금치(70g)
48mg

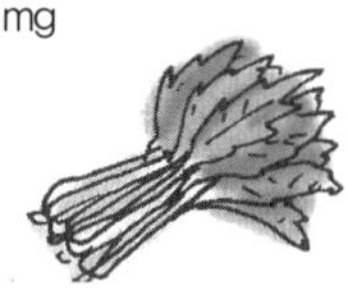

08 칼륨 미네랄 ③

나트륨 배설을 촉진하여 혈압의 상승을 억제한다

▶ 이런 사람에게 추천하고 싶다

콜레스테롤	중성지방	혈압	혈당	비만	심장	혈액	정장
		○			○		

부족하면 부정맥, 심부전의 원인이 된다

칼륨(Kalium)은 나트륨의 배설을 촉진하여 나트륨에 의한 혈압의 상승을 억제하는 작용을 한다. 성인의 체내에는 보통 칼륨이 200g 정도 있다.

칼륨이 부족하면 혈압이 상승하여 부정맥, 심부전을 일으키기 쉽다. 따라서 고혈압인 사람은 염분 섭취를 줄이면서 칼륨 섭취에도 노력하면 효과적이다. 칼륨은 물에 잘 녹기 때문에 손실되기 쉬우므로 조리법을 연구할 필요가 있다.

칼륨을 많이 함유한 식품 (한 번에 먹을 양)

바나나(1개, 150g)
540mg

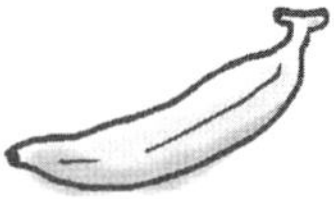

시금치(70g)
483mg

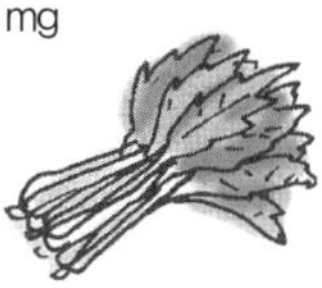

대두(2큰술, 20g)
380mg

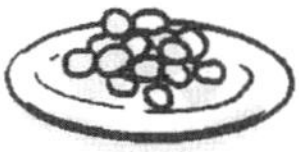

곶감(1개, 35g)
235mg

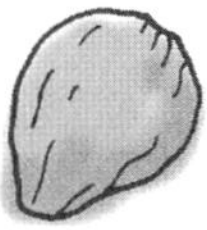

아보카도(1/2개, 90g)
648mg

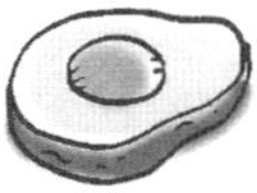

가자미(1마리, 150g)
495mg

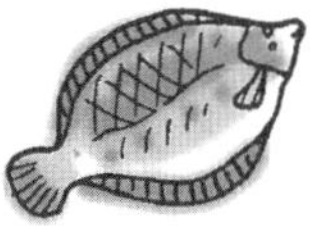

고구마(1/2개, 100g)
470mg

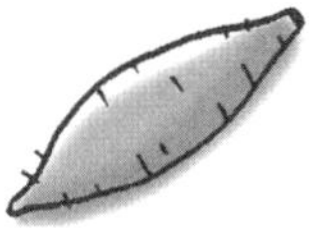

쑥갓(70g)
322mg

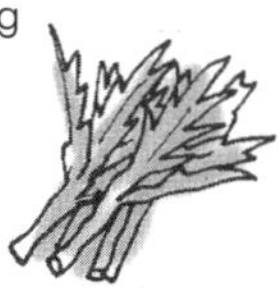

체크 포인트 ☑

칼륨은 단것을 지나치게 섭취하거나 커피, 술을 과음해도 부족해진다.

과일도 지나치게 섭취하면 비만으로 이어진다.

▶ 칼륨을 잘 섭취하는 방법

Point 1

된장찌개에 칼륨이 풍부한 고구마를 넣으면 좋다. 건더기를 많이 넣으면 된장의 사용량을 줄일 수 있다.

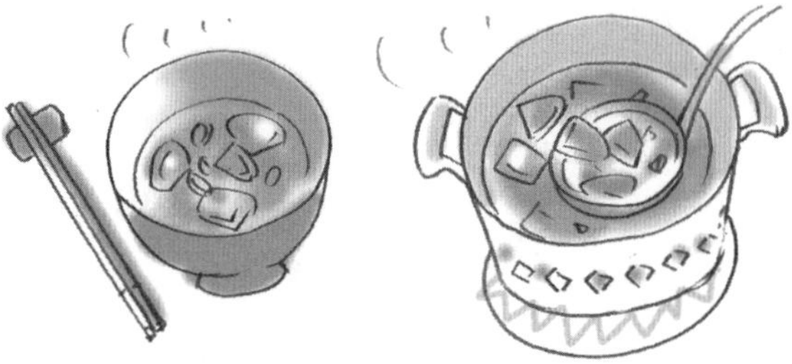

Point 2

칼륨은 물에 쉽게 녹기 때문에 요리과정에서 30% 정도 손실된다. 따라서 영양소 파괴가 적은 요리법을 개발하여 섭취하자.

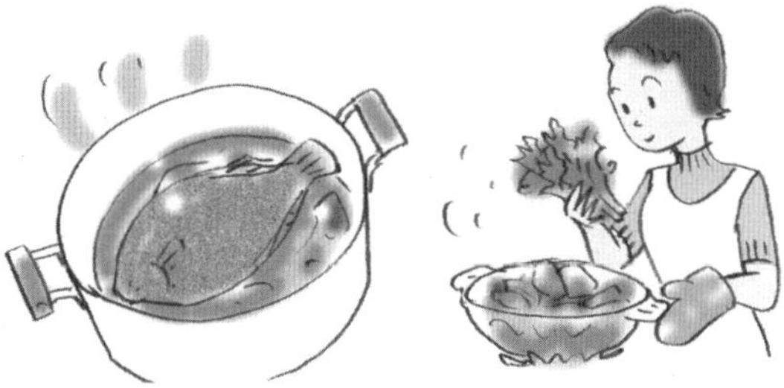

Point 3

소금 섭취량이 많으면 나트륨과 함께 칼륨도 배설시키므로 주의해야 한다.

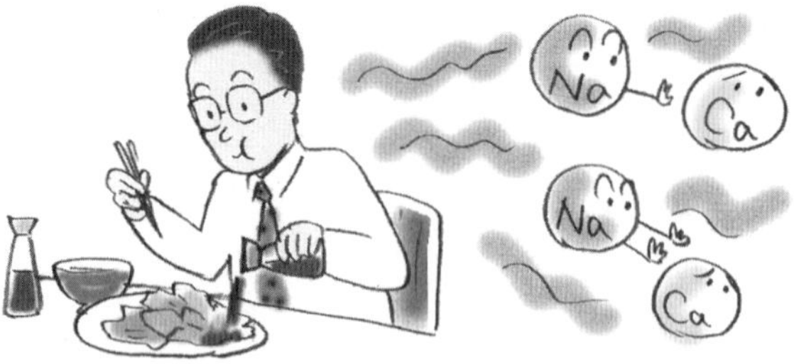

09 아연 미네랄 ④

동맥경화를 개선하여 혈당수치의 상승을 막는다

▶ 이런 사람에게 추천하고 싶다

콜레스테롤	중성지방	혈압	혈당	비만	심장	혈액	정장
			○				

부족하면 식욕부진, 혈당수치의 상승 요인이 된다

아연은 단백질, 탄수화물의 대사 등에 관여하는 필수 원소이다. 비타민 C와 함께 콜라겐의 합성에 관여하여 뇌기능을 활발하게 만들고 미각, 후각을 정상적으로 유지한다.

또한 혈당수치를 내리는 인슐린을 안정적으로 만드는 작용을 한다. 게다가 알코올성 간염, 동맥경화를 개선하는 작용이 있다는 것도 밝혀졌다. 특히 아연이 부족하면 식욕부진, 미각이상, 혈당수치의 상승 등을 일으킨다.

아연을 많이 함유한 식품 (한 번에 먹을 양)

돼지 간(60g)
4.1 mg

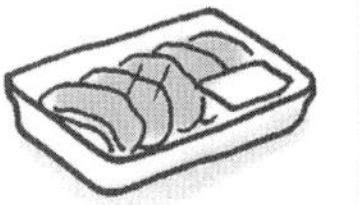

가공 치즈(2장, 40g)
1.3 mg

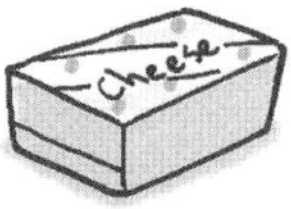

캐슈넛(20g)
1.1 mg

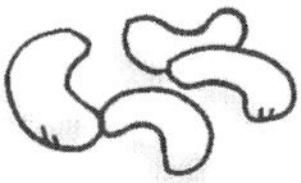

꽁치(1마리, 100g)
0.8 mg

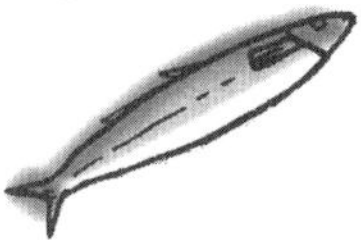

굴(5~6개, 60g)
7.9 mg

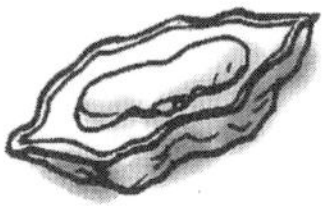

장어구이(1개, 60g)
1.6 mg

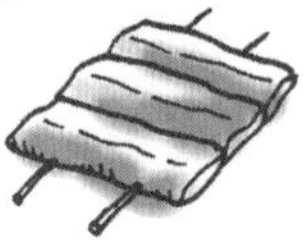

문어(다리 1개, 80g)
1.3 mg

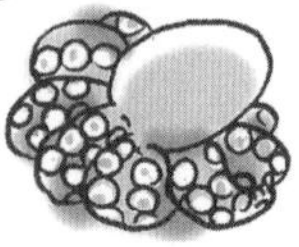

언두부(1모, 20g)
1.0 mg

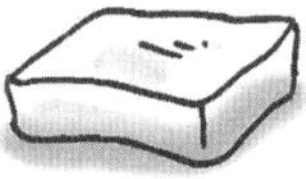

10 셀레늄 미네랄 ⑤

조직세포의 산화를 방지하고 혈행 장애를 예방한다

▶ 이런 사람에게 추천하고 싶다

콜레스테롤	중성지방	혈압	혈당	비만	심장	혈액	정장
○	○					○	

비타민 C·E와 함께 섭취하면 항산화 작용이 향상된다

셀레늄(Selenium)(셀렌)은 미네랄의 미량 원소 중 하나로 항산화 작용을 하며, 과산화지질을 분해할 때 작용하는 효소의 성분이기도 하다. 비타민 C·E와 함께 섭취하면 더 효과적이다. 녹황색 채소와 같이 먹거나 식물성 기름으로 조리하는 게 좋다.

셀레늄에는 노화의 진행을 지연시키고 심근경색이나 뇌졸중의 원인이 되는 동맥경화를 예방하며, 암 발생을 억제하는 작용이 있다. 또한 혈행 장애나 갱년기 장애에도 효과적이다.

셀레늄을 많이 함유한 식품 (한 번에 먹을 양)

통째로 말린 정어리(2마리, 30g)
96 μg

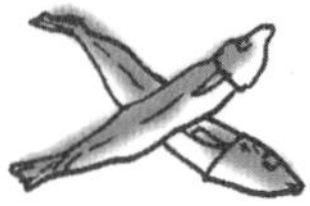

참치/붉은살(1조각, 100g)
88 μg

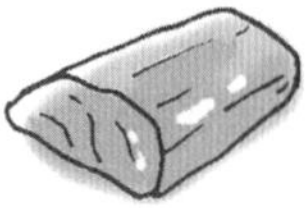

대구(1조각, 100g)
38 μg

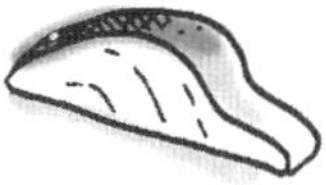

현미(1그릇, 150g)
14 μg

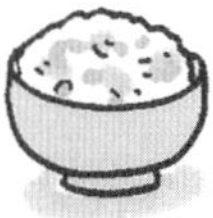

빙어(5~6마리, 80g)
80 μg

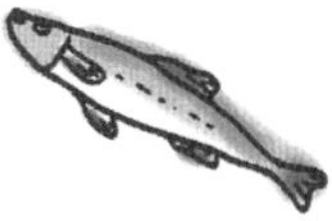

가자미(1마리, 150g)
47 μg

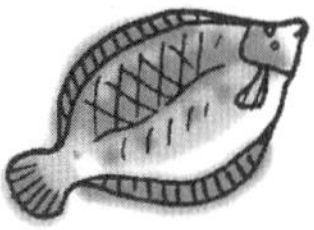

굴(5~6개, 60g)
37 μg

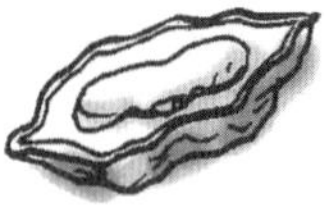

소고기/로스(100g)
22 μg

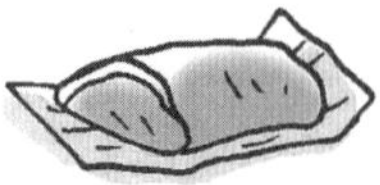

11 타우린

혈관 장애를 방지하고 고혈압, 심부전 등을 예방한다

▶ 이런 사람에게 추천하고 싶다

콜레스테롤	중성지방	혈압	혈당	비만	심장	혈액	정장
○		○			○		

간 기능을 높여서 유익한 콜레스테롤을 증가시킨다

타우린(Taurine)은 어패류에 많이 함유된 아미노산의 일종이다. 특히 소라를 비롯한 조개류, 오징어, 문어, 참치, 고등어 등의 검붉은 살 부분에 많이 함유되어 있다. 한편 육류고기에는 극히 소량밖에 함유되어 있지 않다.

오징어, 문어 등은 고콜레스테롤 식품으로 한때 기피하기도 했지만, 최근에 새로운 계측법으로 측정해본 결과 그 수치가 반으로 감소했다. 오히려 타우린이 풍부하게 함유되어 있어서 심장·간 기능을 높여 생활습관병의 개선에 효과가 있다는 새로운 사실이 밝혀져 주목받고 있다.

간에서 분비되는 담즙산에는 콜레스테롤을 배설시키는 작용이 있다. 타우린은 담즙산 분비를 촉진하기 때문에 혈액 속의 총콜레스테롤을 낮추고 몸에 유익한 콜레스테롤(HDL)을 증가시키는 효과가 있다. 그리고 콜레스테롤이 원인이 되어 발생한 담석증을 예방한다는 것도 밝혀졌다.

또한 혈압을 정상적으로 조절하는 작용도 있으며, 현재 고혈압, 심부전 치료약으로 쓰인다.

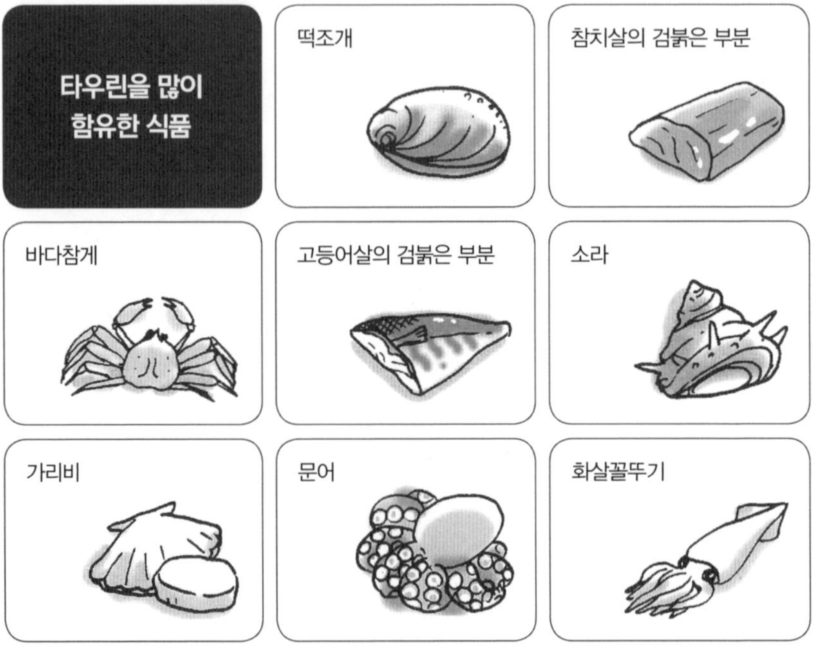

▶ 타우린을 잘 섭취하는 방법

Point 1

조개류(바지락, 가막조개), 오징어 등에 많이 함유된 타우린은 끓인 국물에 녹으므로 연한 맛으로 요리해서 국물째 먹는다.

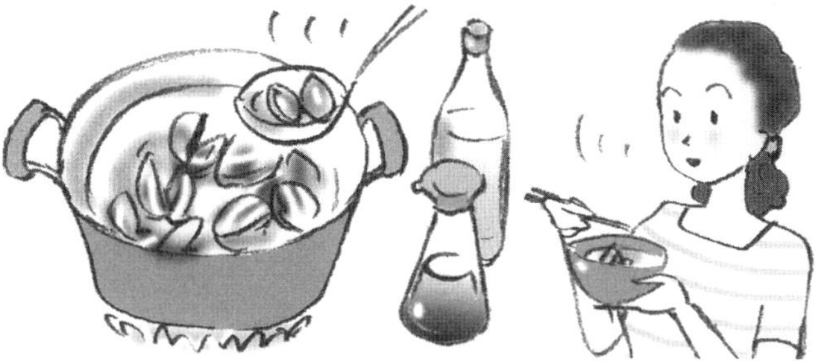

Point 2

타우린이 많이 함유된 오징어는 저지방, 저열량이기 때문에 비만을 예방하기 위한 양질의 단백질로도 효과적이다.

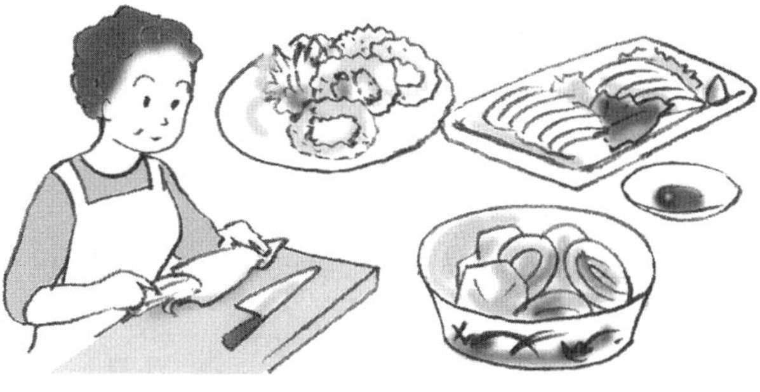

체크 포인트

타우린이 풍부한 식품은 퓨린(Purine)도 많이 함유하고 있다. 통풍의 우려가 있는 사람은 과식을 조심해야 한다.

12 대두단백

혈관의 탄력성을 높여 동맥경화, 심장병을 예방한다

▶ 이런 사람에게 추천하고 싶다

콜레스테롤	중성지방	혈압	혈당	비만	심장	혈액	정장
○		○		○			

간 기능 장애, 고혈압을 개선하여 비만을 예방한다

대두에 함유된 단백질에는 혈관의 탄력성을 높이는 작용이 있다는 사실이 밝혀졌다. 그 작용으로 혈액 중 콜레스테롤을 배제하여 혈중지질을 저하하고 동맥경화, 고콜레스테롤 혈증, 고지방식의 과식으로 일어나는 간 기능 장애 등을 개선한다.

또 대두단백은 체내에 흡수된 나트륨을 배설시키는 작용도 한다. 체내에서 사용된 다음에 요소(尿素)로 변화하여 나트륨이 소변으로 배설되는 것을 돕는다. 그 결과 고혈압 증상을 개선한다고 한다.

대두 맛의 맵싸함이나 떫음의 주성분인 대두 사포닌(Saponin)은 배당체(配糖體)의 하나이며, 불포화지방산이 체내에서 산화되는 것을 방지하는 작용을 한다. 또 지방의 합성과 흡수를 억제하여 생활습관병을 일으키는 비만체질의 개선, 비만의 예방에도 효과가 있다.

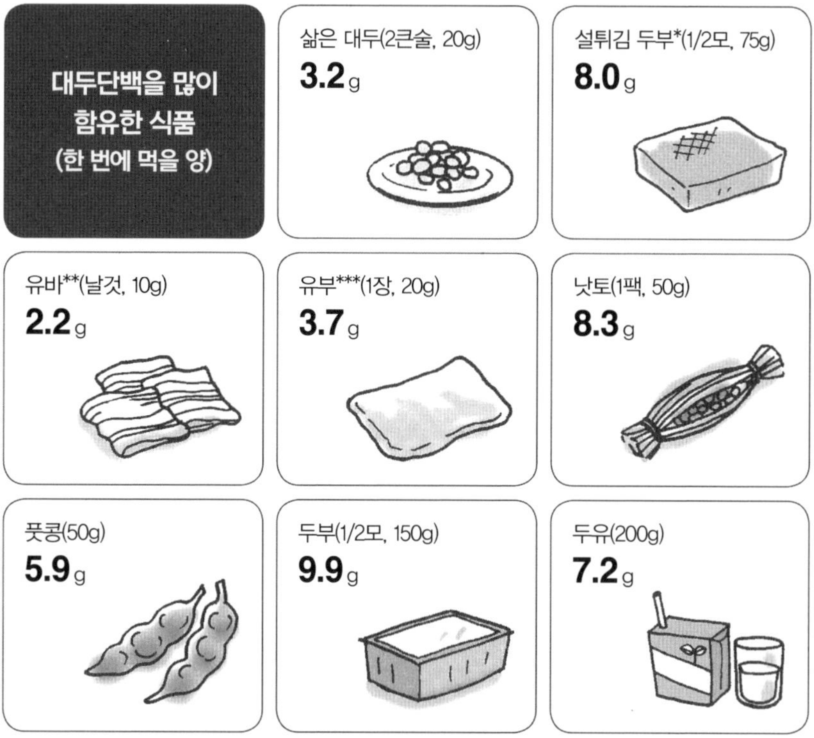

* 설튀김 두부 : 두껍게 썰어서 물기를 빼고 고온에서 표면만 살짝 튀긴 두부
** 유바(Yuba) : 두유를 끓였을 때 그 표면에 생긴 엷은 막을 걷어낸 것을 식품으로 함
*** 유부(튀김두부) : 얇게 썰어서 물기를 뺀 두부를 처음에는 저온으로 튀겨 3배 정도 팽창시키고 나서 다시 고온으로 튀겨낸 두부

▶ 대두단백을 잘 섭취하는 방법

Point 1

대두 햄버거와 같이 고기 대신 쓰거나 고기에 섞어서 쓴다.

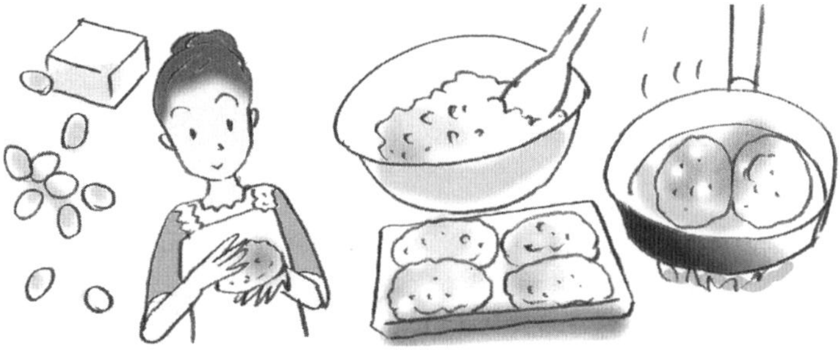

Point 2

콩밥을 짓거나 고기요리, 조림, 무침 등에 두부를 쓴다.

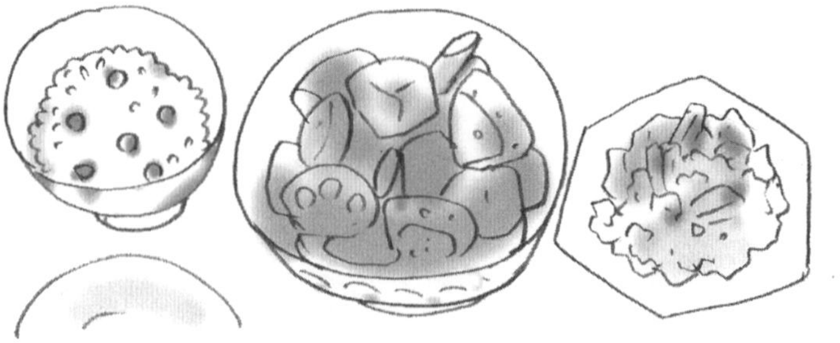

체크 포인트

대두단백을 함유한 식품은 많으며 가공해도 영양가치는 거의 변하지 않는다. 따라서 하루에 한 번은 대두제품을 섭취하도록 하자.

13 키틴·키토산

콜레스테롤을 배설하여 동맥경화를 예방한다

▶ 이런 사람에게 추천하고 싶다

콜레스테롤	중성지방	혈압	혈당	비만	심장	혈액	정장
○		○			○		○

혈압의 조절뿐만 아니라 온몸의 면역력을 높여준다

키틴(Chitin)은 게 껍데기 등 갑각류에 함유된 동물성 식이섬유이며, 체내에 존재하는 소화효소로는 소화시킬 수 없는 난(難)소화성 다당류이다.

키토산(Chitosan)은 갑각류 껍데기를 유효하게 이용하기 위해 연구 개발됐다. 갑각류 껍데기에 함유된 성분이 화학변화로 물에 쉽게 녹은 것이 키토산이며, 장내에 있는 염소나 콜레스테롤을 흡착하여 체외로 배설하는 작용이 있다. 또 혈압을 조정하여 고혈압, 고콜레스테롤 혈증,

협심증, 심근경색 등의 동맥성 질환을 예방해주는 작용을 한다.

키틴·키토산은 식물성 식이섬유와 같이 변비를 좋아지게 할 뿐만 아니라 체내 바이러스 등을 막아내는 대식세포인 매크로파지(Macrophage) 작용을 활성화해 온몸의 면역력, 자연치유력을 높여주는 효과가 있다는 사실이 밝혀졌다. 대장암을 비롯하여 암 예방에 큰 효과가 기대된다.

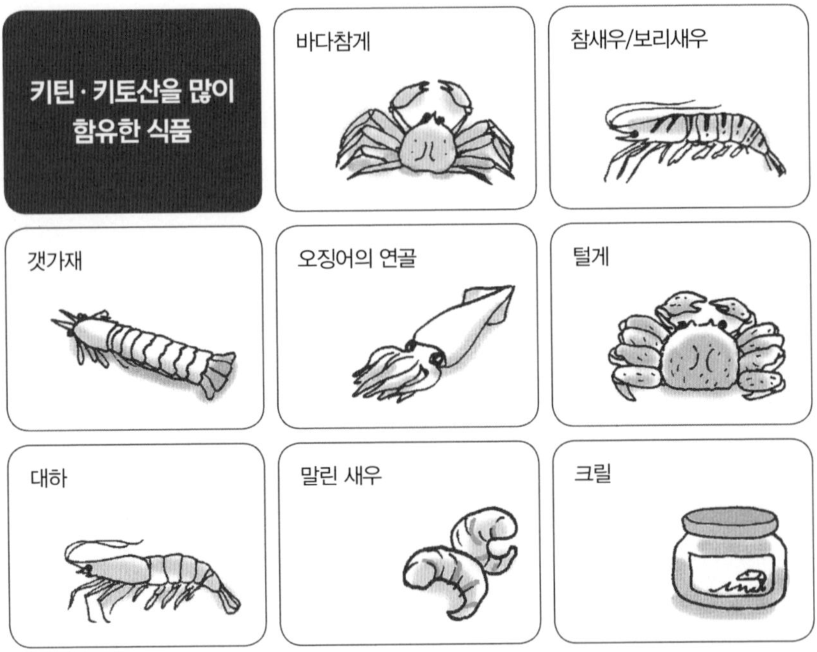

▶ 키틴 · 키토산을 잘 섭취하는 방법

Point 1

새우, 게는 껍데기째 먹을 수 있도록 튀기거나 볶는다.

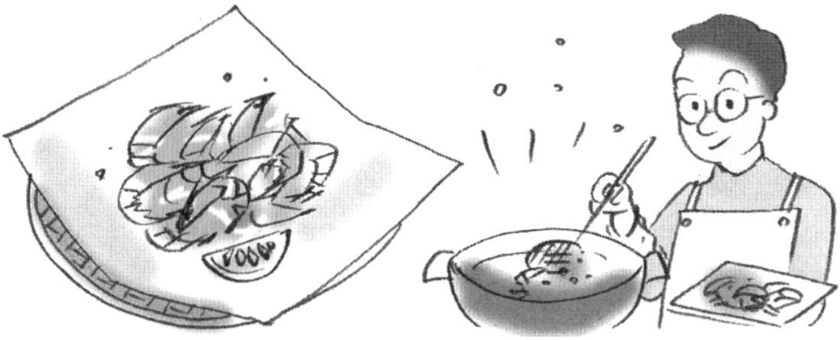

Point 2

과자, 어묵 등은 건강보조식품으로 인가된 것도 있다. 조리하기가 귀찮을 때는 이것을 이용하자.

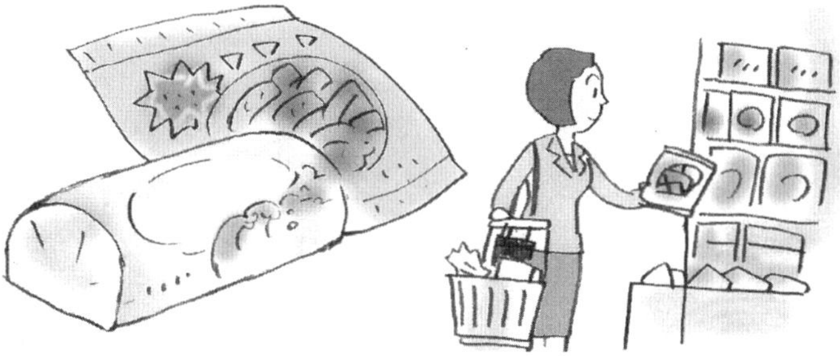

체크 포인트	분말, 과립, 알약, 캡슐의 형태로 만든 건강보조식품이 유통되고 있으므로 이것을 섭취하는 것도 좋다.

14 리놀산

콜레스테롤 수치를 저하시켜 동맥경화를 예방한다

▶ 이런 사람에게 추천하고 싶다

콜레스테롤	중성지방	혈압	혈당	비만	심장	혈액	정장
○		○			○		

과잉 섭취하면 유해한 콜레스테롤뿐만 아니라 유익한 콜레스테롤도 줄어든다

지질의 주요 구성 성분인 지방산은 결합상태에 따라 몇 가지 계열로 나눠진다. 리놀산(Linol acid)은 불포화지방산 중에서도 체내에서 합성할 수 없는 다가불포화지방산(多價不飽和脂肪酸)인 n-6 계열로 분류된다. 따라서 식품으로 섭취해야 하는 필수지방산이다.

식물성 지방인 리놀산은 콜레스테롤 수치를 내린다고 알려져 있으며, 동맥경화, 고혈압, 심근경색 예방이나 치료에도 쓰인다.

그러나 과잉 섭취하면 유해한 LDL 콜레스테롤뿐만 아니라 유익한 HDL 콜레스테롤도 감소시키기 때문에 조심해야 한다. 콜레스테롤 수치를 내리려다 오히려 동맥경화를 촉진할 우려도 있기 때문이다.

또한 리놀산을 과잉 섭취하면 아토피성 피부염, 화분증 등 알레르기성 증상이 나타나거나 면역력이 저하되어 감염증에 쉽게 걸리기도 한다. 유방암, 대장암 등 암을 촉진할 가능성도 지적되고 있다.

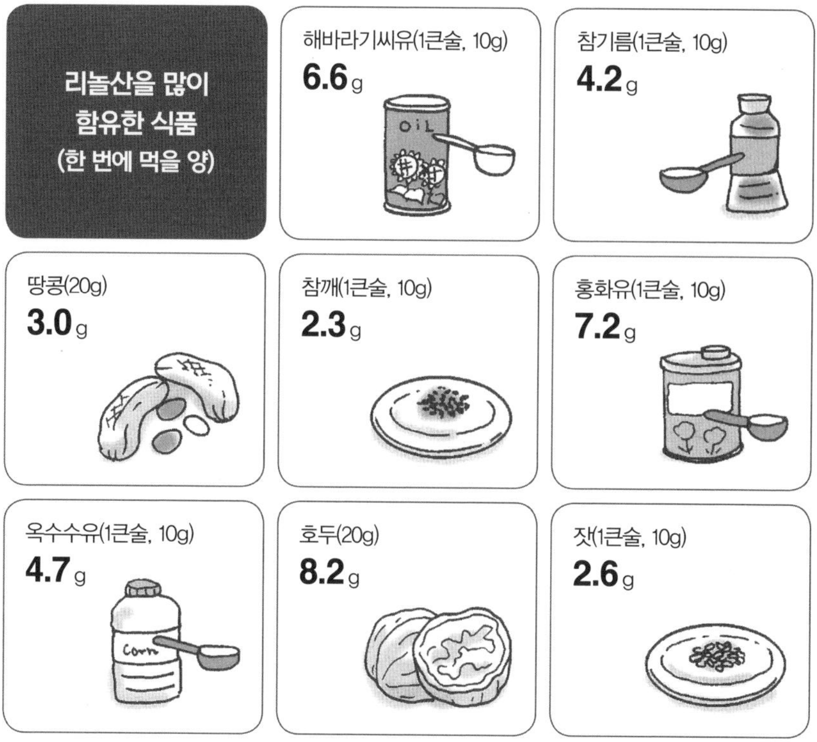

▶ 리놀산을 잘 섭취하는 방법

Point 1

참깨는 볶아서 쓰면 소화와 흡수가 좋아진다. 다만 지나치게 볶으면 쓴맛이 난다.

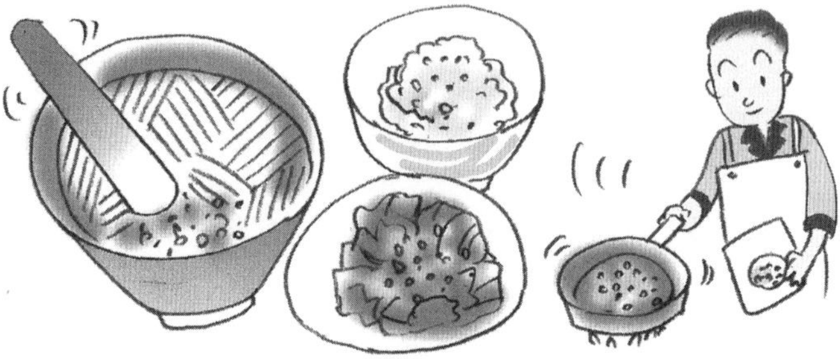

Point 2

쉽게 산화되기 때문에 저장법에 주의해야 한다. 변색한 기름이나 오래된 호두는 먹지 말자.

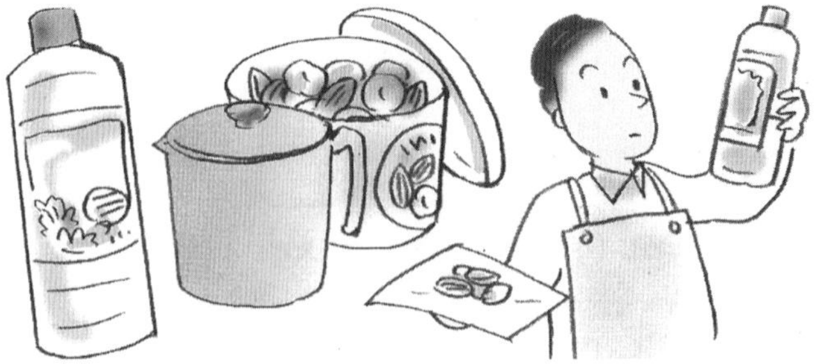

체크 포인트 ✔

지나친 섭취를 막기 위해 알파리놀렌산 등 n–3 계열인 지방산과 함께 균형을 생각하면서 섭취하자. 4 대 1 정도가 바람직하다.

15 알파리놀렌산

체내에서 포화지방산으로 바꿔 동맥경화를 예방한다

▶ 이런 사람에게 추천하고 싶다

콜레스테롤	중성지방	혈압	혈당	비만	심장	혈액	정장
○	○						

리놀산과 서로 억제하면서 작용한다

알파리놀렌산(α-Linolenic acid)은 리놀산과 같은 필수지방산 중 하나이며, n-3 계열을 대표하는 지방산이다. 체내에서는 합성할 수 없으므로 식품을 통해 섭취해야 한다. 알파리놀렌산을 체내에 받아들이면 불포화지방산의 EPA(Eicosapentaenoic acid), DHA(Docosahexaenoic acid)로 바뀐다.

알파리놀렌산은 동맥경화, 뇌경색, 심근경색, 뇌졸중, 고지혈증 등을 예방하고 증상을 개선시키는 작용을 한다. 게다가 대장암, 폐암 등의 발생을 억제하는 효과도 있다.

알파리놀렌산과 리놀산은 서로 억제하면서 작용하기 때문에 리놀산을 지나치게 섭취함으로써 생기는 폐해를 막기 위해서는 알파리놀렌산이 많은 기름을 사용하는 것이 좋다.

다만 알파리놀렌산을 지나치게 섭취하면 유익한 HDL 콜레스테롤도 감소하므로 주의할 필요가 있다.

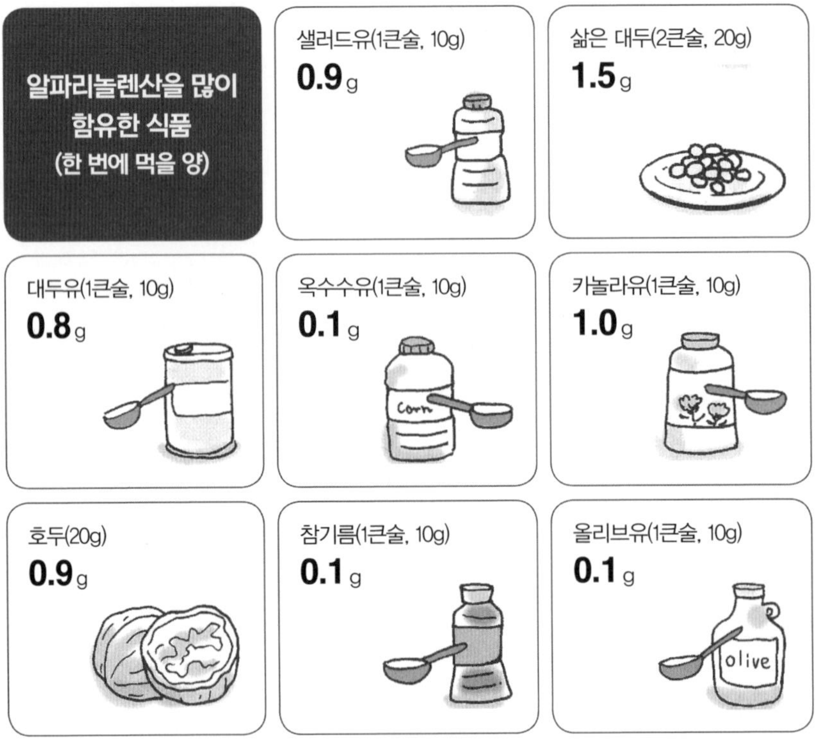

▶ 알파리놀렌산을 잘 섭취하는 방법

Point 1

튀기거나 볶는 가열요리보다 샐러드, 부침에 사용하면 더욱 효과적이다.

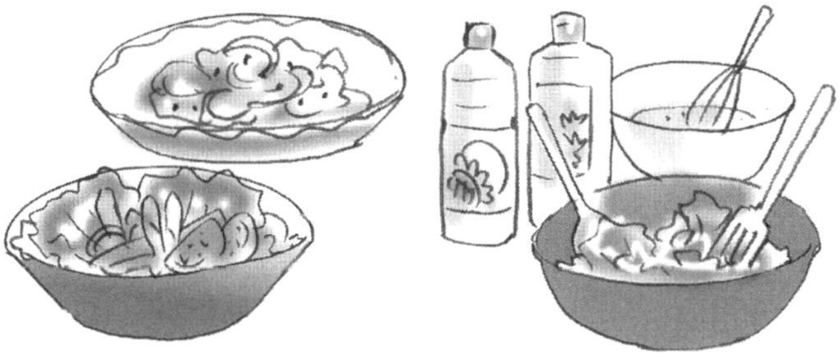

Point 2

식물성 기름은 쉽게 산화하기 때문에 개봉한 것은 냉장고에 저장하고 가능한 한 빨리 사용해야 한다

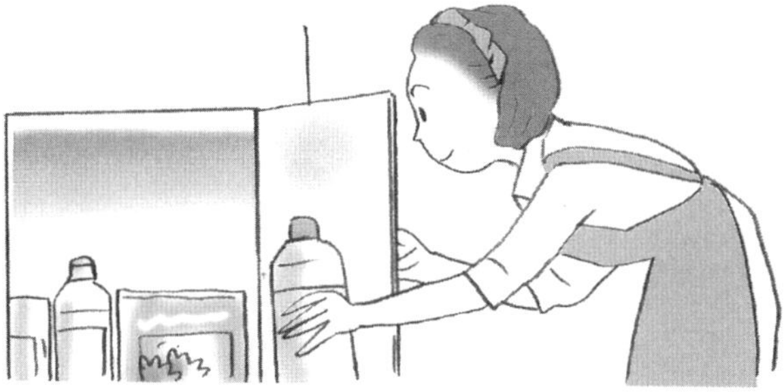

체크 포인트

1g당 9kcal의 에너지를 생산하기 때문에 지나치게 섭취하면 비만으로 이어지므로 충분히 주의해야 한다.

16 올레인산

동맥경화, 심질환 예방과 증상 개선에 효과적이다

▶ 이런 사람에게 추천하고 싶다

콜레스테롤	중성지방	혈압	혈당	비만	심장	혈액	정장
○	○				○		

동맥경화 예방뿐만 아니라 항암작용도 기대할 수 있다

올레인산(Olein acid)은 올리브유, 카놀라유(유채기름)와 같은 식물성 기름에 풍부하다. 리놀산이나 알파리놀렌산과 마찬가지로 불포화지방산인데 n-9 계열에 속하여 인간 체내에서도 합성할 수 있다.

페트(요리용 소기름), 라드(요리용 돼지기름)와 같은 동물성 기름에도 함유되어 있지만, 그것들에는 포화지방산도 많기 때문에 지나치게 섭취하면 콜레스테롤이나 중성지방이 증가할 우려가 있다. 그 때문에 식물성 기름으로 섭취하는 것이 좋다.

올레인산은 다른 지방산에 비해 쉽게 산화하지 않고 과산화지질을 생성하기 어렵다는 것이 특징이다. 올레인산은 리놀산이나 알파리놀렌산과 마찬가지로 혈액 속에 존재하는 유해 콜레스테롤(LDL)을 제거하여 동맥경화나 심장질환을 예방하고 항암작용도 한다.

올리브유를 요리에 자주 이용하는 지중해 연안 사람들은 다른 지방 사람들보다 암이나 심장질환에 의한 사망률이 낮다는 것이 증명됐다. 이것은 올리브유에 함유된 올레인산 때문이라고 생각된다.

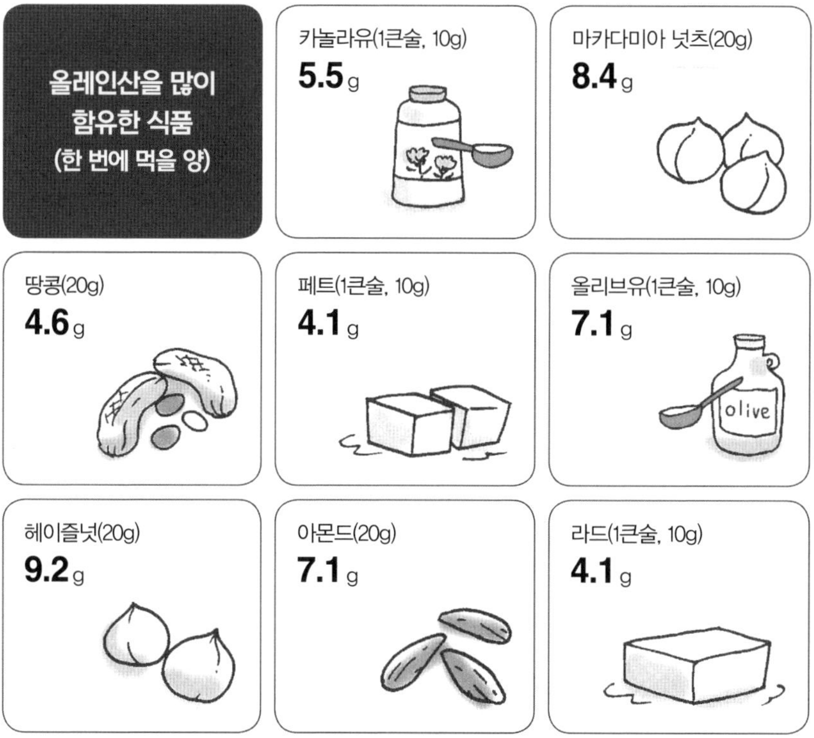

올레인산은 가열해도 산화되지 않기 때문에 가열조리에 안성맞춤이다. 그러나 지나치게 섭취하면 안 된다는 것도 기억해 두어야 한다.

▶ 올레인산을 잘 섭취하는 방법

Point 1

가열해도 쉽게 산화되지 않기 때문에 튀기거나 볶는 요리에 이용하자.

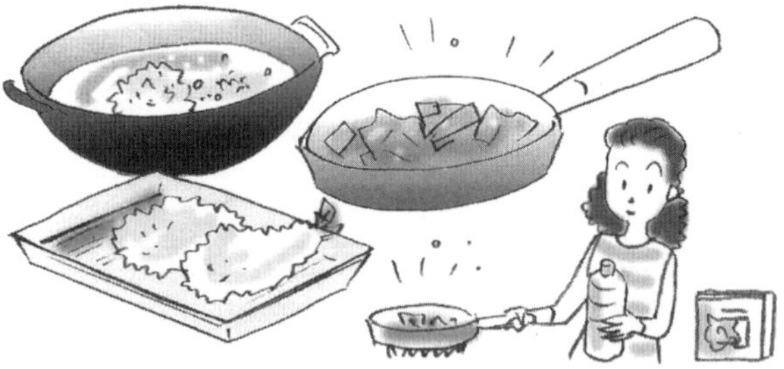

Point 2

페트나 라드에는 포화지방산도 많이 함유되어 있으므로 되도록 식물성 식품으로 보충하자.

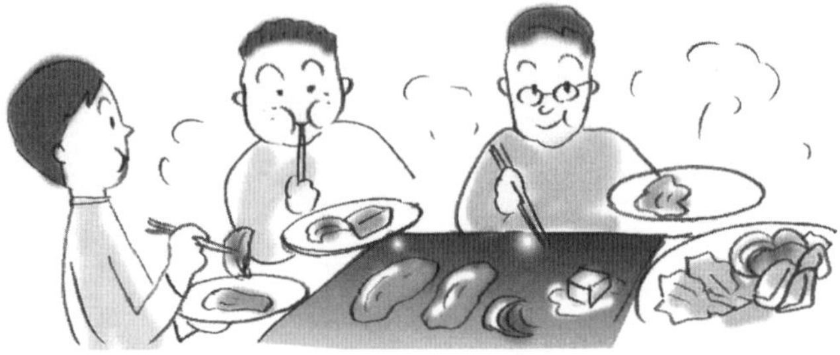

체크 포인트 ☑

올리브유에는 처음 짠 엑스트라 버진 오일(Extra Virgin Oil), 파인 버진 오일(Fine Virgin Oil), 세미 파인 버진 오일(Semi Fine Virgin Oil)이 있다.

17 EPA

혈액 속에 있는 물질에 작용하여 동맥경화, 심장질환을 예방한다

▶ 이런 사람에게 추천하고 싶다

콜레스테롤	중성지방	혈압	혈당	비만	심장	혈액	정장
○	○				○	○	

등푸른생선에 풍부한 다가불포화지방산

EPA(Eicosapentaenoic acid)는 지방산 중에서 n-3 계열인 다가불포화지방산이며, IPA(Icosapentaenoic acid)이기도 한다. 인간의 몸속에서는 합성할 수 없기 때문에 식품을 통해 섭취해야 하는 영양소이다.

EPA는 몸에 들어가면 혈소판을 응집시키는 트롬복산(Thromboxane)이란 물질의 생성을 억제하여 동맥경화, 뇌경색, 심근경색, 뇌졸중, 고지혈증 등을 예방하고 증상을 개선시킨다.

또한 아토피성 피부염, 화분증, 기관지천식, 각종 알레르기 증상이나 만성 관절염 등의 염증성 질환 개선에도 효과가 있는 것으로 알려져 있다.

EPA는 꽁치, 고등어 등의 등푸른생선에 풍부하게 함유되어 있다.

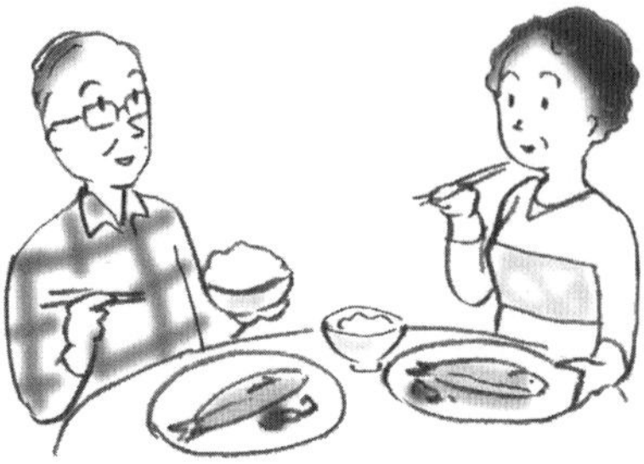

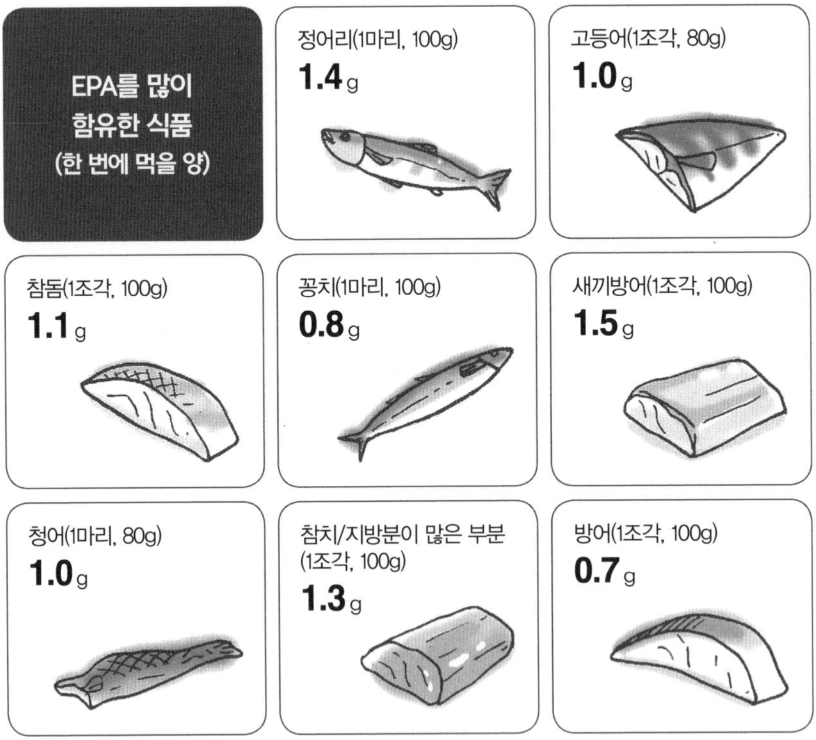

▶ EPA를 잘 섭취하는 방법

Point 1

지방성분을 잃지 않는 조리법이 가장 좋다. 구이나 튀김보다 회, 조림 등으로 섭취하는 것이 좋다.

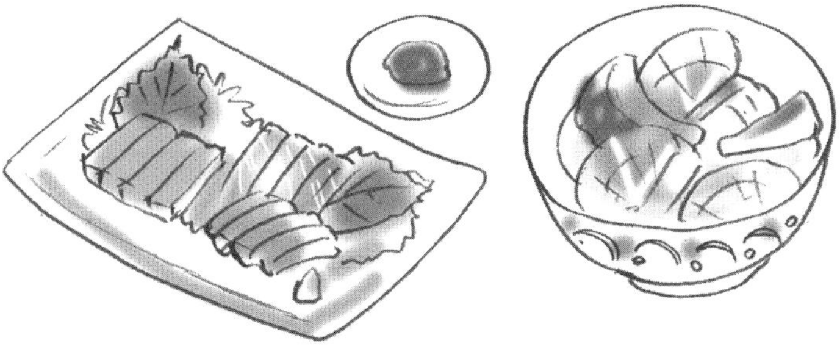

Point 2

베타카로틴(β-Carotene)이나 비타민 E 등을 함유한 음식과 같이 먹으면 체내에서 산화를 방지할 수 있다.

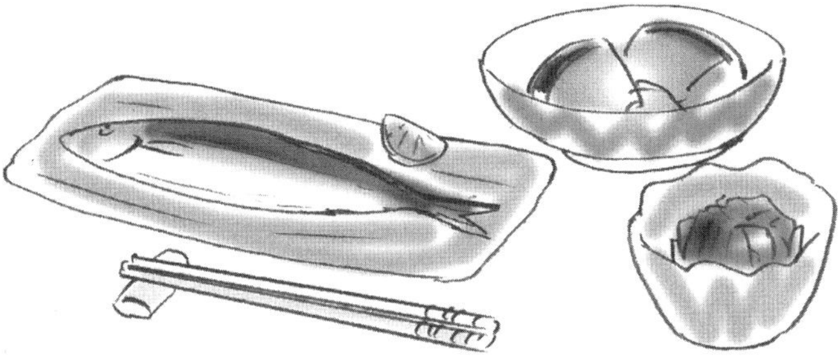

체크 포인트

북극권에서 살고 있는 에스키모인은 EPA가 풍부한 해표고기를 먹기 때문에 심장질환에 의한 사망률이 낮다고 알려져 있다.

18 DHA

뇌의 건강효과 외에도 고지혈증, 고혈압을 예방 및 개선한다

▶ 이런 사람에게 추천하고 싶다

콜레스테롤	중성지방	혈압	혈당	비만	심장	혈액	정장
○	○	○			○	○	

산소의 활성을 억제하여 혈청지질을 안정시킨다

DHA(Docosahexaenoic acid)는 인간의 뇌에 많이 있는 불포화지방산 중 하나이며, 뇌의 발육과 기능유지에 관여하는 성분이다. 머리가 똑똑해지는 영양소로 알려져 있으며, 특히 지방이 많은 물고기에 풍부하게 함유되어 있다.

DHA는 뇌뿐만 아니라 혈액 중 콜레스테롤에도 작용한다. 그리고 지방산 합성에 관여하는 효소의 활성을 저하하는 작용이 있으며, 혈액 속에 있는 중성지방 수치의 상승을 억제하여 고지혈증, 고혈압, 심장질환 등을 예방 및 개선하는 효과가 있다.

불포화지방산은 쉽게 산화하기 때문에 항산화 작용을 하는 영양소, 예를 들어 비타민 E와 함께 섭취하면 좋다.

알파리놀렌산을 함유한 식품은 인간의 몸속에서 EPA, DHA로 바뀌 같은 작용을 한다.

DHA를 많이 함유한 식품 (한 번에 먹을 양)

참돔(1조각, 100g)
1.8g

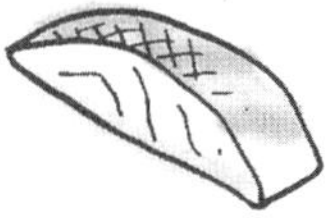

고등어(1조각, 80g)
1.4g

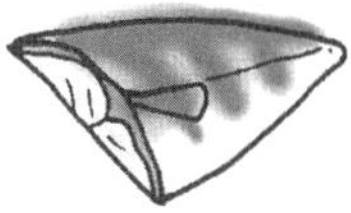

삼치(1조각, 100g)
1.2g

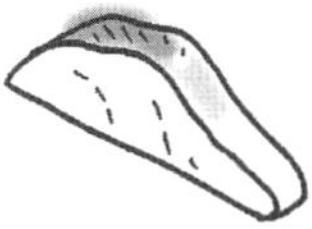

연어(1조각, 100g)
0.8g

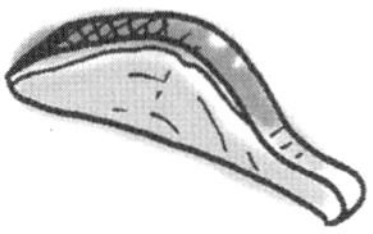

참치/지방분이 많은 부분(1조각, 100g)
2.9g

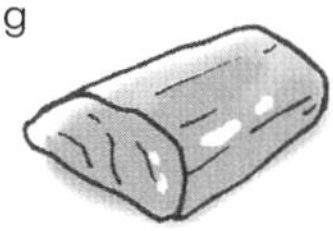

방어(1조각, 100g)
1.8g

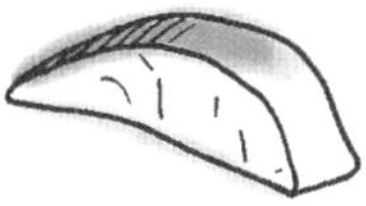

새끼방어(1조각, 100g)
1.7g

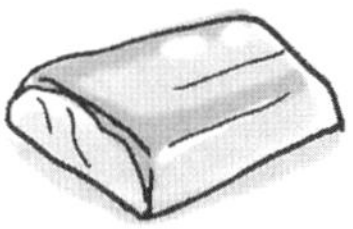

꽁치(1마리, 100g)
1.4g

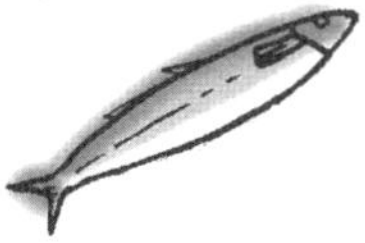

▶ DHA를 잘 섭취하는 방법

Point 1

DHA는 물고기의 눈 주위에 있는 지방에 많이 함유되어 있다. 생선조림같이 지방을 손실하지 않은 요리가 이상적이다.

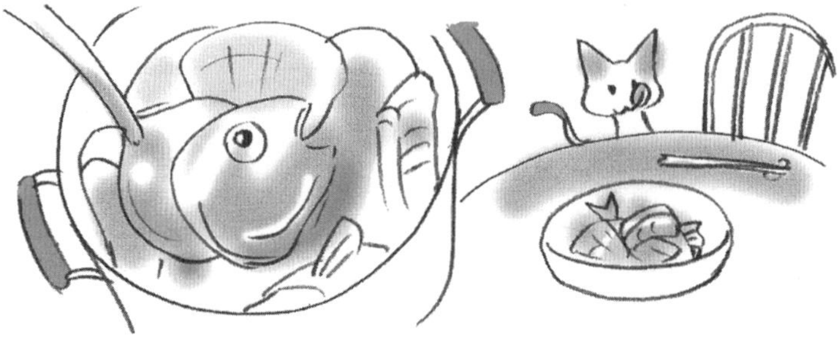

Point 2

산화되기 쉬운 생선의 지방도 통째로 먹으면 산화를 방지할 수 있다. 항산화 작용을 하는 비타민 E 등이 함유된 음식과 같이 먹으면 좋다.

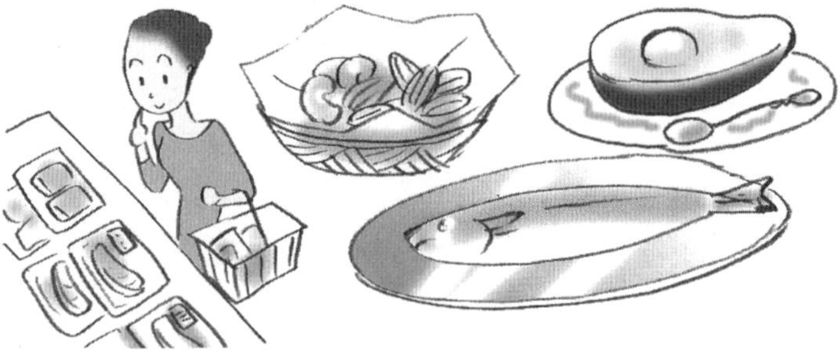

체크 포인트 ☑

DHA는 몸속에서는 뇌에 많이 있다. 부족하면 뇌기능이 저하되기 때문에 '머리가 똑똑해지는 영양소'라고 한다.

19 레시틴

콜레스테롤을 낮추는 효과가 있으며, 지방간을 예방 및 개선한다

▶ 이런 사람에게 추천하고 싶다

콜레스테롤	중성지방	혈압	혈당	비만	심장	혈액	정장
○						○	

고지혈증뿐만 아니라 노인성 치매에도 효과가 있다

레시틴(Lecithin)은 몸의 세포막, 뇌, 신경조직 등의 구성 성분인 인지질에 함유되어 있으며, 영양소의 흡수나 체내에 존재하는 노폐물의 배설 등 대사에 관여한다.

레시틴은 유화력(乳化力, 지방분을 물에 녹이는 역할)이 있으며, 혈관 벽에 달라붙은 콜레스테롤을 녹이기 때문에 초기 고지혈증 개선에 효과가 있다.

콜레스테롤은 리포(Lipo) 단백이란 단백질에 결합하여 몸속을 이동하는데, 이 2가지를 연결하는 역할을 맡는 것이 바로 레시틴이다.

레시틴은 유익한 HDL 콜레스테롤에 많이 있으며, 강한 접착력으로 여분의 콜레스테롤을 부착시켜 혈관을 청소하고 동맥경화를 막는다. 게다가 간에 있는 지방을 분해하여 지방간을 예방하는 작용도 한다는 것이 확인됐다.

또한 레시틴은 인간의 기억에 관여하는 신경 전달물질인 아세틸콜린(Acetylcholine)을 만든다. 그 때문에 노인성 치매나 알츠하이머 등의 예방에 효과가 있는 영양소로 주목받고 있다.

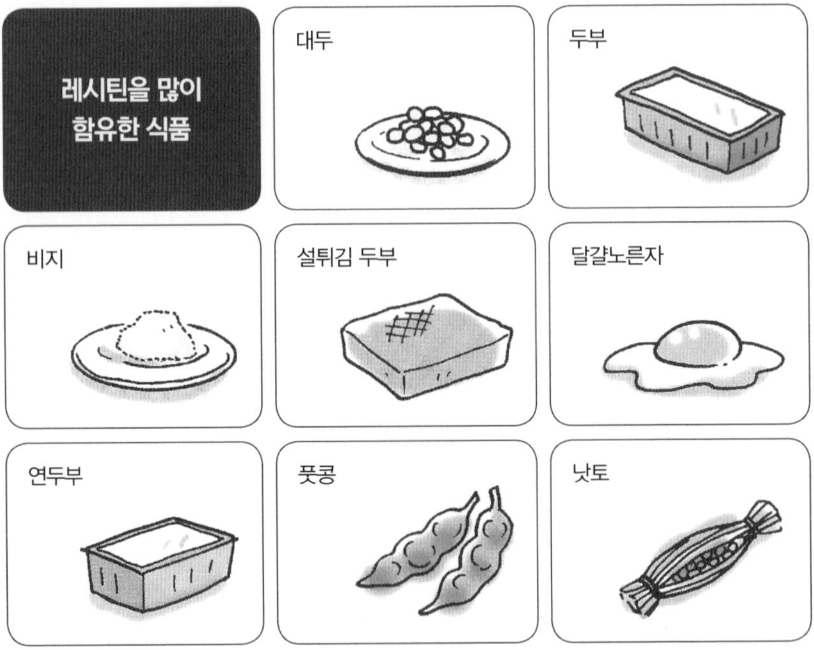

▶ 레시틴을 잘 섭취하는 방법

Point 1

달걀노른자는 레시틴 함유율이 높지만, 콜레스테롤도 많이 함유하고 있으므로 하루에 1개 정도만 먹고 지나치게 많이 섭취하지 않도록 주의한다.

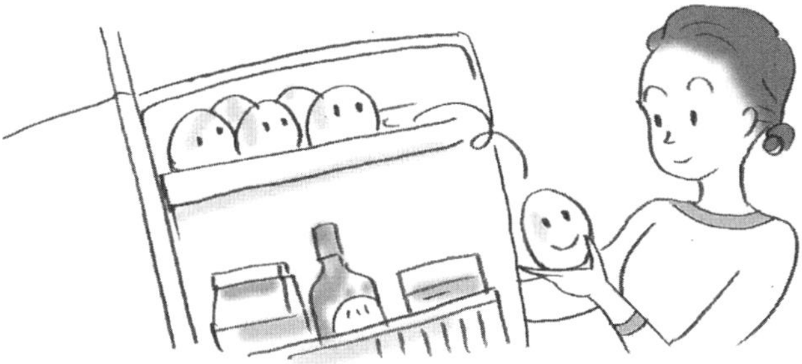

Point 2

대두제품으로 섭취하면 콜레스테롤 수치를 저하하는 효과가 높다. 레시틴 재료인 콜린(Choline)이 풍부한 녹황색 채소도 좋은 공급원이다.

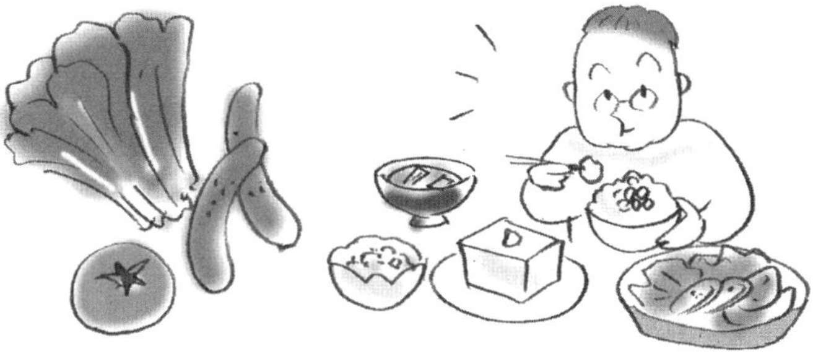

체크 포인트

레시틴을 구성하는 콜린은 몸속에서 스스로 만들어내지만, 고지방식만 섭취하면 부족하기 쉽다. 이를 예방하기 위해 콜린을 함유한 녹황색 채소나 소간 등으로 보충하도록 한다.

20 세사미놀

강한 항산화 작용으로 유해 콜레스테롤을 퇴치한다

▶ 이런 사람에게 추천하고 싶다

콜레스테롤	중성지방	혈압	혈당	비만	심장	혈액	정장
○						○	

세포의 노화나 발암, 동맥경화를 막는다

참깨가 가지는 항산화 성분을 총칭하여 '세사모 리그난(Sesamo Lignan)'이라고 하며, 세사미놀(Sesaminol) 이외에 세사몰린(Sesamolin), 세사민(Sesamin) 등 많은 종류가 있다.

세사미놀은 참깨 씨앗에 함유된 성분이다. 강한 항산화 작용을 하며, 체내에 존재하는 과산화지질에 작용하여 세포의 노화, 발암 촉진을 막는다. 또한 유해 콜레스테롤(LDL)을 감소시키는 작용이 있으며, 동맥경화를 막는 효과가 있는 것으로 밝혀졌다.

세사미놀은 참깨 자체보다 참기름에 풍부하다. 참기름을 정제하는 과정에서 세사몰린이 세사미놀로 변화하기 때문이다. 또 참깨 자체에도 세사미놀 배당체가 많이 함유되어 있으며, 장내 세균과 결합하여 세사미놀로 변화하는 것으로 알려져 있다.

참깨는 단백질이나 비타민, 미네랄 등 영양이 풍부한 식품이며, 노화방지나 혈행촉진 등 많은 효능이 있다. 세사미놀도 그 작용에 관여하고 있지 않을까 싶다.

세사미놀을 많이 함유한 식품

참깨

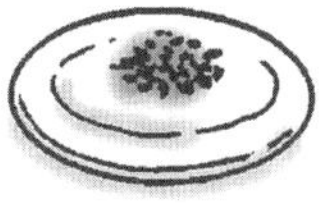

참깨 두부

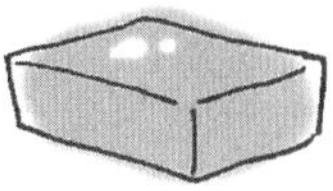

참기름

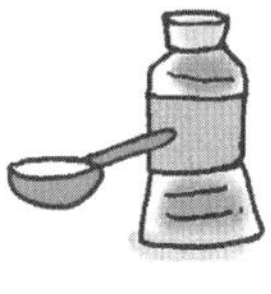

참깨 버터

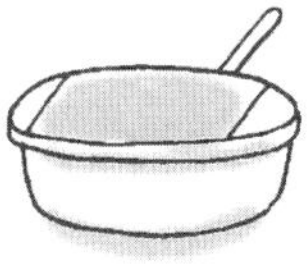

참깨 떡

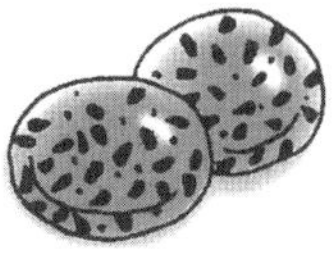

참깨 드레싱(4인분)
참기름 3큰술
붉은 고추 1개
간장 1작은술

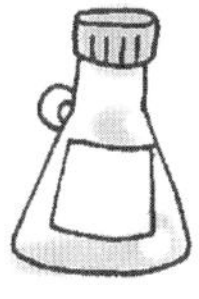

참깨 센베이 과자
(쌀가루를 쪄서 간장을 묻혀 구운 과자)

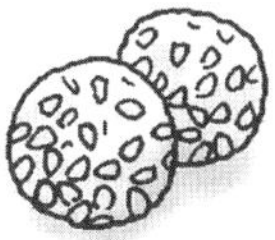

▶ 세사미놀을 잘 섭취하는 방법

Point 1

참기름은 열량이 높으므로 많은 양을 섭취하지 않도록 주의하고, 튀김이나 볶음, 샐러드드레싱 등으로 이용한다.

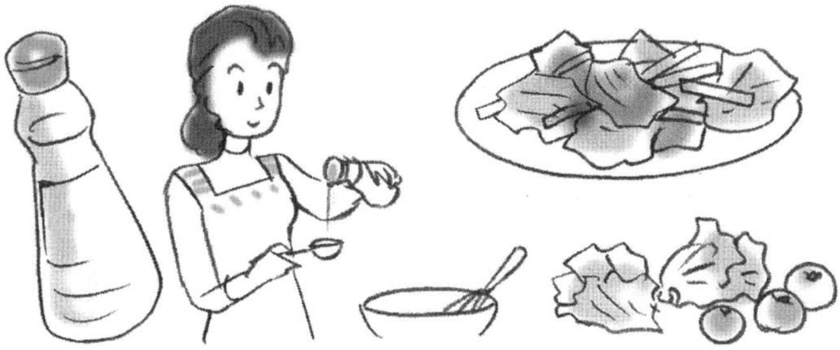

Point 2

참깨는 껍질이 단단해서 알 상태로 먹으면 몸속에서 소화되지 않고 그대로 배설될 수도 있다. 갈아 으깨어 이용하면 향기도 좋아지고 소화흡수율도 높아진다.

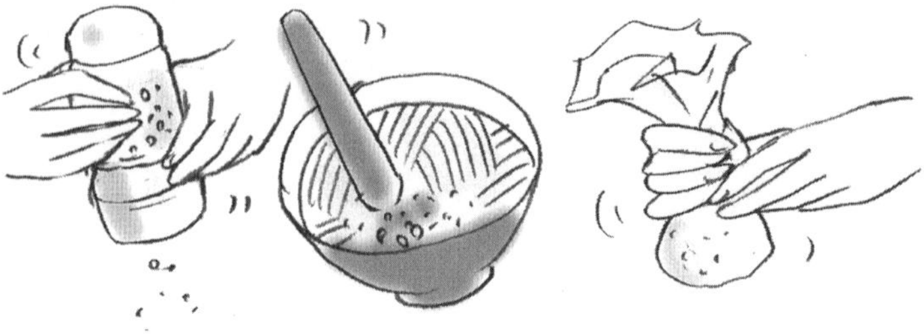

체크 포인트	세사미놀은 참깨 자체보다 참기름에 많이 함유되어 있다. 참기름은 무색에 가까울수록 세사미놀이 많다고 한다.

21 알리신

지방을 연소시켜 혈전이나 동맥경화를 예방한다

▶ 이런 사람에게 추천하고 싶다

콜레스테롤	중성지방	혈압	혈당	비만	심장	혈액	정장
						○	

비타민 E나 지질과 결합하면 피로 회복에 좋다

알리신(Allicin)은 마늘에 함유된 알리인(Alliin)이란 아미노산 성분이 자르거나 부수거나 할 때 알리나아제(Alliinase)라는 효소에 의해 분해되어 생성되는 물질이다. 자극적인 특이한 향의 원인이 되는 요소이며 파, 부추에도 함유되어 있다.

알리신은 혈소판의 응혈작용을 억제하여 혈전이 생기는 것을 막는다. 또 혈전을 분해하는 작용도 있다고 알려져 있다.

알리신은 비타민 E와 결합하면 피로 회복에 유효한 알리티아민

(Allithiamin)이라는 물질을 만들어낸다. 같은 효과가 있는 비타민 B_1은 과잉 섭취하면 배설되어버리지만 알리티아민은 몸속에 머물기 때문에 효과의 지속성을 기대할 수 있다.

알리신은 지질과도 결합하여 비타민 E와 거의 똑같은 작용이 있는 지질 알리신이 된다. 비타민 E에는 적혈구를 늘리거나 항산화 작용으로 동맥경화, 심근경색 등을 예방하는 효능이 있는데, 지질 알리신과 비타민 E가 함께 작용하면 그 효과가 더 높아진다는 것이 확인됐다.

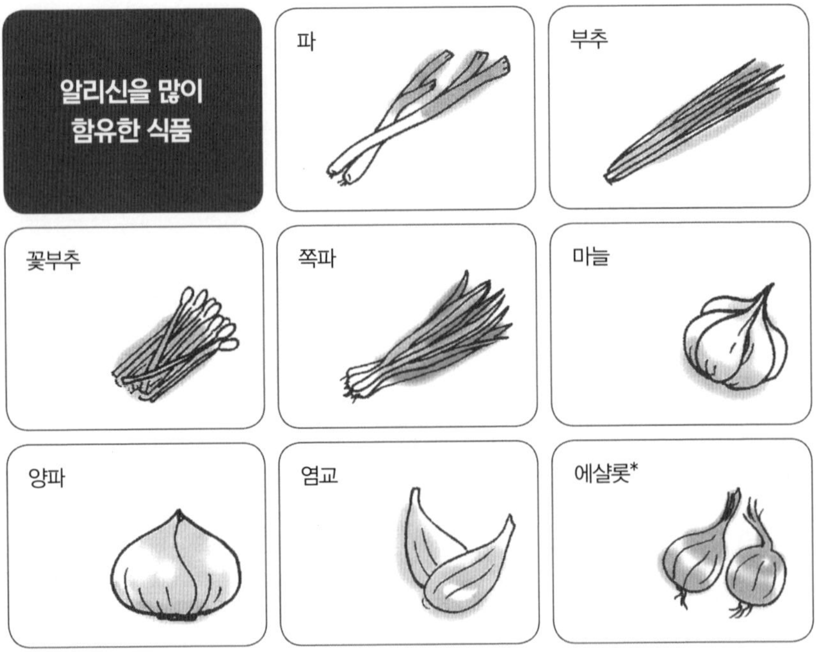

* 에샬롯 : 파의 알뿌리와 비슷한 서양 채소

▶ 알리신을 잘 섭취하는 방법

Point 1

생마늘을 지나치게 많이 먹으면 위 점막이 거칠어지거나 빈혈의 원인이 된다. 하루에 1조각을 한도로 생각하고 섭취한다.

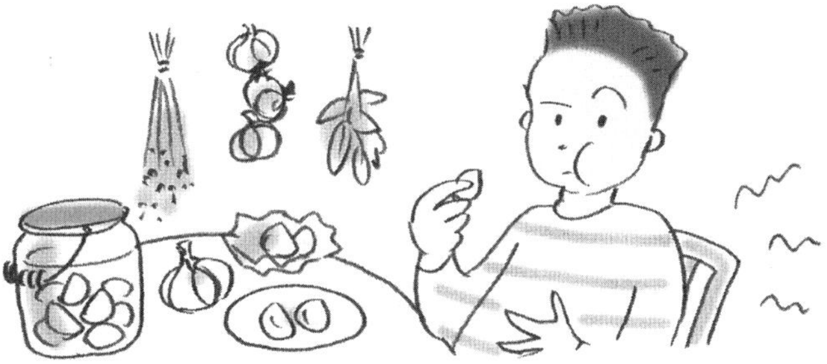

Point 2

비타민 B_1이 많이 함유되어 있는 돼지고기, 콩류, 땅콩류 등을 함께 섭취하면 효과가 더욱 높아진다.

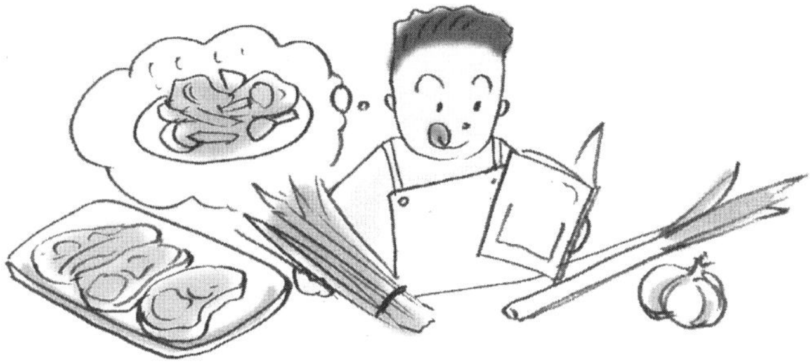

체크 포인트	알리신은 항균작용도 한다. 또한 피로나 스트레스가 쌓여 있을 때도 유효한 영양소이다.

22 캡사이신

에너지 소비를 촉진하여 체지방을 분해하고 고혈압을 막는다

▶ 이런 사람에게 추천하고 싶다

콜레스테롤	중성지방	혈압	혈당	비만	심장	혈액	정장
	○	○		○	○		

비만이나 노화를 예방하여 혈행을 촉진한다

고추의 매운맛 성분이 바로 캡사이신(Capsaicin)이다. 고추를 먹으면 몸이 뜨거워지거나 땀을 흘리는 것도 캡사이신의 작용에 의한 것이다.

캡사이신은 몸의 중추신경을 자극하여 부신피질에서 아드레날린 등 호르몬 분비를 촉진하고 체내 에너지 대사를 왕성하게 하여 지방분을 분해하는 효소를 활성화한다. 그 결과 체지방이 연소해서 열에너지로서 체외로 발산된다. 비만 예방뿐만 아니라 노화방지에도 도움이 되는 성분이다.

또한 혈압을 상승시키지 않고 모세혈관을 수축시켜 심장의 작용을 활발하게 하는 작용도 한다. 말초신경을 자극하여 혈행이 좋아지기 때문에 어깨결림, 냉증 개선에 효과를 인정받고 있다.

요리의 맛을 낼 때 매운맛을 쓰면 소금을 소량 사용해도 맛있게 먹을 수 있다. 소금을 적게 먹는 고혈압인 사람에게 특히 추천할 만하다.

또한 캡사이신은 진통작용, 소염작용, 진정작용(신경안정 효과)을 하는 것으로 많은 연구논문에서 밝혀져 있다.

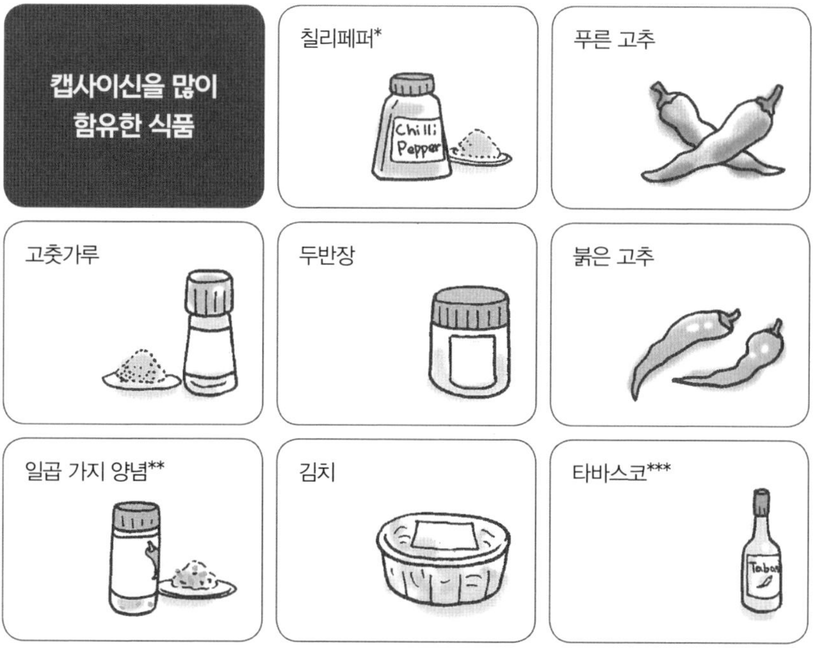

* 칠리페퍼 : 매운맛이 강한 고추로 만든 향신료
** 일곱 가지 양념 : 고추, 깨, 진피, 앵속, 평지, 삼씨, 산초를 빻아서 섞은 향신료
*** 타바스코 : 고추로 만든 매운 소스

▶ 캡사이신을 잘 섭취하는 방법

Point 1

날것이든 가공하든 캡사이신의 작용은 똑같다. 매운 요리는 미각을 자극하여 식욕을 증진한다.

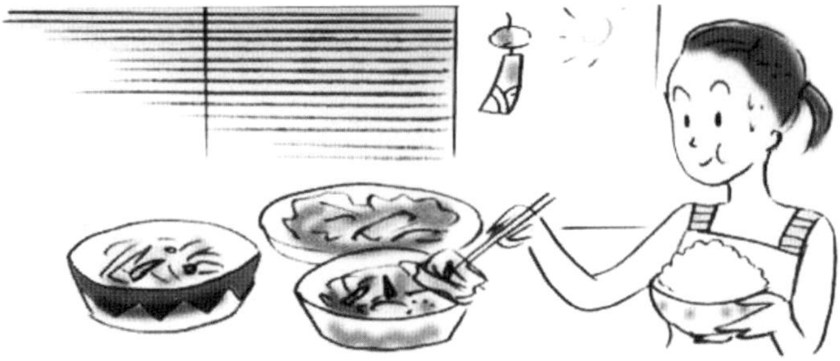

Point 2

대량으로 섭취하면 위 점막이 거칠어지기 때문에 조심해야 한다. 향신료로 매일 조금씩 섭취하면 좋다.

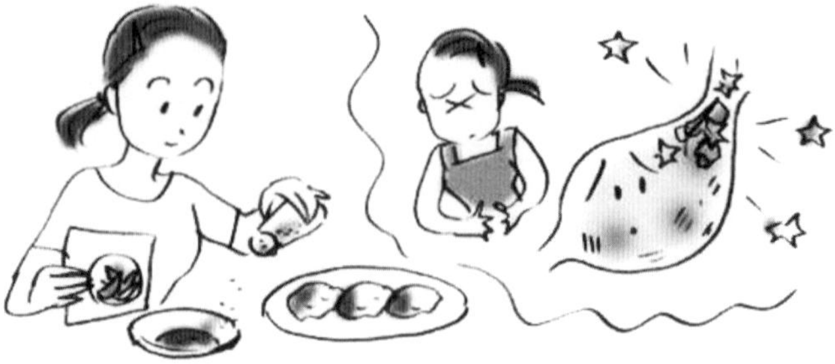

체크 포인트 ☑

김치는 캡사이신의 방부작용을 이용해서 만든 요리이므로 많이 섭취하자.

23 폴리페놀

강한 항산화 작용이 있으며, 동맥경화와 심장질환을 예방한다

▶ 이런 사람에게 추천하고 싶다

콜레스테롤	중성지방	혈압	혈당	비만	심장	혈액	정장
○	○	○			○	○	

다양한 채소, 과일에 함유되어 있어 주목받는 영양소

식물이 광합성을 할 때 생기는 당분의 일부가 변화한 성분을 총칭하여 폴리페놀(Polyphenol)이라고 하며, 플라보놀(Flavonol), 카테킨(Catechin), 타닌(Tannin), 케르세틴(Quercetin) 등 3,000종류 이상이 된다.

최근 들어 폴리페놀에 강한 항산화 작용이 있다는 것이 알려져 '제7의 영양소'로 주목받고 있다. 폴리페놀은 몸속에서 LDL 콜레스테롤이 산화하는 것을 막고 동맥경화, 심장질환 등을 예방한다.

녹차에 많이 함유된 카테킨은 입냄새, 감기를 예방하고 콜레스테롤 수치를 억제하여 혈전을 예방한다. 또한 포도, 블루베리에 함유되어 있는 색소 안토시아닌(Anthocyanin)은 간 기능을 높이거나 시력회복을 촉진하는 작용을 한다.

몇 년 전에 '동물성 지방을 많이 섭취하는 프랑스 사람에게 동맥경화, 심장병 발생률이 낮은 이유는 폴리페놀이 풍부한 적포도주를 마시기 때문이다'라는 학설이 제기돼 적포도주 붐이 일어나기도 했다.

폴리페놀의 효과는 몇 시간밖에 지속되지 않다는 설도 있다. 매일 식사하면서 다양한 녹황색 채소나 과일을 적당량 섭취하는 것이 좋다.

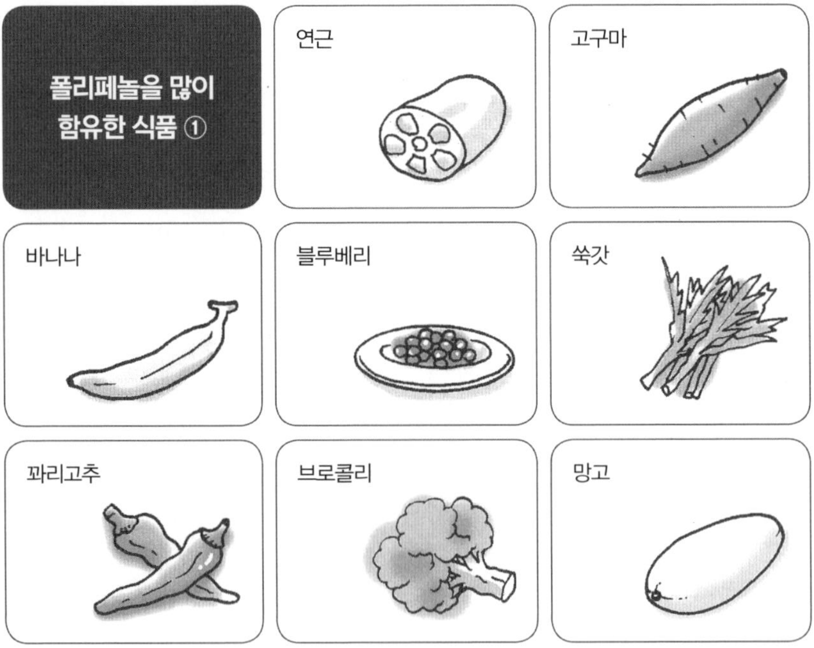

폴리페놀을 많이 함유한 식품 ②

사과

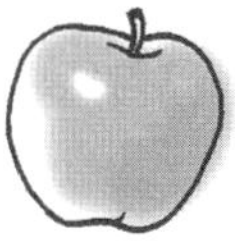

낫토

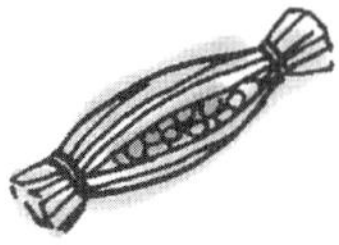

녹차

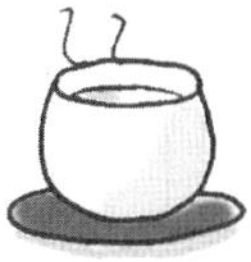

메밀

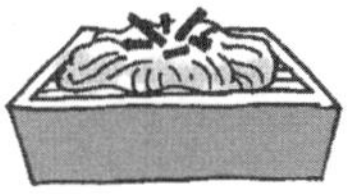

포도

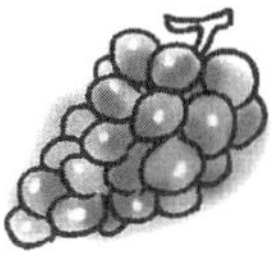

적포도주

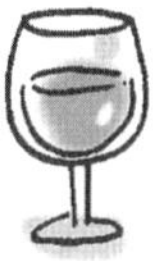

초콜릿

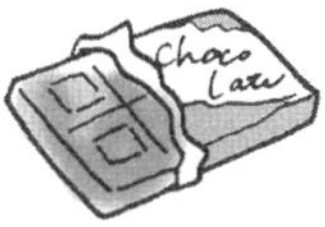

커피

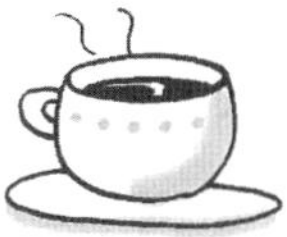

체크 포인트

우엉, 연근, 가지, 두릅 등은 물에 담가 떫은맛을 빼지 않고 조리하면 폴리페놀을 더 많이 섭취할 수 있다.

24 카테킨

소화효소에 작용하여 혈당수치 상승을 억제하고 혈전을 막는다

▶ 이런 사람에게 추천하고 싶다

콜레스테롤	중성지방	혈압	혈당	비만	심장	혈액	정장
○	○	○	○	○		○	

항산화 작용으로 혈중지질을 정상화하고 암도 억제한다

카테킨(Catechin)은 3,000종류 이상 존재한다고 알려진 폴리페놀의 한 종류이다. 카테킨은 광합성에 의해 생긴 식물색소로 쓴맛을 내는 성분이며, 체내의 활성산소를 제거하는 항산화 작용이 있다.

녹차에 많이 함유된 카테킨은 장내에서 당질 흡수를 완화하고 식후 혈당수치의 상승을 막는 작용도 한다.

카테킨의 강한 항산화 작용은 콜레스테롤, 중성지방 등 혈중지질을 정상화하고 혈전을 막는다. 게다가 발암물질의 활성화를 억제하여 암 발생을 막는 작용을 한다는 것도 확인됐다.

카테킨은 이렇게 비만, 당뇨병의 원인이 되는 당분, 지질의 대사를 완화하고 콜레스테롤을 분해하기 때문에 비만을 억제하는 효과도 있다.

따라서 매일 녹차를 마시는 습관을 갖고, 녹차 한잔을 마시며 일상생활에 여유를 갖는 습관도 추천하고 싶다.

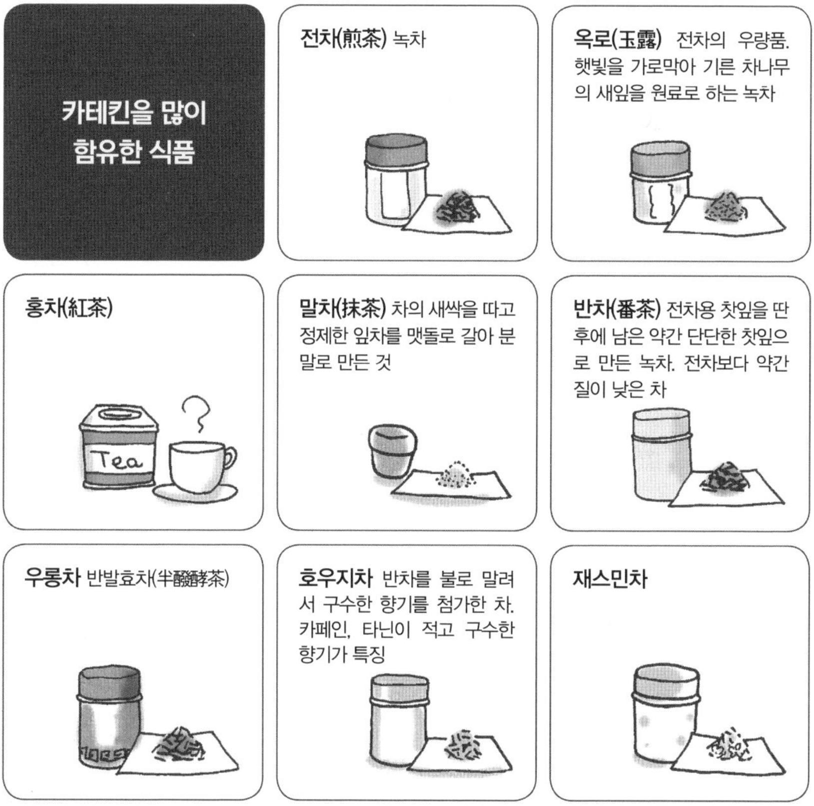

▶ 카테킨을 잘 섭취하는 방법

Point 1

찻잎은 자주 바꿔 진하게 달여 마신다. 물이 끓어오르자마자 붓기보다는 약간 식혀서 마시면 더욱 맛있다.

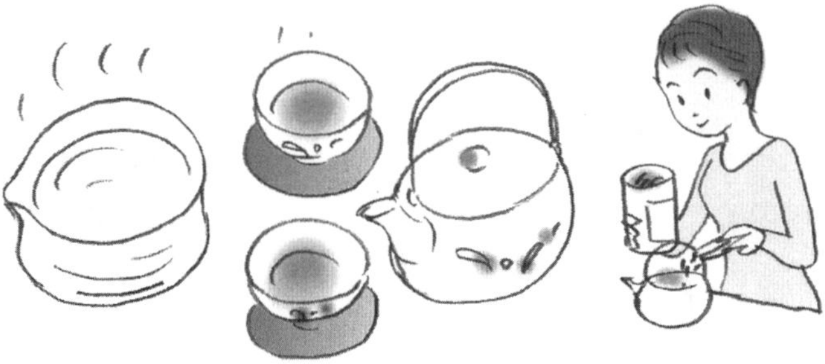

Point 2

녹차에는 지용성인 비타민 E나 베타카로틴이 풍부하므로 찻잎을 먹으면 효과가 더 높아진다.

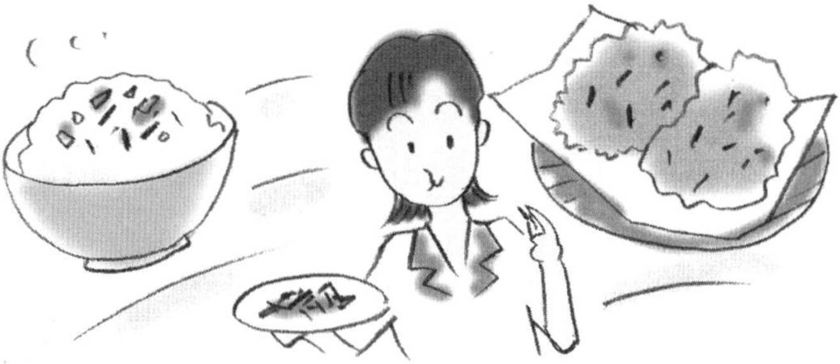

체크 포인트

유제품에 함유된 단백질은 녹차에 있는 카테킨과 쉽게 결합하므로 우유와 같이 마시지 않도록 하자.

건강상식

비타민, 미네랄 하루 소요량(성인 남녀)

비타민 하루 소요량

(성인 남녀)

비타민 종류	하루 소요량	허용 상한 섭취량
비타민 A	성인 남자 : 600μgRE 성인 여자 : 540μgRE	성인 1,500μgRE
비타민 D	성인 2.5μg	성인 50μg
비타민 E	성인 남자 : 10mgα-TE 성인 여자 : 8mgα-TE	성인 600mgα-TE
비타민 K	성인 남자 : 55~65μg 성인 여자 : 50~55μg	성인 30,000μg
비타민 B_1	성인 남자 : 1.1mg 성인 여자 : 0.8mg	-
비타민 B_2	성인 남자 : 1.2mg 성인 여자 : 1.0mg	-
니아신	성인 남자 : 16~17mgNE 성인 여자 : 13mgNE	성인 30mgNE
비타민 B_6	성인 남자 : 1.6mg 성인 여자 : 1.2mg	성인 100mg
엽산(葉酸)	성인 200μg	성인 1,000μg
비타민 B_{12}	성인 2.4μg	-
바오틴	성인 30μg	-
판토텐산	성인 5mg	-
비타민 C	성인 100mg	-

미네랄 하루 소요량 (성인 남녀)

미네랄 종류	하루 소요량	허용 상한 섭취량
칼슘	성인 남자 : 600~700mg 성인 여자 : 600mg	성인 2,500mg
철	성인 남자 : 10mg 성인 여자 : 10~12mg	성인 40mg
인	성인 700mg	성인 4,000mg
마그네슘	성인 남자 : 280~320mg 성인 여자 : 240~260mg	성인 650~700mg
칼륨	성인 2,000mg	–
구리(동)	성인 남자 : 1.6~1.8mg 성인 여자 : 1.4~1.6mg	성인 9mg
요소	성인 150μg	성인 3,000μg
망간	성인 남자 : 3.5~4.0mg 성인 여자 : 3.0~3.5mg	성인 10mg
셀레늄	성인 남자 : 45~60μg 성인 여자 : 40~45μg	성인 250μg
아연	성인 남자 : 10~12mg 성인 여자 : 9~10mg	성인 30mg
크롬	성인 남자 : 25~30μg 성인 여자 : 20~30μg	성인 200~250μg
몰리브덴	성인 남자 : 25~30μg 성인 여자 : 25μg	성인 200~250μg

2장

혈액·혈관에 좋은 40가지 식품

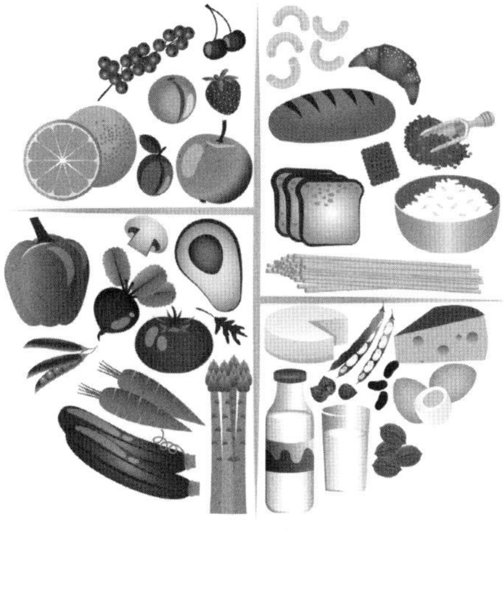

01 아스파라거스

한 번에 섭취할 양: 1개, 20g

고혈압, 동맥경화에 좋은 녹색 채소

▶ 이런 사람에게 추천하고 싶다

콜레스테롤	중성지방	혈압	혈당	비만	심장	혈액	정장
○	○	○				○	

▶ 주요 영양소 베스트 5(수치는 한 번의 양)

비타민 C	비타민 B_1	비타민 B_2	칼륨	철
2mg	0.02mg	0.02mg	43mg	0.1mg

키포인트 ▶ 루틴

혈관이 튼튼해져서 고혈압이나 동맥경화를 예방한다

아스파라거스(Asparagus)는 카로틴(Carotene)이나 미네랄류를 많이 함유하고 있다. 특히 이삭 끝에는 고혈압이나 동맥경화 예방효과가 있다고 하는 루틴(Rutin, 비타민 P)이 풍부하다. 루틴은 혈관을 튼튼하게 하고 고혈압, 동맥경화를 예방하는 작용을 한다.

또한 적혈구를 만들기 위해 필요한 비타민 성분인 엽산(葉酸), 철분을 많이 함유하고 있다. 엽산은 철분과 함께 체내에서 조혈작용을 하고 혈액을 공급하기 때문에 말초혈관에까지 펴져 혈압을 내리는 작용을 한다.

아스파라거스에 함유된 아스파라긴산(Asparagin acid)은 아미노산(Amino acid)의 일종이며, 체내에서는 질소 대사나 에너지 대사에 관여하고 신진대사를 촉진하여 피로 회복, 자양강장에 효과를 발휘한다. 또한 칼륨, 마그네슘, 칼슘 등 미네랄류를 옮기는 역할도 한다.

아스파라긴산은 영양음료에도 사용된다. 게다가 아스파라긴산은 면역작용을 높여주는 작용이 있어서 고혈압, 암 예방효과도 있다. 이렇게 아스파라거스 하나에도 영양이 가득 차 있다.

▶ 아스파라거스를 잘 조리하는 방법

Point 1

데치는 것보다 볶으면 비타민의 손실을 막을 수 있다. 튀김이나 국물로 이용해도 좋다.

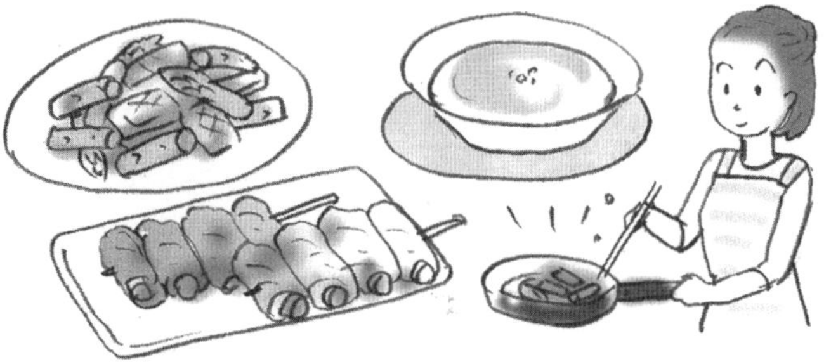

Point 2

뿌리에 가까운 단단한 부분은 잘라버리고 사용한다. 대를 먼저 데치고 나서 전체를 데치면 맛있게 데칠 수 있다.

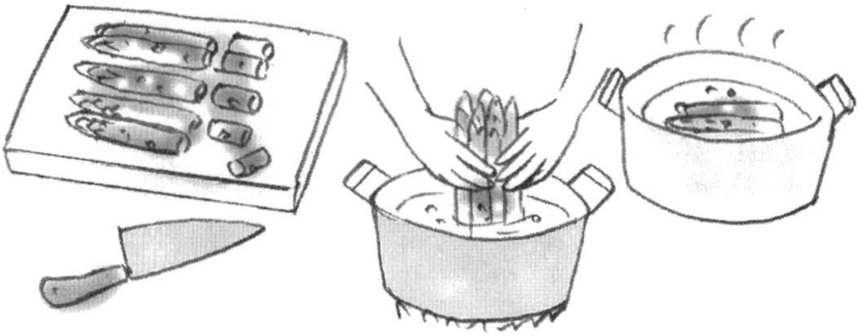

체크 포인트

아스파라거스에는 흰 아스파라거스(White Asparagus, 통조림)와 그린 아스파라거스(Green Asparagus)가 있다. 영양가로 보면 그린 아스파라거스가 더 뛰어나다.

| 간단 추천 요리 |

아스파라거스와 완두콩부침

• 열량(1인분) : 83kcal	• 콜레스테롤(1인분) : 0mg

재료 4인분

그린 아스파라거스 100g / 완두콩 스낵 100g / 완두콩 꼬투리 50g / 생강 20g / 푸른 자소 4~5장 / 양파 20g / 식초 또는 레몬즙 약간 / 작은 토마토 8개 / 기름 없는 드레싱 적당량

만드는 방법

1 아스파라거스는 뿌리의 단단한 부분을 잘라버리고 끓는 소금물에 약간 씹히는 맛이 남을 정도로 데치고 나서 냉수에 잠깐 담갔다가 5cm 길이로 자른다.

2 완두콩 꼬투리와 완두콩 스낵은 가닥을 제거하고 ①에서 쓰던 소금물로 데치고 냉수에 넣었다가 건져 조금 식힌다.

3 생강을 다지고 나서 물로 헹군다. 푸른 자소는 채를 썰고 작은 토마토는 꼭지를 없앤다. 양파는 강판에 갈고 소량의 식초 또는 레몬즙을 뿌린다.

4 ①과 ②를 접시에 담아 생강과 양파, 푸른 자소를 얹고 주위에 작은 토마토를 곁들인다.

5 갈아놓은 양파와 기름 없는 드레싱을 뿌려 먹는다.

02 버섯류

식이섬유가 풍부한 저열량 식품

한 번에 섭취할 양
5g (말린 표고버섯)

▶ 이런 사람에게 추천하고 싶다

콜레스테롤	중성지방	혈압	혈당	비만	심장	혈액	정장
○		○					○

▶ 주요 영양소 베스트 5(수치는 한 번의 양)

식이섬유(불용성)	비타민 B_2	칼륨	철	비타민 D
1.9g	0.06mg	105mg	0.09mg	0.9㎍

키포인트 ▶ 에리타데닌

표고버섯에 많이 함유되어 있고 혈압, 혈중 콜레스테롤 수치를 내린다

버섯류는 영양학적으로 보면 저열량이지만, 당질대사에 필요한 비타민 B_1, 지질이나 당질대사에 필요한 비타민 B_2, 니아신, 칼슘의 흡수를 돕는 비타민 D 등 비타민류나 식이섬유가 풍부하다. 고기를 많이 먹는 사람이나 기름을 많이 섭취하는 사람은 적극적으로 먹도록 하자.

버섯류에는 헤미셀룰로오스 등 불용성 식이섬유가 풍부하여 변비 해소나 대장암 예방에 유효하다. 게다가 식이섬유는 혈중 콜레스테롤 수치를 내리는 작용에도 관여하고 있으며, 동맥경화 예방에 효과를 발휘한다는 사실이 밝혀졌다. 그리고 혈압 강하작용을 하는 칼륨도 많이 함유하고 있다.

표고버섯에는 특히 혈압이나 혈중 콜레스테롤 수치를 내려 고혈압, 동맥경화를 개선하는 에리타데닌(Eritadenine)이 풍부하게 함유되어 있다. 게다가 항종양작용이나 항암작용이 있는 렌티난(Lentinan)이란 성분도 함유되어 있다. 또한 비타민 D의 전구체이며 자외선을 받으면 비타민 D로 변하는 에르고스테롤(Ergosterol)도 풍부하다.

말린 표고버섯은 생표고버섯보다 철분, 칼륨, 식이섬유, 칼슘의 양이 많고 영양가가 더욱 증강된 식품이다. 서구에서 많이 쓰이는 버섯에는 비타민 $B_1 \cdot B_2$가 풍부하다. 나메코 버섯(Nameko Mushrooms, 담자균류 식용버섯)의 미끈미끈한 성분은 뮤신(Mucin)인데, 뮤신은 단백질이나 지질의 소화흡수를 돕는 작용을 한다.

식용버섯은 1,000가지 정도가 있으며, 표고버섯이 함유한 에리타데닌에는 혈압, 콜레스테롤 수치를 내리는 작용이 있다.

▶ 버섯을 잘 조리하는 방법

Point 1

물에 담그면 쉽게 상하기 때문에 씻을 때는 재빨리 씻고, 세심하게 물기를 뺀다.

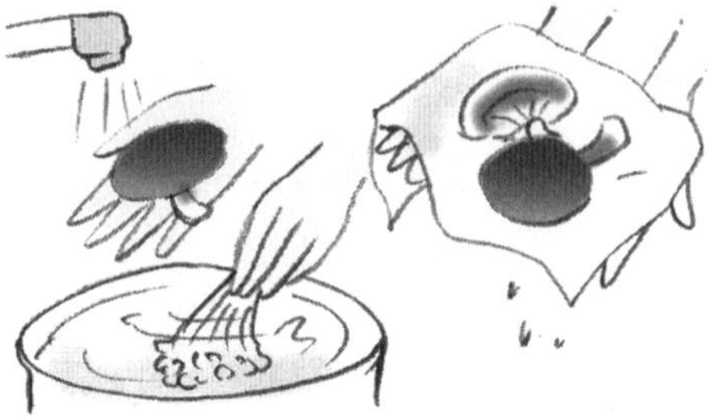

Point 2

버섯은 상처받으면 쉽게 변색하기 때문에 날것을 먹을 때는 레몬즙을 뿌려 변색을 막는다.

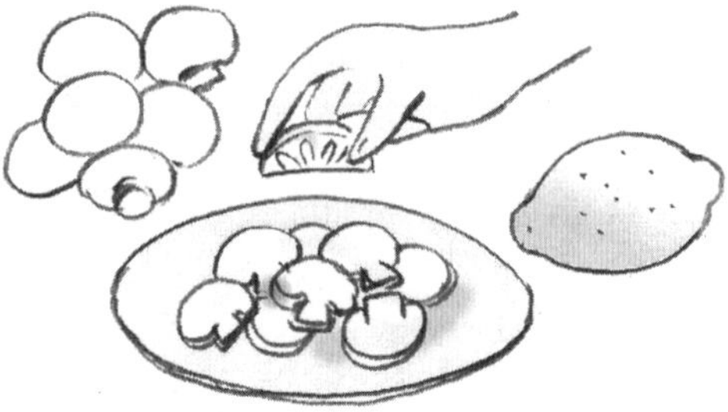

체크 포인트 ☑

버섯류의 특유한 향기는 렌티오닌(Lenthionine), 마추타케올(Matsutakeol) 등의 성분으로 인해 생긴다.

| 간단 추천 요리 |

버섯과 순무수프

• 열량(1인분) : 37kcal	• 콜레스테롤(1인분) : 0mg

재료 4인분

버섯 1팩 / 순무 2개 / 올리브유 1큰술 / 고형 수프 1개 / 소금, 후춧가루 적당량

만드는 방법

1 버섯은 2개로 가른다.

2 순무는 줄기를 1cm 정도 남기고 껍질을 벗겨 4개로 가른다.

3 올리브유로 순무를 볶고 기름을 두르면서 버섯을 넣고 살짝 볶는다. 고형 수프와 물 1컵을 넣어 조리고 소금, 후춧가루로 간을 한다.

03 연근

유해 콜레스테롤(LDL)의 산화를 막는다

한 번에 섭취할 양
40g

▶ 이런 사람에게 추천하고 싶다

콜레스테롤	중성지방	혈압	혈당	비만	심장	혈액	정장
○		○				○	○

▶ 주요 영양소 베스트 5(수치는 한 번의 양)

비타민 C	칼륨	철	식이섬유(불용성)	식이섬유(수용성)
19.2mg	176mg	0.2mg	0.7g	0.08g

키포인트▶ 타닌

비타민 C의 작용을 높여 동맥경화를 예방한다

연근의 주성분은 탄수화물인데 식이섬유, 칼륨, 철 등도 함유하고 있다. 비타민 C도 풍부하여 작은 마디 하나의 함유량은 레몬 하나와 비슷하다. 또한 폴리페놀의 일종인 타닌(Tannin)도 함유하고 있다. 타닌은 비타민 C의 항산화 작용을 돕고 유해 콜레스테롤(LDL)의 산화를 막으며 동맥경화를 예방한다.

연근에는 몸을 따뜻하게 하는 성분이 있기 때문에 겨울 채소로 가장 좋다. 타닌은 지혈효과가 있어서 코피가 나면 껍질째 강판에 갈아 먹으면 지혈제가 된다. 열을 수반하는 기침에도 유효하다.

연근을 잘랐을 때는 실처럼 늘어지지만 이 실처럼 생긴 것에는 위점막을 보호하는 작용을 하는 뮤신(Mucin)이 함유되어 있다. 예부터 연근이 정진요리(사찰요리)로 쓰여 위궤양에 효과적이라고 하는 이유도 바로 이 때문이다.

수용성·불용성 식이섬유가 둘 다 풍부한 연근은 장의 작용을 활발하게 하고, 콜레스테롤과 당을 받아들이며 체외로 배설시킨다. 칼륨도 함유하고 있어서 체내에 있는 나트륨을 배설시켜 혈압을 안정되게 만든다.

▶ 연근을 잘 조리하는 방법

Point 1

연근은 아린 맛이 강하여 절단하면 곧바로 거무스름해지므로 절단하자마자 식초물에 담근다.

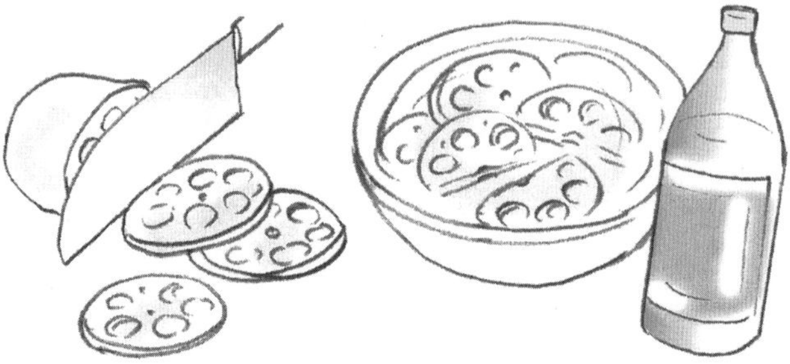

Point 2

연근에 함유된 타닌은 지혈효과가 있기 때문에 코피가 날 때는 껍질째 강판에 갈아 마시면 지혈제가 된다.

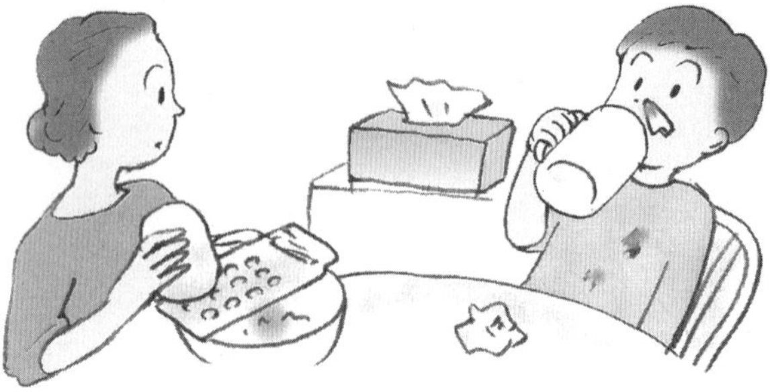

체크 포인트

연근은 약효도 많고 영양도 풍부한 뿌리채소지만, 지나치게 많이 먹으면 위에 부담이 가므로 적당량을 지켜야 한다.

| 간단 추천 요리 |

마리네이드 연근

• 열량(1인분) : 81kcal	• 콜레스테롤(1인분) : 0mg

재료 4인분

연근 150g / 순무 2개 / 셀러리 큰 것 1/2대 / 물냉이(크레송) 1단 / 올리브유 1큰술 / 후춧가루 적당량 / 드레싱(양파 1/4개, 당근 30g, 식초 2큰술, 올리브유 2큰술, 소금 1작은술)

만드는 방법

1 연근은 껍질을 벗겨 얇게 썰고 식초물에 절여둔다. 순무도 얄팍하고 둥글게 썰어 놓는다.

2 셀러리는 가닥을 빼고 대는 어슷하게 썰고 잎은 먹기 좋은 크기로 뜯는다. 물냉이는 잎과 대로 나누고 대는 3등분 정도로 잘라놓는다.

3 양파와 당근은 다져 드레싱 재료와 함께 버무린다.

4 팬에 기름을 둘러 물기를 뺀 연근과 순무, 셀러리, 물냉이 대를 볶는다.

5 전체에 기름을 두르고 연근과 셀러리가 말갛게 되면 후춧가루를 뿌려 살짝 볶는다.

6 그릇에 담고 식전에 드레싱으로 무친다. 식으면 셀러리와 물냉이 잎을 얹고 버무린다.

04 두부

혈관 장애에 효과가 있는 건강식품

한 번에 섭취할 양
1/2모, 150g

▶ 이런 사람에게 추천하고 싶다

콜레스테롤	중성지방	혈압	혈당	비만	심장	혈액	정장
○	○	○		○			

▶ 주요 영양소 베스트 5(수치는 한 번의 양)

칼슘	인	단백질	지질	다가불포화지방산
180mg	165mg	9.9g	7.5g	3.7g

키포인트 ▶ 대두단백

혈중지질을 억제하고 콜레스테롤 수치를 내린다

두부 원료인 대두는 '밭에서 나는 고기'라고 하여 양질의 단백질, 지질, 미네랄류, 비타민류 등을 많이 함유한 영양가가 높은 식품이다. 그래서 두부는 예부터 '장수식(長壽食)'이라 하여 정진요리(精進料理)로 쓰여왔다.

두부에는 대두단백, 대두 사포닌, 레시틴, 비타민 B군, 비타민 E, 칼슘, 칼륨, 식이섬유 등 혈관 장애에 효과가 있는 성분들이 풍부하다.

두부의 대두단백은 필수 아미노산을 균형이 잘 유지된 상태로 함유하고 있으며, 혈액 중 콜레스테롤 수치를 저하해 혈압 상승을 억제하는 작용이 있다. 두부 지질은 콜레스테롤 수치를 내리는 효과가 있는 불포화지방산인 리놀렌산과 리놀산의 비율이 높다는 특징이 있다.

대두에 함유된 배당체인 대두 사포닌은 체내에서 과산화지질이 생성되는 것을 억제하고 콜레스테롤 수치, 중성지방 수치를 저하하는 작용이 있다는 것이 확인되었다.

배당체 아이소플라보노이드(Isoflavonoid)에는 골다공증, 유방암, 동맥경화 등을 예방하는 작용이 있다. 또한 대두 올리고당도 풍부한데, 대두 올리고당은 장의 작용을 활성화해서 소화 및 흡수를 돕는다. 고지혈증을 예방하고 콜레스테롤로 인해 발생하는 동맥경화를 막는 레시틴 작용도 있다.

▶ 대두제품을 잘 조리하는 방법

Point 1

두부를 만드는 과정에서 생긴 비지에는 식이섬유와 칼슘이 풍부하다. 채소와 함께 조리하면 두부의 영양효과가 더 높아진다.

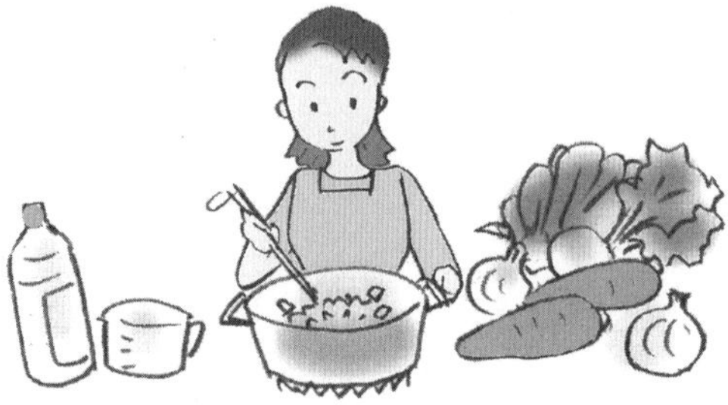

Point 2

다양한 조리방법으로 하루에 한 번 정도는 먹기로 하자.

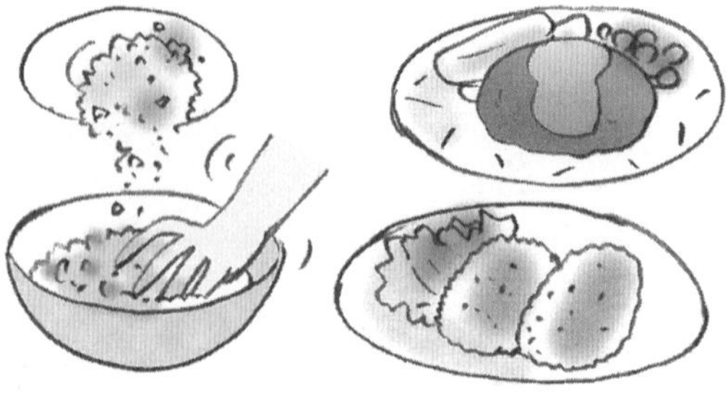

체크 포인트 ☑	일반적인 사각두부는 지질, 단백질이 많고, 순두부는 비타민이 많다.

| 간단 추천 요리 |

두부와 닭가슴살을 재료로 한 매실장아찌 찜

• 열량(1인분) : 270kcal	• 콜레스테롤(1인분) : 55mg

재료 4인분

두부 2모(600g) / 닭가슴살 400g / 쪽파 1개 / 매실장아찌 양념(매실장아찌 큰 것 3개, 붉은 고추 1개, 술 1큰술, 참기름 1큰술, 간장 2큰술, 다진 생강 1개)

만드는 방법

1 연두부는 적당한 크기로 뜯어 끓는 물에 살짝 데친 다음 면포를 깐 체에 올려 물기를 뺀다. 닭고기는 2cm 간격으로 토막 낸다.

2 매실장아찌는 씨앗을 빼고 곱게 뜯는다. 붉은 고추는 씨앗을 빼고 얄팍하고 둥글게 썰고 매실장아찌 양념을 넣고 닭고기를 담근다.

3 쪽파는 하얀 부분을 세로로 반을 자르고 나서 3cm 길이로 썰고, 파란 부분은 얄팍하게 어슷썰기 한다.

4 내열 그릇에 두부, 하얀 부분의 파를 담고 ②를 더하여 랩으로 덮고 전자레인지에서 7~8분 가열한다.

5 파란 부분의 파를 얹어 장식하면 완성된다.

05 김

혈액을 깨끗하게 해주는 건강식품

한 번에 섭취할 양
2g

▶ 이런 사람에게 추천하고 싶다

콜레스테롤	중성지방	혈압	혈당	비만	심장	혈액	정장
○		○					○

▶ 주요 영양소 베스트 5(수치는 한 번의 양)

카로틴	식이섬유	비타민 C	칼륨	단백질
860㎍	0.6g	3.2mg	62mg	0.8g

키포인트▶ 타우린

혈압을 조절하여 콜레스테롤 수치를 내린다

김은 대표적인 저열량 식품이라 말할 수 있으며, 단백질이 아주 풍부하다. 김 1장의 단백질량은 우유 40cc와 같다. 아미노산의 양도 대두에 필적할 정도로 많다.

김의 맛있는 성분은 글루타민산(Glutamin acid), 알라닌(Alanine), 타우린(Taurine) 등의 아미노산에서 비롯된다. 타우린은 혈압을 정상적으로 조절하여 혈관 장애를 막거나, 간 기능을 높여 콜레스테롤 수치를 내리는 유익한 HDL 콜레스테롤을 늘리는 영양소로 밝혀져 최근에 주목받고 있는 성분이다.

또한 수용성 식이섬유도 많아 그 비율이 30%를 넘는다. 김이 함유한 식이섬유는 부드러운 섬유 때문에 위장 벽에 상처를 주지 않으며 장내에서 지질, 유해 콜레스테롤 등을 만들어내는 균의 번식을 억제하고 이를 배설시킨다.

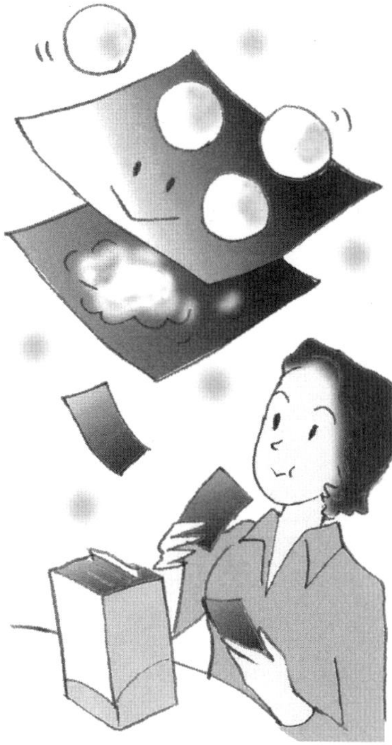
김에 함유된 영양소 타우린은 필요없는 콜레스테롤을 줄이고 유익한 콜레스테롤을 늘려 혈액을 깨끗하게 해준다.

암, 노화로부터 몸을 지키는 카로틴의 작용도 주목받고 있다. 미역, 다시마 등에 많이 함유되어 있지만 김의 카로틴 함유율은 25%나 되어 해조류 중에서도 발군이다. 또한 김의 비타민 A 함유량은 장어의 3배, 시금치의 8배나 된다.

▶ 김을 잘 조리하는 방법 및 저장

Point 1

튀김에 말거나 식초무침에 넣으면 부드러워져서 많은 양을 먹을 수 있다.

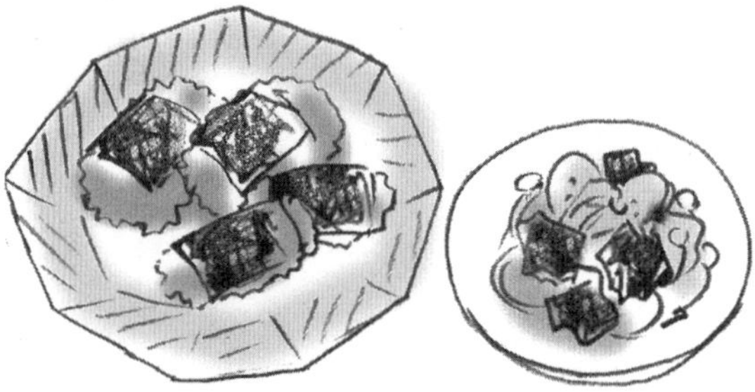

Point 2

김에는 채소나 과일에 많이 함유된 비타민 C도 풍부하며, 장기 저장할 수 있는 것이 큰 특징이다.

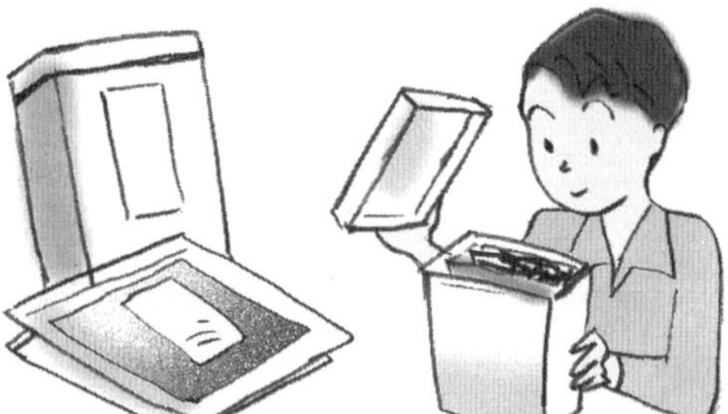

| 간단 추천 요리 |

오이와 김, 식초무침

• 열량(1인분) : 26kcal	• 콜레스테롤(1인분) : 0mg

재료 4인분

오이 3개 / 생식용 김 80~100g / 팽이버섯 1팩 / 삼배초(三杯酢, 식초 1/3컵, 국물 3/4컵, 설탕 1과 1/2큰술, 간장 1과 1/2큰술, 소금 1/2작은술)

만드는 방법

1 오이는 씻고 소금을 뿌려 도마 위에서 굴린다. 다시 물로 씻고 어슷하게 썰어 소금물에 1시간 동안 절인다.

2 팽이버섯은 끓는 물에 살짝 데쳤다가 건진 다음 냉수를 붓고 나서 물기를 짠다.

3 ①을 물로 씻고 물기를 잘 짜서 삼배초를 약간 뿌린다. 김과 팽이버섯을 그릇에 담고 나머지 삼배초를 뿌린다.

06 아보카도

전 세계에서 가장 영양가가 높은 과일

한 번에 섭취할 양
1개, 160g

▶ 이런 사람에게 추천하고 싶다

콜레스테롤	중성지방	혈압	혈당	비만	심장	혈액	정장
○	○						○

▶ 주요 영양소 베스트 5(수치는 한 번의 양)

비타민 E	비타민 B_2	비타민 C	단일불포화지방산	칼륨
5.4mg	0.04mg	24mg	17.4g	1,152mg

키포인트 ▶ 비타민 E

활성산소를 억제하고 동맥경화, 노화를 막는다

아보카도(Avocado)는 과육 중 약 20%가 지방분이지만 거의 불포화지방산인 올레인산(Olein acid)으로 구성되어 있다. 불포화지방산은 동맥경화를 막고 노화를 방지하는 작용이 있기 때문에 콜레스테롤을 지나치게 섭취하게 될 우려는 없다.

또한 아보카도는 비타민 B_2, 비타민 C, 비타민 E가 많고 전 세계에서 가장 영양가가 높은 과일이라고 한다. 특히 비타민 E가 풍부하여 귀중한 공급원이 된다. 비타민 E는 활성산소에 대해 강력한 항산화 작용을 발휘하기 때문에 과산화지질의 발생을 막고 동맥경화나 발암의 발생 및 진행을 억제한다.

아보카도에는 식이섬유도 풍부하여 변비 해소에 도움이 된다. 당분이 거의 없기 때문에 당분을 제한해야 하는 사람에게도 좋다.

아보카도는 대부분 미국에서 수입한다. 미국에서는 아보카도를 김밥 속에 넣은 '캘리포니아 롤(California Roll)'이 인기가 있다. 먹어보지도 않고 무조건 싫어하는 사람이 많지만, 영양가가 높은 과일이므로 조리방법을 연구해서 먹어보도록 하자.

▶ 아보카도를 잘 섭취하는 방법

Point 1

겉껍질이 부드러워지면 으깨어 빵에 바르거나 채소무침, 수프로 해서 맛있게 먹을 수 있다.

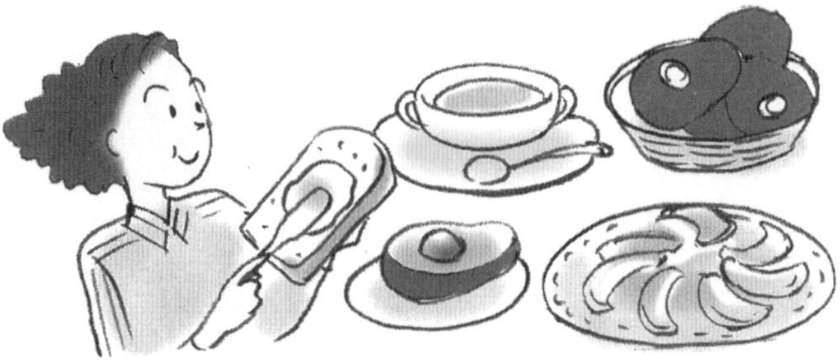

Point 2

변색하기 쉬우므로 잘라낸 면에 레몬즙을 뿌려 재빨리 전부 먹자.

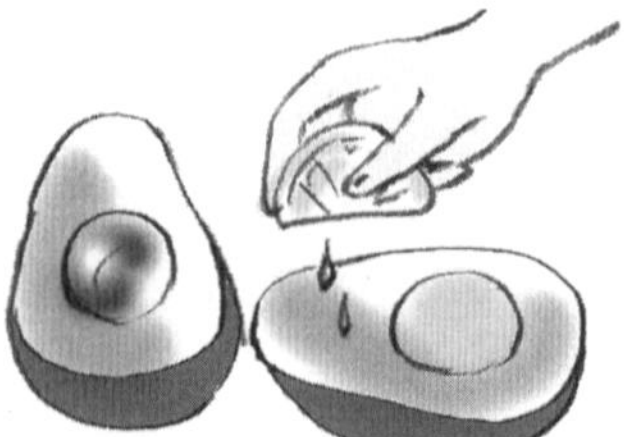

Point 3

고추냉이 간장에 찍어 먹으면 독특한 맛을 즐길 수 있다.

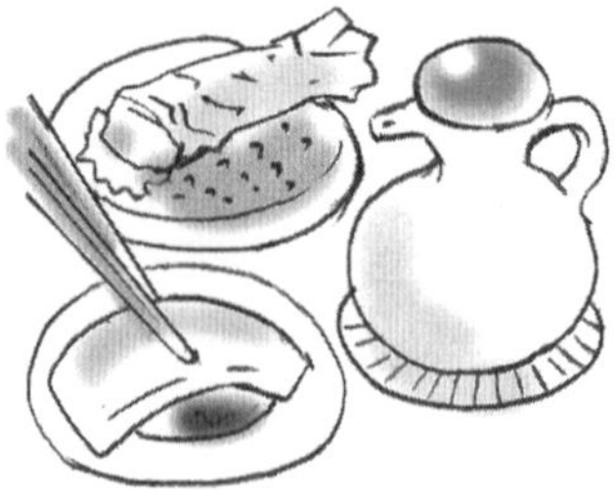

체크 포인트

아보카도는 2분의 1개를 먹으면 밥 한 그릇에 해당할 정도로 열량이 높으므로 과식을 삼가야 한다.

| 간단 추천 요리 |

아보카도 만두피 튀김

• 열량(1인분) : 229kcal	• 콜레스테롤(1인분) : 39mg

재료 4인분

아보카도 1개 / 레몬즙 적당량 / 새우 8마리 / 소금, 후춧가루 약간 / 양파 1/2개 / 생 만두피 8장 / 튀김용 기름 / 살사소스(Salsa Sauce : 타바스코) 약간 / 케첩 3큰술 / 레몬즙 2큰술 / 다진 토마토 1큰술 / 다진 피망 1작은술 / 다진 양파 1작은술 / 다진 마늘 1작은술

만드는 방법

1 생 만두피는 살짝 물에 적셔놓는다.

2 아보카도는 세로로 2쪽으로 갈라서 씨앗을 빼고 껍질을 벗긴 후 세로로 썬다. 그 위에 레몬즙을 뿌린다.

3 양파는 3mm 폭으로 채를 썬다.

4 새우는 살짝 데치고 껍질을 뺀 후 소금, 후춧가루를 뿌려놓는다.

5 아보카도, 새우, 양파, 아보카도의 순서로 겹쳐 ①로 돌돌 만다.

6 ⑤를 180도 기름으로 튀긴다. 표면이 누렇게 변하면 완성된다.

7 살사소스를 취향에 맞춰서 찍어 먹는다.

07 블루베리

동맥경화, 뇌경색, 심질환 등을 예방

한 번에 섭취할 양
100g

▶ 이런 사람에게 추천하고 싶다

콜레스테롤	중성지방	혈압	혈당	비만	심장	혈액	정장
○	○				○		○

▶ 주요 영양소 베스트 5(수치는 한 번의 양)

비타민 E	비타민 A	칼륨	식이섬유	칼슘
1.7mg	64㎍	70mg	3.3g	8mg

키포인트 ▶ 폴리페놀

LDL 콜레스테롤의 산화를 억제하여 혈관이 강해진다

블루베리(Blueberry)는 미국 원산인 나무딸기 과실이다. 단맛과 신맛이 조화를 이룬 딸기류로 최근에 인기가 높아졌다.

블루베리에는 강한 항산화 작용이 있는 폴리페놀(Polyphenol)이 풍부하다. 100g 중 폴리페놀 함유율은 과일 중에서는 망고(Mango)에 이어 2위이다.

폴리페놀은 체내에 있는 LDL 콜레스테롤의 산화를 억제하여 혈관을 강화시키고, 동맥경화, 뇌경색, 심질환 등을 예방하는 효과가 있다. 또한 블루베리의 항산화 작용에는 항암성이 있다는 것도 확인되었다. 식이섬유도 많아서 정장(整腸)작용도 한다.

최근에 특히 블루베리가 주목받게 된 이유는 시각에 관여하는 로돕신(Rhodopsin)이라는 물질의 재합성을 돕는 안토시아닌 색소를 함유하고 있기 때문이다. 블루베리는 시력저하를 막고 시각기능을 높여주는 효과가 있다. 현재 유럽에서는 안토시아닌이 의약품으로 인정받아 눈 치료에 사용되고 있다.

블루베리의 효과는 섭취하고 나서 2~4시간이면 나타난다고 하지만, 안토시아닌은 수용성이기 때문에 24시간 정도 지나면 자연스럽게 체외로 배설된다. 따라서 블루베리의 효과를 지속시키기 위해서는 매일 부지런히 섭취하자.

▶ 블루베리를 잘 이용하는 방법

드레싱

- 열량(1인분) : 83kcal
- 콜레스테롤(1인분) : 0mg

재료

냉동 블루베리 3큰술, 백포도주 1/2컵, 소금 약간, 후춧가루 약간, 레몬즙 2큰술, 올리브유 2큰술

만드는 방법

1 바닥이 두꺼운 냄비에 백포도주와 냉동 블루베리 2큰술을 넣고 블루베리를 으깨면서 가열하여 3분의 2까지 조린다.
2 불을 끄고 나머지 블루베리를 더한다.
3 ②를 조금 식혀서 모든 재료를 섞는다. 신맛이 강할 때는 블루베리 잼으로 조절한다.

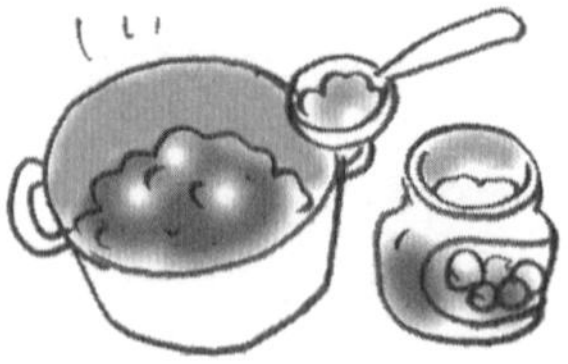

디저트 소스

- 열량(1인분) : 33kcal
- 콜레스테롤(1인분) : 0mg

재료

냉동 블루베리 3큰술, 백포도주 1/2컵, 벌꿀 2작은술, 레몬즙 1/2작은술

만드는 방법

1 바닥이 두꺼운 냄비에 백포도주와 냉동 블루베리 2큰술을 넣고 블루베리를 으깨면서 가열하여 3분의 2까지 조린다.
2 불을 끄고 나머지 블루베리를 더한다.
3 ②가 아직 따뜻할 때 벌꿀을 섞어 녹인 후, 조금 식혀 레몬즙을 더한다.

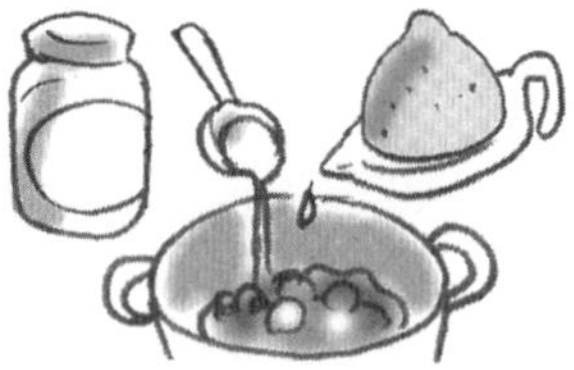

체크 포인트

블루베리 생것은 나오는 시기가 짧지만 냉동된 것은 손쉽게 얻을 수 있으므로 잼, 젤리, 케이크 등을 잘 이용하자.

| 간단 추천 요리 |

블루베리의 요구르트 갱(羹)

• 열량(1인분) : 59kcal	• 콜레스테롤(1인분) : 0mg

재료 4인분

냉동 블루베리 3/4컵(가능하면 생것) / 분말 한천(寒天) 2g / 물 1과 1/2컵 / 설탕 2큰술 / 플레인 요구르트 2컵 / 블루베리 잼(취향에 맞게)

만드는 방법

1 분말 한천, 물, 설탕을 혼합해 중간 불에 올려 끓어오르면 불을 약하게 하여 2분 정도 조리고 불을 내려 조금 식힌다.

2 물기를 살짝 두른 용기에 ①을 넣고 깨끗하게 씻어서 물기를 뺀 상태의 블루베리를 뿌려 얹는다. 굳으면 냉장고에 넣어 30분 정도 식힌다.

3 요구르트를 담은 그릇에 적당한 크기로 자른 ②를 담고 블루베리 잼을 얹어 단맛을 더해 먹는다.

08 가리비

양질의 단백질을 함유한 식품

한 번에 섭취할 양
50g

▶ 이런 사람에게 추천하고 싶다

콜레스테롤	중성지방	혈압	혈당	비만	심장	혈액	정장
○		○	○				

▶ 주요 영양소 베스트 5(수치는 한 번의 양)

단백질	비타민 B_1	비타민 B_2	칼륨	아연
6.8g	0.05mg	0.29mg	310mg	2.7mg

키포인트 ▶ 단백질

혈관을 튼튼하게 하여 동맥경화를 예방한다

가리비는 양질의 단백질을 풍부하게 함유한 식품이다. 부드럽고 통

통한 조개관자는 글루타민산, 이노신산(Inosinic acid) 등의 아미노산 성분이다.

가리비에는 탄수화물을 에너지로 바꾸는 작용이 있는 비타민 B_1, 지질이나 탄수화물을 에너지로 바꾸는 비타민 B_2, 조개류가 공통으로 함유하고 있는 아미노산 성분인 타우린, 미네랄도 풍부하다.

타우린은 콜레스테롤 저하작용, 간장의 해독작용, 혈압을 정상적으로 유지하는 작용 등을 가지고 있다. 미네랄로는 아연, 칼륨이 많다. 칼륨에는 혈압 강하작용이 있으며, 아연에는 혈당을 저하하는 인슐린을 안정되게 만드는 작용이 있다.

가리비의 조개관자에는 단백질, 칼륨, 철, 칼슘이 많다.

식초무침, 채소무침은 물론 구이, 그라탱(Gratin) 등 가열조리를 할 때는 생가리비를 쓰지만, 중화요리에는 건조시킨 조개관자를 쓴다. 물에 풀어 볶거나, 만두에 섞어 활용하거나, 국물을 이용한다. 국물에는 영양 성분, 약효가 녹아 있으므로 버리지 말고 섭취한다.

▶ 가리비를 잘 조리하는 방법

Point 1

회, 초밥, 식초무침뿐만 아니라 버터구이, 그라탱 등 서양요리에도 잘 어울린다.

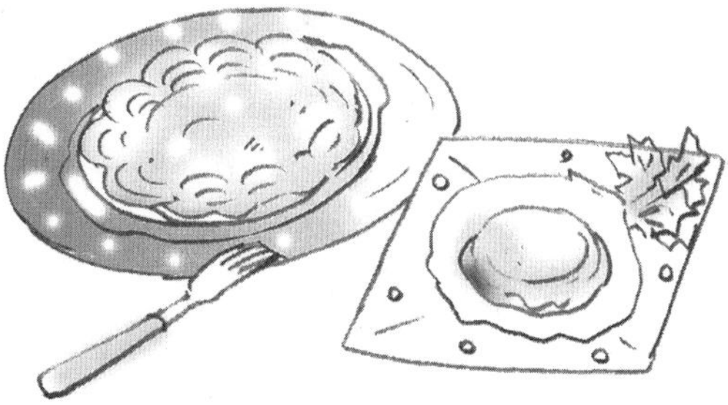

Point 2

날것보다 말린 것이 영양가가 높지만, 말린 것을 이용할 때는 끓는 물에 한참 동안 담가둔 다음 조리한다.

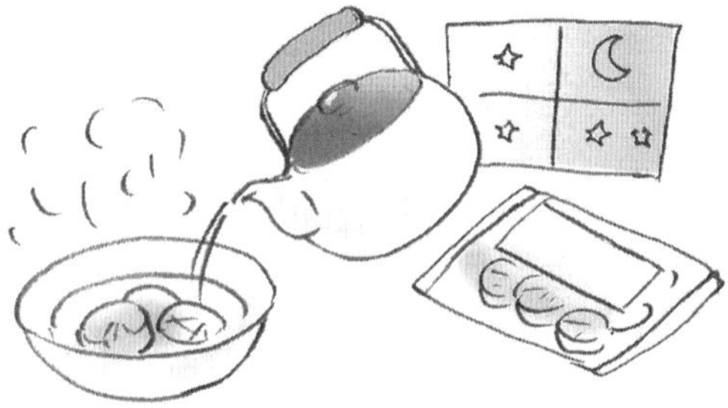

체크 포인트 ☑	껍데기가 붙은 가리비나 껍데기를 벗긴 가리비나 영양성분은 거의 똑같다.

| 간단 추천 요리 |

가리비볶음

• 열량(1인분) : 129kcal	• 콜레스테롤(1인분) : 43mg

재료 4인분

가리비(가열한 것) 300g / 미역(염장) 50g / 참기름 2큰술 / 고추장 2큰술 / 고명(마늘 1쪽, 생강 1쪽, 파 1/2대) / 조미료(설탕 2작은술, 간장 1큰술, 청주 2작은술) / 청경채 200g / 붉은 피망 1개

만드는 방법

1 가리비는 소쿠리에 넣고 끓는 물을 위에서 돌려 뿌리며 익히고 물기를 뺀다.

2 미역은 깨끗이 씻어 끓는 물을 넣고 익힌 다음 물기를 빼고 토막 낸다.

3 고명은 전부 다진다. 청경채는 4개로 갈라 데치고 물기를 짜놓는다. 붉은 피망은 씻어서 세로로 채를 썬다.

4 참기름으로 고명을 볶고 고추장과 함께 가리비를 넣은 다음 전체를 살짝 볶는다.

5 조미료를 합쳐 ④에 넣고 미역을 넣은 다음 더 볶는다.

6 접시에 담고 청경채와 붉은 피망으로 장식한다.

09 자소기름

동맥경화, 심근경색 등을 예방

한 번에 섭취할 양
1큰술, 12g

▶ 이런 사람에게 추천하고 싶다

콜레스테롤	중성지방	혈압	혈당	비만	심장	혈액	정장
		○				○	

▶ 주요 영양소 베스트 3(수치는 한 번의 양)

철	비타민 C	알파리놀렌산
0.15 mg(잎, 열매)	40 mg(잎)	10~15 mg(잎)

키포인트 ▶ EPA, DHA

혈전을 녹여 혈관을 확장하고 동맥경화, 뇌·심질환을 막는다

자소기름은 자소 열매에서 추출한 기름이며, 필수 불포화지방산의 일종인 알파리놀렌산을 듬뿍 함유하고 있다. 일반적으로 식물은 잎과 뿌리 부분에 알파리놀렌산을 많이 함유하는데 자소는 씨앗에 많이 함유되어 있다.

자소 향기는 그다지 강하지 않으며, 샐러드유와 같은 색깔이다. 최근에 혈압을 정상 수치에 이르게 하는 식물성 기름으로 알려진 알파리놀렌산을 함유하고 있다는 사실이 밝혀져 주목받고 있다.

알파리놀렌산은 체내에서 합성할 수 없기 때문에 식품으로 섭취해야 한다. 알파리놀렌산이 체내에 흡수되면 불포화지방산인 EPA, DHA로 바뀐다. 그리고 혈액 중에 있는 혈소판의 응집을 억제하여 혈전을 용해하고 혈관을 확장한다. 혈액 흐름을 좋아지게 함으로써 동맥경화, 뇌경색, 심근경색 등을 예방하고 그 증상을 개선한다.

또 알파리놀렌산은 리놀산과 서로 억제하면서 작용하기 때문에 리놀산을 지나치게 섭취함으로써 생기는 알레르기 증상을 억제하는 효과도 있다.

▶ 자소기름을 잘 조리하는 방법

Point 1

알파리놀렌산을 많이 함유한 기름일수록 쉽게 산화하기 때문에 채소부침 등에 쓰면 좋다.

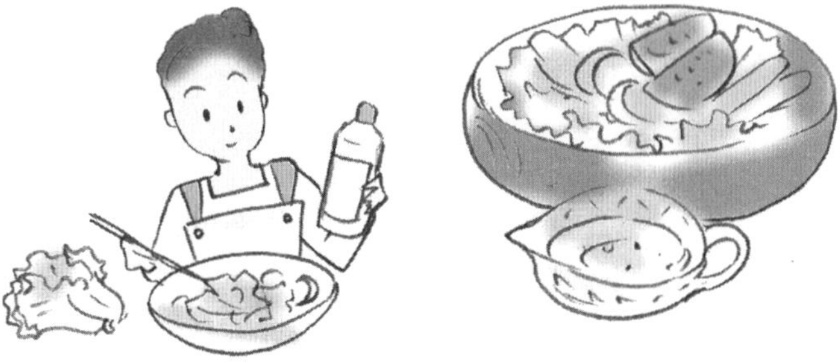

Point 2

개봉한 다음에는 가능한 한 빨리 쓰고 냉암소에서 저장한다.

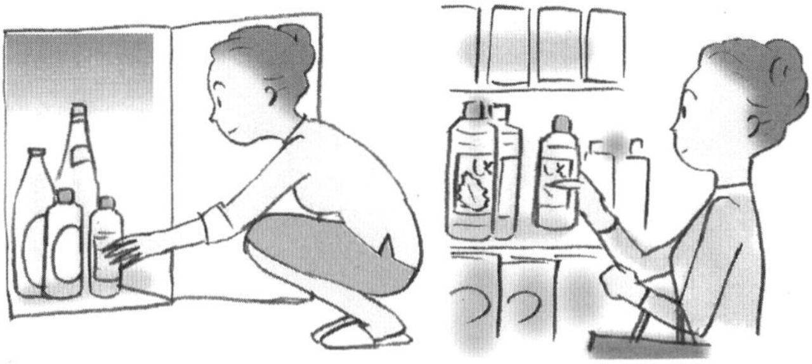

체크 포인트

혈관 장애에 효과가 있는 식품이라 해도 기름성분이므로 지나치게 많이 섭취하지 않도록 주의해야 한다.

| 간단 추천 요리 |

자소 볶은 쌀국수

• 열량(1인분) : 244kcal	• 콜레스테롤(1인분) : 61mg

재료 4인분

쌀국수 130g / 시푸드 믹스 150g / 소금, 후춧가루 약간 / 청주 2작은술 / 표고버섯 6장 / 파 1대 / 자소기름 3큰술 / 조미료(간장 2큰술, 청주 1/4작은술, 소금 1/4작은술) / 푸른 자소 15장

만드는 방법

1 시푸드 믹스는 끓인 물을 뿌려 물기를 빼고 소금, 후춧가루, 청주를 뿌려둔다.

2 쌀국수는 기름을 넣은 끓는 물에 담가 풀어놓는다. 물기를 빼고 식기 전에 뚜껑을 덮어 5분 정도 찐다. 반 정도 길이로 썬다.

3 표고버섯은 채를 썰고, 파와 푸른 자소는 어슷하게 썬다.

4 팬을 달구고 자소기름을 약간 둘러 쌀국수를 넣고 볶다가 건져 소쿠리에 담아놓는다.

5 나머지 기름을 달구고 표고버섯과 파를 볶은 다음 ①을 넣어 같이 볶는다.

6 쌀국수를 팬에 다시 넣고 살짝 볶고, 합친 조미료를 넣어 물기가 없어질 때까지 볶는다.

7 접시에 담고 푸른 자소를 얹는다.

10 적포도주

유해 콜레스테롤의 산화를 막는다

한 번에 섭취할 양
1잔, 100g

▶ 이런 사람에게 추천하고 싶다

콜레스테롤	중성지방	혈압	혈당	비만	심장	혈액	정장
○						○	

▶ 주요 영양소 베스트 5(수치는 한 번의 양)

칼륨	칼슘	마그네슘	인	망간
110mg	7mg	9mg	13mg	0.15mg

키포인트 ▶ 폴리페놀

강력한 항산화 작용으로 동맥경화를 예방한다

요즈음 폴리페놀이 풍부해서 건강에 좋다고 적포도주가 인기를 모으고 있다. 적포도주가 함유한 것은 타닌, 카테킨, 심플페놀(Simplephenol), 플라보놀(Flavonol) 등 폴리페놀(Polyphenol)이다. 적포도주는 포도의 껍질과 열매뿐만 아니라 씨앗도 함유한 채로 발효시키기 때문에 특별하게 많은 폴리페놀을 함유하고 있다.

적포도주가 함유한 폴리페놀은 항산화 작용이 있으며, 유해 콜레스테롤(LDL)의 산화를 막는 작용이나 혈전을 막는 작용이 있다고 확인되고 있다. 카테킨에는 항암작용이 있으며, 붉은 색소인 안토시아닌은 색소 자체에 항산화 작용이 있다고 한다.

다만 적포도주가 항산화 작용을 높인다고 해서 적포도주만 지나치게 마시면 알코올 장애, 고혈압을 일으킨다. 적당량은 한두 잔이다. 평소에 채소나 과일을 섭취하도록 신경을 쓰고 적포도주는 항산화력을 높이는 식품 중 하나라고 생각하자.

▶ 적포도주를 잘 고르는 방법

일조시간이나 햇빛이 강할수록 색깔이 짙어지므로, 일조시간이 긴 포도로 만들어낸 적포도주일수록 폴리페놀의 양이 많다. 프랑스 북부의 적포도주와 남부 지중해산 적포도주를 비교해보면 지중해산 적포도주가 더 항산화 작용이 강하다고 한다.

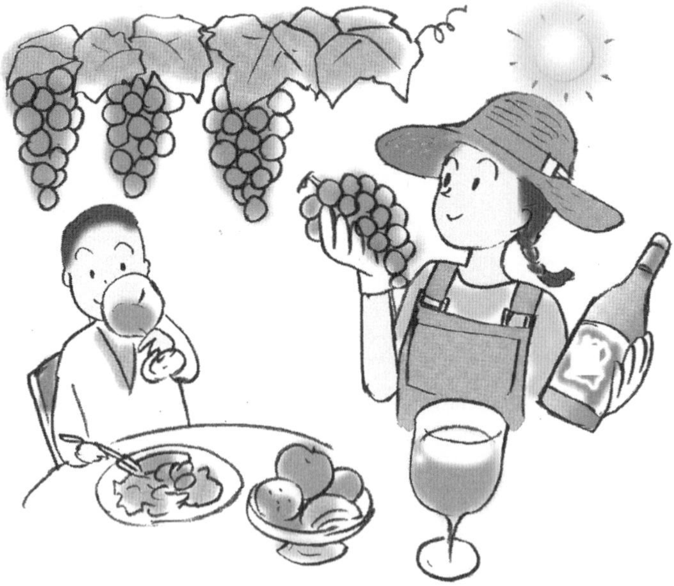

체크 포인트

백포도주의 폴리페놀 함유량은 적포도주의 10분의 1이라고 한다. 참고로 붉은색이 짙은 포도주스도 폴리페놀을 많이 함유하고 있다.

| 간단 추천 요리 |

돼지갈비 적포도주 조림

• 열량(1인분) : 550kcal	• 콜레스테롤(1인분) : 67mg

재료 4인분

돼지갈비 900g / 부케가르니(타임 3개, 셀러리 3개, 파슬리 줄기 3개) / 적포도주 1/2병 375mL / 양파 1개 200g / 당근 2개 / 버섯 150g / 마늘 1쪽 / 밀가루 1과 1/2큰술 / 버터 10g / 고형 수프 1/2개 / 소금, 후춧가루 약간 / 벌꿀 1큰술 / 감자 4개

만드는 방법

1 돼지갈비는 흐르는 물에 씻어 물기를 빼고 부케가르니와 적포도주에 담가 3~12시간 정도 놓아둔다.

2 당근, 양파는 토막 내고 버섯은 반으로 갈라놓는다. 마늘은 다진다.

3 두꺼운 냄비에 버터를 녹여 양파와 당근을 볶는다. 고기를 넣어 표면을 익혀서 밀가루를 뿌린다. 마늘, 버섯을 넣고 볶는다. 탈 것 같으면 ①에서 사용한 적포도주를 약간 더한다.

4 적포도주와 부케가르니를 넣어 부서진 고형 수프를 더하고 뚜껑을 덮어 약한 불로 3시간 정도 조린다.

5 소금, 후춧가루, 벌꿀로 맛을 조절한다.

6 삶은 감자와 곁들여 담아낸다.

11 오크라

혈당수치 급상승을 억제

한 번에 섭취할 양
4~5개, 50g

▶ 이런 사람에게 추천하고 싶다

콜레스테롤	중성지방	혈압	혈당	비만	심장	혈액	정장
○			○	○			○

▶ 주요 영양소 베스트 5(수치는 한 번의 양)

식이섬유(수용성)	카로틴	칼륨	비타민 B_1	비타민 B_2
0.7g	335㎍	130mg	0.05mg	0.05mg

키포인트 ▶ 식이섬유

미끈미끈한 성분이 유해 콜레스테롤을 배설시킨다

오크라(Okra)의 미끈미끈함은 갈락토스(Galactose)나 펙틴 등 수용성 식이섬유 때문이다. 이 미끈미끈한 것에는 정장작용이 있으며, 장 내 당질이나 유해 콜레스테롤을 둘러싸서 체외로 배설시키는 작용도 한다. 특히 펙틴은 혈당수치의 급상승을 억제하는 효과가 있어서 당뇨병 예방에도 유효하다.

또한 당질이나 지질을 효율 좋은 에너지로 바꾸어주는 비타민 $B_1 \cdot B_2$, 니아신이 풍부하다. 이러한 영양소들은 피로 회복, 노화방지 등에 효과가 있다. 그리고 지질의 산화를 예방하는 베타카로틴, 나트륨의 배설을 촉진하여 혈압을 안정시키는 칼륨 등 미네랄류도 풍부하다.

▶ 오크라를 잘 조리하는 방법

Point 1

데침을 할 때는 소금을 뿌려 하얀 솜털을 비비고 나서 끓인 물에 살짝 넣었다 건진다.

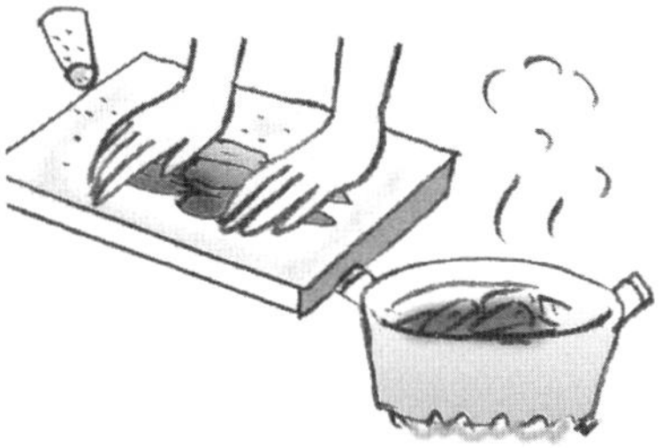

Point 2

썰고 나서 섞으면 독특한 미끈미끈함이 생긴다. 영양가를 잃지 않도록 가능하면 날것으로 먹는 것이 좋다.

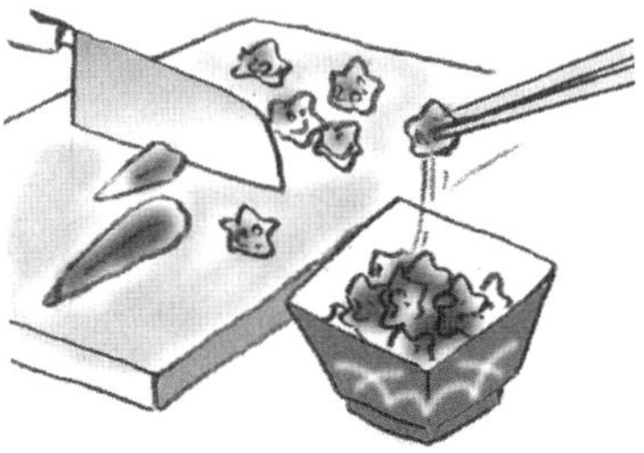

12 순무

잎에 영양가가 풍부한 녹황색 채소

한 번에 섭취할 양
70g

▶ 이런 사람에게 추천하고 싶다

콜레스테롤	중성지방	혈압	혈당	비만	심장	혈액	정장
		○		○			○

▶ 주요 영양소 베스트 5(수치는 한 번의 양)

비타민 C	칼슘	카로틴	칼륨	철
57.4mg	175mg	1,960㎍	231mg	1.4mg

키포인트 ▶ 비타민 C

혈압을 안정시키고 대장암을 예방한다

순무는 예부터 위장을 데우는 효과, 해독(解毒)효과가 있다고 하여 복통약으로 쓰여왔다. 순무는 뿌리와 잎에 함유된 영양성분이 다르다. 뿌리는 담색 채소이며 비타민 $B_1 \cdot B_2 \cdot C$와 전분 소화효소인 아밀라아제(Amylase)를 함유하고 있다. 아밀라아제에는 정장작용이 있으며, 속이 거북할 때, 가슴이 쓰릴 때, 과식했을 때의 불쾌감을 없앤다.

대부분의 영양가는 잎에 모여 있다. 순무 잎에는 칼슘이 채소 중 가장 많이 함유되어 있고, 비타민 C는 토마토, 오렌지보다 3배나 많다. 그 밖에 카로틴, 철, 칼륨, 식이섬유 등 강압작용에 관여하는 성분도 많고 암 예방에도 유효하므로 잎사귀도 버리지 말고 먹자.

▶ 순무를 잘 조리하는 방법

Point 1

잎은 잘라내거나 데치거나 하여 냉장 또는 냉동 저장. 뿌리는 마르지 않도록 비닐봉지 등에 넣어서 저장한다.

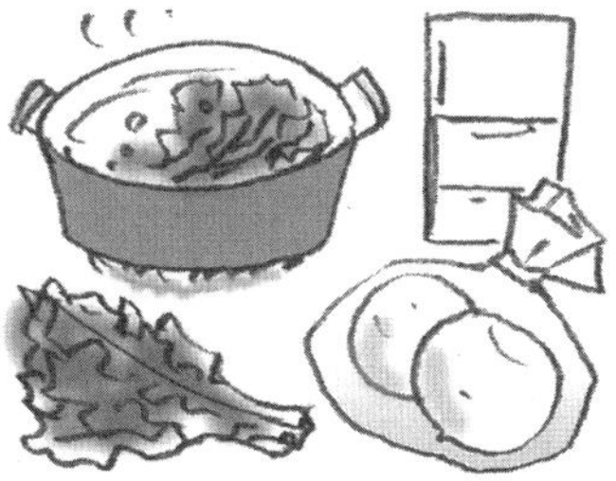

Point 2

뿌리는 얄팍하게 썰어 식초무침이나 채소무침을 하여 날것을 먹으면 비타민 C를 잘 섭취할 수 있다.

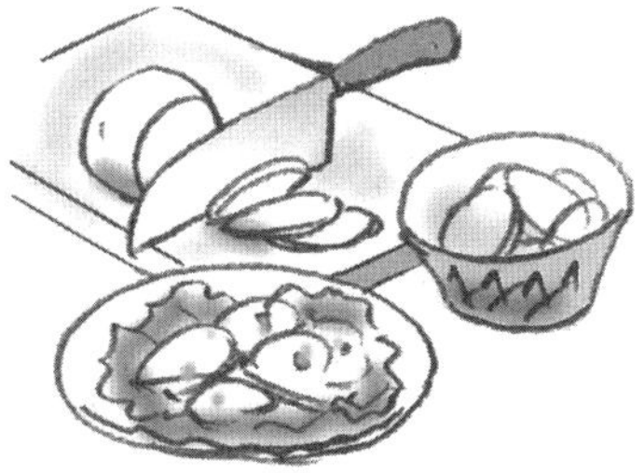

13 우엉

장을 깨끗하게 해준다

한 번에 섭취할 양
50g

▶ 이런 사람에게 추천하고 싶다

콜레스테롤	중성지방	혈압	혈당	비만	심장	혈액	정장
○			○	○			○

▶ 주요 영양소 베스트 5(수치는 한 번의 양)

식이섬유	칼슘	철	마그네슘	칼륨
2.9g	23mg	0.4mg	27mg	160mg

키포인트 ▶ 리그닌

정장효과로 동맥경화와 대장암 예방에 유효

우엉은 비타민류를 거의 함유하지 않지만, 셀룰로오스, 리그닌(Lignin)

등 불용성 식이섬유를 많이 함유한 채소이다. 식이섬유는 정장작용을 촉진하여 콜레스테롤을 억제하고 동맥경화를 막는다.

불용성 식이섬유는 장 내에서 거의 분해되지 않으며 유해물질을 빨아들여 장관에 자극을 주면서 변의 양을 늘린다. 또 발암물질을 빨아들여 배설시키는 작용이 있기 때문에 대장암을 예방하는 효과가 있다.

특히 리그닌은 세포벽을 강화하는 식이섬유로 대장 내에서는 소화 흡수되지 못하는 성분이다. 리그닌은 자른 단면이 많을수록 많이 나기 때문에 우엉을 조리할 때는 얇게 깎는 게 좋다. 또 이눌린이라는 식이섬유는 신장기능을 높여 이뇨효과를 촉진하고 혈당 강하작용이 있다고 알려져 있다.

▶ 우엉을 잘 조리하는 방법

Point 1

기름으로 볶으면 단맛이 늘어 향긋해진다.

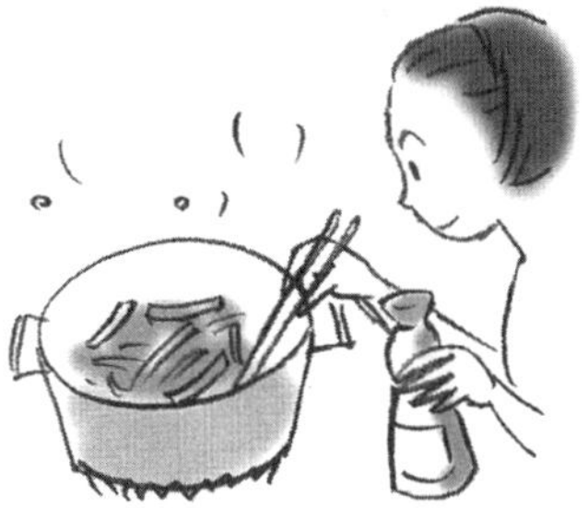

Point 2

우엉은 아린 맛이 강하기 때문에 자르자마자 바로 식초물에 담가야 변색을 막을 수 있다.

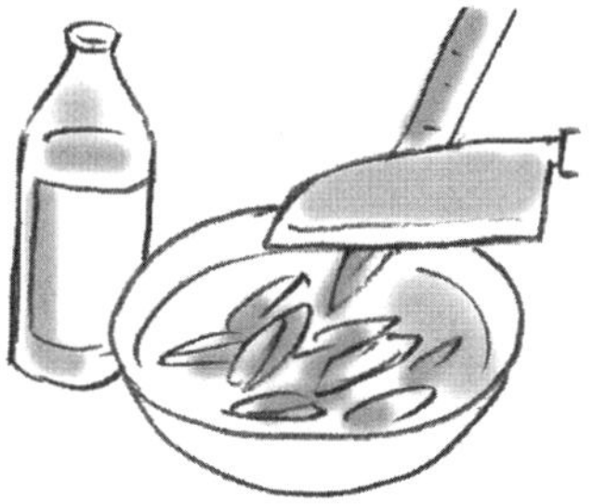

14 꽈리고추

씨앗까지 먹을 수 있고 피로를 해소한다

한 번에 섭취할 양
6개, 20g

▶ 이런 사람에게 추천하고 싶다

콜레스테롤	중성지방	혈압	혈당	비만	심장	혈액	정장
○		○					

▶ 주요 영양소 베스트 5(수치는 한 번의 양)

비타민 C	카로틴	식이섬유	칼륨	판토텐산
11.4mg	106㎍	3.6g	68mg	0.07mg

키포인트 ▶ 비타민 C

더운 여름, 피로 회복에 특히 좋다

꽈리고추는 피망과 같은 고추의 일종인데 고추와 달리 씨앗까지 먹을 수 있어서 영양 평가가 높은 채소이다. 항산화 작용이 있으며 피로 회복에 도움이 되는 비타민 C를 피망보다 더 많이 함유하고 있다.

꽈리고추는 과육이 두껍기 때문에 가열해도 비타민 C는 그다지 파괴되지 않는다. 게다가 비타민 C 흡수를 돕는 비타민 P도 풍부하여 혈관을 튼튼하게 유지하고 동맥경화를 예방하는 효과를 기대할 수 있다.

꽈리고추의 녹색에 함유된 엽록소에는 불필요한 콜레스테롤을 배설시키는 작용이 있어서 고혈압, 동맥경화에 유효하다. 제철인 여름에는 이러한 작용이 더욱 강해진다.

▶ 꽈리고추를 잘 조리하는 방법

Point 1

색깔과 향기를 충분히 맛보기 위해 가열시간을 짧게 하자.

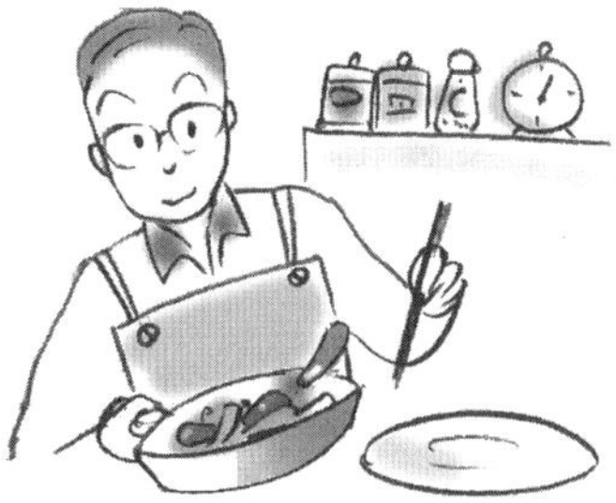

Point 2

튀길 때는 파열을 막기 위해 포크 등으로 구멍을 내어둔다.

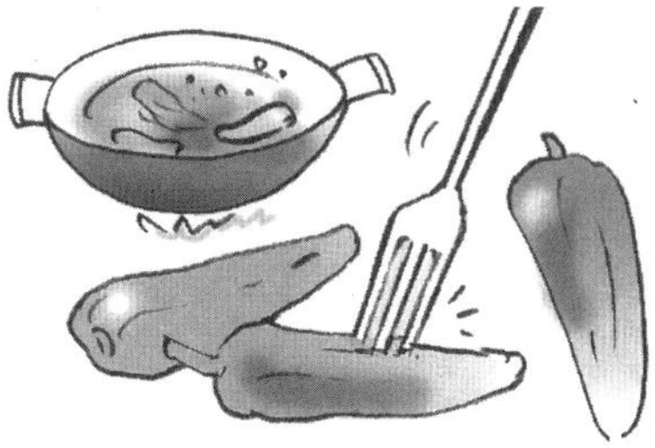

15 시금치

비타민과 철분의 보물창고

한 번에 섭취할 양
70g

▶ 이런 사람에게 추천하고 싶다

콜레스테롤	중성지방	혈압	혈당	비만	심장	혈액	정장
		○				○	

▶ 주요 영양소 베스트 5(수치는 한 번의 양)

카로틴	레티놀	비타민 C	철	비타민 B_1
2,940㎍	490㎍	24.5g	1.4mg	0.08mg

키포인트▶ 철분

혈액성분이 되고 빈혈 예방효과가 절대적이다

시금치에는 비타민 C와 미네랄이 풍부하지만, 계절에 따라 영양가에 변화가 있으므로 주의해야 한다. 11월부터 봄까지가 제철인데 여름 시금치가 함유한 비타민 C의 양은 겨울의 3분의 1밖에 안 된다. 암, 동맥경화 예방효과가 있는 카로틴도 여름은 겨울의 70% 정도로 떨어진다. 제철 식품이 영양가가 더 높다는 것에 신경 써서 먹도록 하자.

시금치에는 조혈작용, 혈액순환을 원활하게 하는 작용 등을 하는 철분도 풍부하다. 채소 중에서는 철분이 가장 많다.

또 뿌리의 붉은 부분에는 뼈의 형성이나 혈액응고에 중요한 작용을 하는 망간(Mangan)이 풍부하다. 체내의 불필요한 염분을 배설시켜 혈액순환을 원활하게 하는 칼륨도 풍부하여 고혈압 예방에도 좋다.

▶ 시금치를 잘 조리하는 방법

Point 1

'아린 맛'의 성분인 수산(蓚酸)은 유해물질인데 데쳐서 물로 흔들면 녹아나와 꽤 줄어든다. 다만 지나치게 물에 흔들면 비타민 C도 녹아나오기 때문에 신경을 잘 써야 한다.

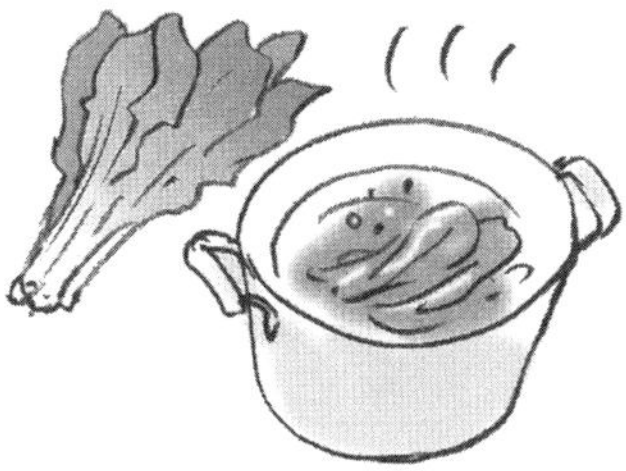

Point 2

소화 · 흡수가 좋아 이유식, 환자식으로 좋다.

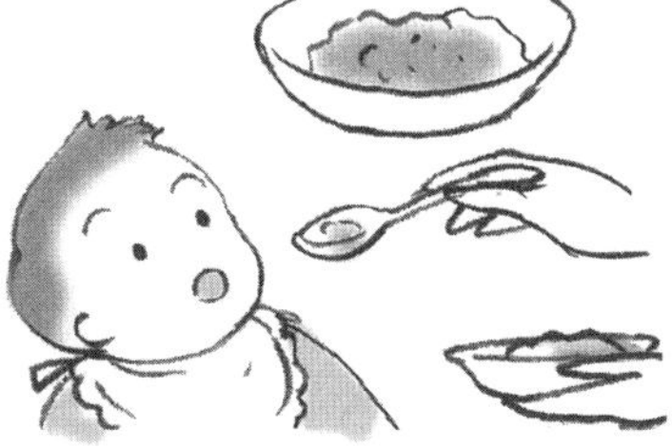

16 몰로키아

비타민, 미네랄이 경이적일 정도로 풍부

한 번에 섭취할 양
70g

▶ 이런 사람에게 추천하고 싶다

콜레스테롤	중성지방	혈압	혈당	비만	심장	혈액	정장
			○			○	

▶ 주요 영양소 베스트 5(수치는 한 번의 양)

카로틴	레티놀	비타민 B_1	비타민 C	칼슘
7,000㎍	1,190㎍	0.13mg	45.5mg	182mg

키포인트 ▶ 카로틴

혈관 장애를 예방하여 증상을 완화한다

몰로키아(Molokhia)는 아랍 제국 원산의 녹황색 채소이며 '궁중 채소',

'왕의 채소'라는 의미도 있다. 영양 면에서도 눈에 띄며, 특히 비타민, 미네랄의 풍부함은 경이적이다.

몰로키아 100g에 함유된 카로틴의 양은 채소 중에서 1위이고 당근의 1.4배나 된다. 게다가 100g의 비타민 A 함유량은 하루 소요량의 약 4배이다. 감기 예방, 혈전 예방, 암 예방에 작용하는 비타민 C도 하루 소요량의 3배 이상이며, 칼슘은 3분의 2 이상 함유하고 있다.

또한 당질대사, 지질대사에 관여하고 동맥경화를 예방하는 비타민 B군이나 회춘의 비타민이라고 알려진 비타민 E도 많아 영양 만점의 이상적인 건강 채소라고 말할 수 있다. 잎을 썰면 나타나는 독특한 미끈미끈함은 뮤신(Mucin)이라는 수용성 다당체이며, 혈당수치를 내리는 작용을 한다.

▶ 몰로키아를 잘 조리하는 방법

Point 1

낫토와 함께 무치면 몰로키아의 미끈미끈함이 상승작용을 하여 정력에 효과적이다.

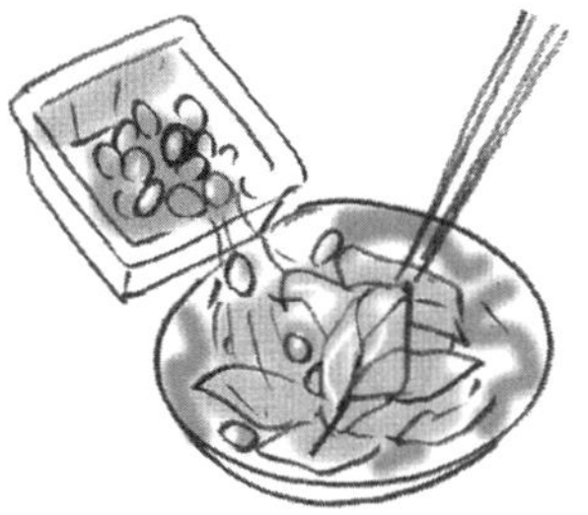

Point 2

풍부한 비타민 A는 기름과 같이 섭취하면 흡수율이 7~8배나 높아진다.

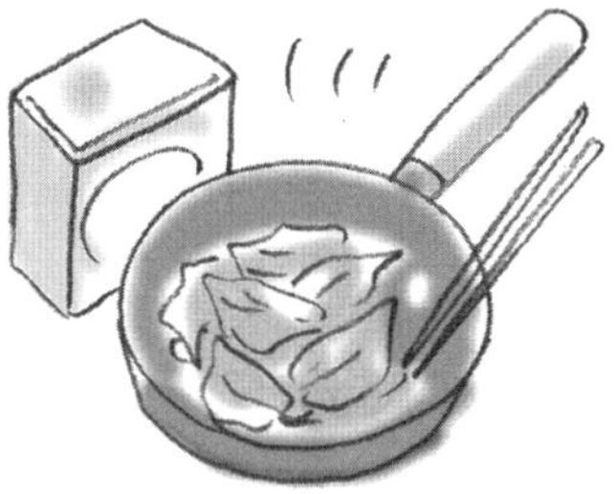

17 옥수수

배아(胚芽) 부분에 영양이 듬뿍

한 번에 섭취할 양
1개, 200g

▶ 이런 사람에게 추천하고 싶다

콜레스테롤	중성지방	혈압	혈당	비만	심장	혈액	정장
	○	○					○

▶ 주요 영양소 베스트 5(수치는 한 번의 양)

비타민 B_1	비타민 B_2	칼륨	비타민 C	식이섬유
0.3mg	0.2mg	580mg	16mg	6.0g

키포인트▶ 비타민 E

불포화지방산의 산화를 막고 동맥경화를 예방한다

옥수수는 특히 배아에 영양소가 집중되어 비타민 E, 비타민 $B_1 \cdot B_2$,

리놀산, 단백질 등이 풍부한 균형 잡힌 고열량 식품이다.

풍부하게 함유한 비타민 E는 불포화지방산의 산화를 막고 암, 노화, 동맥경화를 예방한다. 식이섬유도 많아 변비에 효과적이다. 또한 장내를 깨끗이 해주기 때문에 대장암을 억제하는 작용도 있다.

'수염'이라고 불리는 수분(受粉) 전의 수꽃술은 이뇨, 지혈, 혈압을 내리는 효과가 있다고 전해진다. 햇빛에 말린 수염을 넣어 끓인 국물을 데워서 먹으면 급성 신염, 임신 중의 부기를 없애는 효과를 기대할 수 있다. 또한 혈중 중성지방을 줄이는 작용도 하는 것으로 확인됐다. 먹기 힘들 때는 레몬즙이나 벌꿀을 넣어서 먹자.

▶ 옥수수를 잘 조리하는 방법

Point 1

따고 나서 시간이 지나면 영양분이 계속 손실된다. 금방 먹지 않을 때는 삶아서 냉장 또는 냉동 저장을 한다.

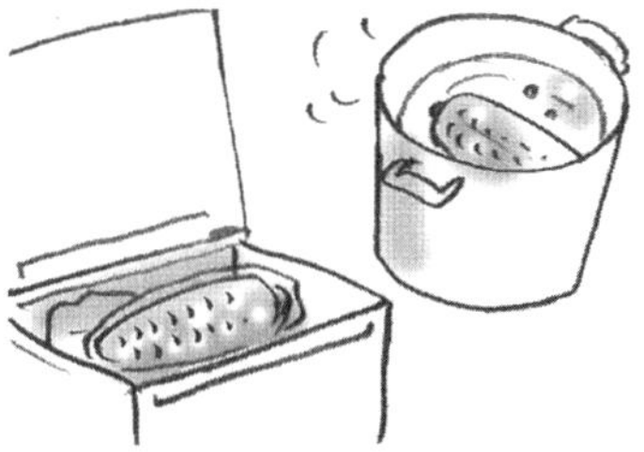

Point 2

열매는 칼을 쓰지 말고 손으로 뜯고, 배아가 다치지 않도록 주의하자.

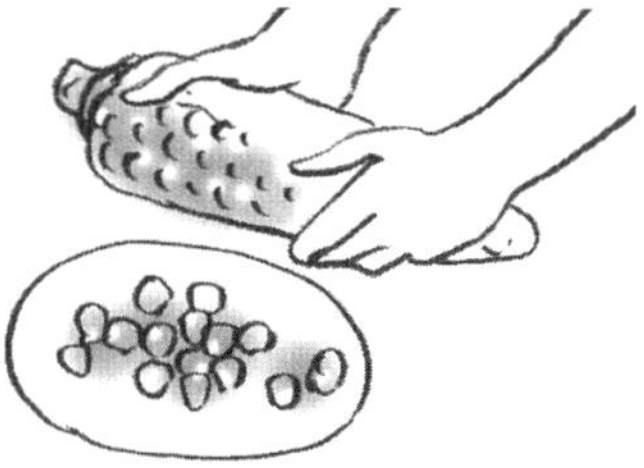

18 토마토

비타민을 가득 함유한 붉은 채소

한 번에 섭취할 양
1개, 100g

▶ 이런 사람에게 추천하고 싶다

콜레스테롤	중성지방	혈압	혈당	비만	심장	혈액	정장
	○	○			○	○	

▶ 주요 영양소 베스트 5(수치는 한 번의 양)

비타민 C	카로틴	비타민 B_1	칼륨	비타민 E
15mg	540㎍	0.05mg	210mg	0.9mg

키포인트 ▶ 리코펜

활성산소의 산화를 막고 암 예방에 효과가 있다

유럽에서는 "토마토가 빨갛게 되면 의사가 파랗게 된다"라는 말이 있을 정도로 토마토는 약효를 듬뿍 함유한 녹황색 채소이다. 비타민의 보고(寶庫)이며, 베타카로틴, 비타민 C·E·B군이 많다.

특히 많이 함유한 비타민 C는 세포와 세포를 연결하는 콜라겐(Collagen)을 만들고 늙은 혈관을 강하게 유지한다. 모세혈관벽을 강하게 하는 루틴도 함유하고 있다.

토마토의 빨간색을 나타내는 카로티노이드(Carotinoid)계 색소 리코펜(Lycopene)은 체내 세포를 산화시켜 암, 노화를 초래하는 활성산소에 강한 효력을 나타낸다고 알려져 있다.

또한 혈액 중에 있는 불필요한 염분을 제거하여 혈압을 내리는 작용을 하는 칼륨도 많이 함유하고 있고 심장병에도 효과가 있다.

▶ 토마토를 잘 조리하는 방법

Point 1

토마토는 강판에 갈아 먹어도 영양가가 충분하며, 가공된 것은 식염이 첨가되지 않은 것을 고른다.

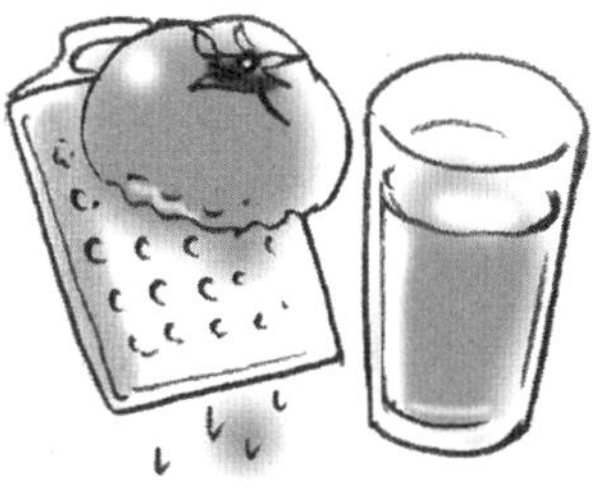

Point 2

배가 고플 때 생토마토를 1~2개 먹으면 혈압 저하에 효과적이다.

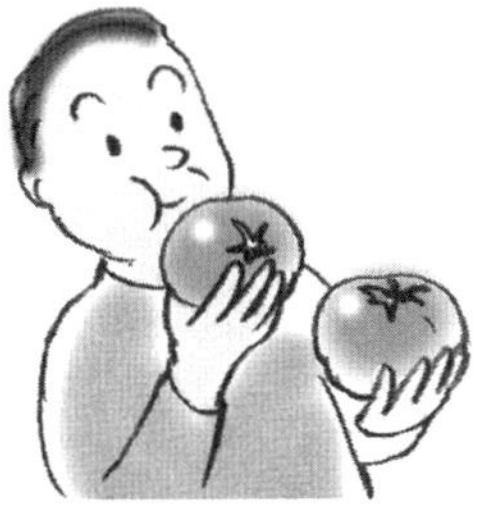

19 양파

특유한 향기와 매운맛이 약효의 근원

한 번에 섭취할 양
1/3개, 50g

▶ 이런 사람에게 추천하고 싶다

콜레스테롤	중성지방	혈압	혈당	비만	심장	혈액	정장
		○	○		○	○	

▶ 주요 영양소 베스트 5(수치는 한 번의 양)

비타민 C	칼륨	칼슘	인	비타민 B_{12}
4mg	75mg	10.5mg	16.5mg	0.08mg

키포인트 ▶ 알리신

신진대사를 촉진하여 혈액 장애를 해소한다

양파를 조리할 때 눈물이 나는 이유는 알리신(Allicin)을 함유하고 있기 때문이다. 알리신은 위의 작용을 돕고 식욕을 증진하며 발한(發汗)작용, 해독작용이 있다. 또한 피로 회복에 효과가 있는 비타민 B1의 흡수를 촉진하고, 신진대사도 촉구하며, 불면증 해소에도 유효하다. 혈액 덩어리를 녹이고 혈액 중에 있는 지질을 줄이는 작용도 있으며, 혈전 예방에 큰 위력을 발휘한다.

양파를 잘라서 넣어두면 화학반응을 일으켜 알릴 프로필 디설파이드(Allyl propyl disulfide)가 생긴다. 이 물질이 혈소판의 응집을 막고 혈전 예방에 중요한 역할을 한다. 유황 성분인 사이클로알리인(Cycloalliin)도 혈전을 녹이는 작용이 있다. 심장기능을 강하게 하고, 동맥경화, 당뇨병, 고혈압 예방에도 유효하다.

▶ 양파를 잘 조리하는 방법

Point 1

알리신은 가열하거나 오래 물에 담가두면 효과가 떨어지지만 가열하면 단맛이 늘고 더 맛있어지므로 신경 써서 구별하여 조리하자.

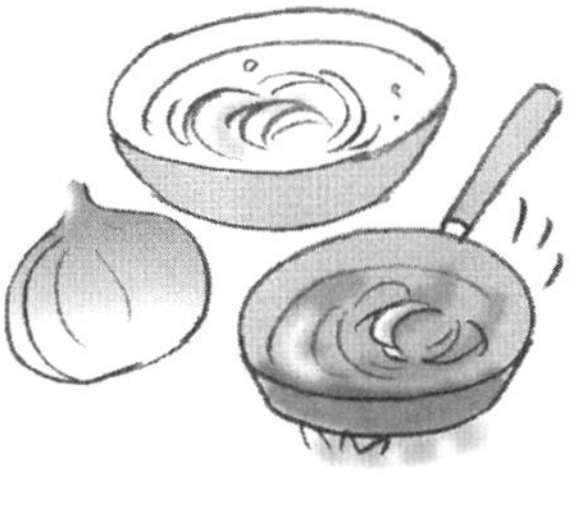

Point 2

고기류(돼지고기, 햄, 소시지 등), 비타민 B1이 풍부한 식품과 함께 섭취하면 알리신의 약효가 더욱 높아진다.

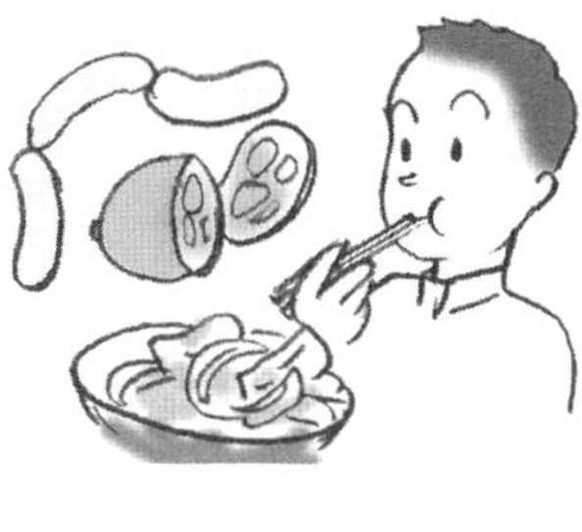

20 당근

암, 동맥경화 예방에 효과

한 번에 섭취할 양
1/5개, 30g

▶ 이런 사람에게 추천하고 싶다

콜레스테롤	중성지방	혈압	혈당	비만	심장	혈액	정장
		○				○	○

▶ 주요 영양소 베스트 5(수치는 한 번의 양)

카로틴	레티놀	비타민 C	칼륨	비타민 E
2,730㎍	450㎍	1.2mg	84mg	0.02mg

키포인트 ▶ 베타카로틴

활성산소를 억제하고 암, 동맥경화를 예방한다

당근의 특징은 뭐니 뭐니 해도 베타카로틴(β-Carotene)의 함유량이 많다는 점이다. 2분의 1개로 비타민 A의 하루 소요량을 거의 섭취할 수 있을 만큼 풍부하다.

베타카로틴은 체내에 저장할 수 있으며 필요에 따라 비타민 A로 바꾸고 몸의 저항력을 높여주거나 활성산소를 억제하는 작용을 한다.

폐암을 비롯한 암, 동맥경화 예방에 효과가 있어 주목받고 있다. 조혈 작용도 있으며, 빈혈, 냉증, 저혈압 개선에도 효과적이다.

게다가 혈압 강하작용이 있는 칼륨이나 정장작용이 있는 식이섬유 펙틴, 비피두스균도 풍부하다. 몸을 따뜻하게 하는 작용이 있어서 아이들의 설사를 멈추게 하는 데도 이용할 수 있다.

▶ 당근을 잘 조리하는 방법

Point 1

베타카로틴은 기름으로 조리하면 흡수율이 크게 높아지기 때문에 튀기거나 볶는 것이 좋다.

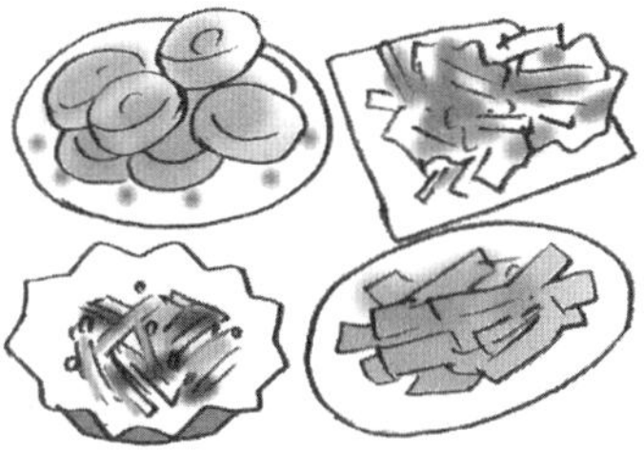

Point 2

날것으로 다른 채소나 과일과 같이 강판에 갈 때는 식초, 레몬즙을 더하면 효소의 작용을 억제한다.

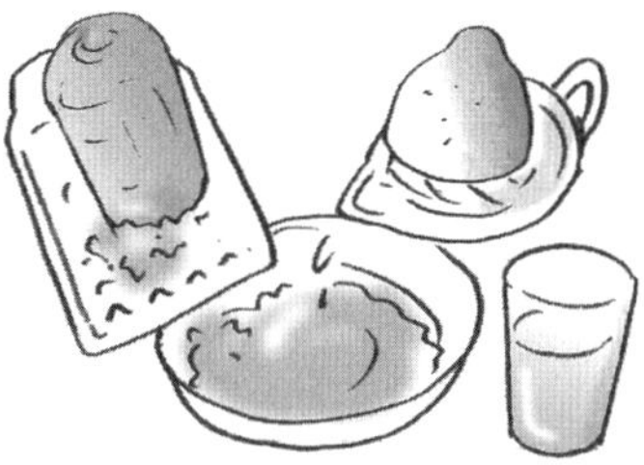

21 피망

비타민 C를 많이 함유하고 있다

한 번에 섭취할 양
1개, 20g

▶ 이런 사람에게 추천하고 싶다

콜레스테롤	중성지방	혈압	혈당	비만	심장	혈액	정장
○		○				○	

▶ 주요 영양소 베스트 5(수치는 한 번의 양)

비타민 C	카로틴	칼륨	식이섬유	비타민 K
15.2mg	80㎍	38mg	0.46g	4㎍

키포인트 ▶ 비타민 C

베타카로틴과의 상승효과로 동맥경화를 예방한다

피망은 비타민 C가 풍부하여 큰 피망은 레몬 1개만큼 비타민 C를 함유하고 있다. 비타민 C의 흡수를 돕는 비타민 P와의 상승작용으로 높은 약효를 얻을 수 있다. 비타민 C는 세포를 튼튼하게 하고 콜라겐 생성을 돕고 살결이 거칠어지지 않도록 하며, 감기 예방, 피로 회복에 효력을 발휘한다.

비타민 C는 열이나 물에 약하다고 하지만 피망은 과육(果肉)이 두껍고 조직이 단단하기 때문에 조리, 저장에 의한 손실이 적다. 비타민 P에는 모세혈관을 강하게 하는 작용도 있으며, 동맥경화, 위궤양을 예방한다.

피망의 녹색을 만드는 엽록소 클로로필(Chlorophyll)에도 콜레스테롤 저하작용이 있으므로 고혈압, 동맥경화에 유효하다. 제철인 여름에는 작용이 더욱 강해져 혈액 정화작용도 한층 증가한다.

▶ 피망을 잘 조리하는 방법

Point 1

비타민 C에는 철분의 흡수를 돕는 작용도 있으며, 간 등 철분이 많은 식품과 같이 섭취하면 빈혈 예방에 더 효과적이다.

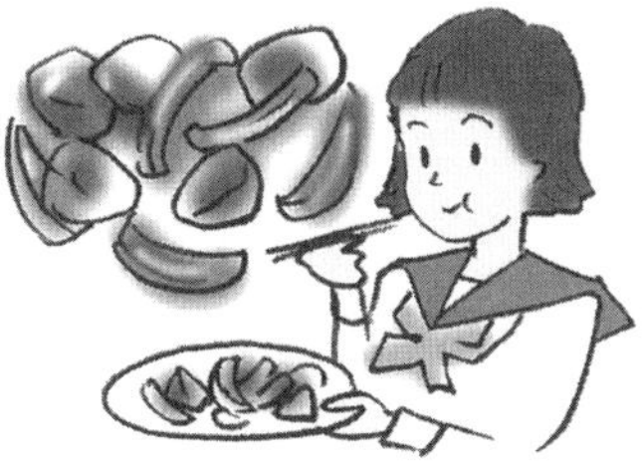

Point 2

기름과 잘 어울리므로 볶거나 튀기거나 굽거나 고기를 재워 전을 만드는 등 다양하게 조리하자.

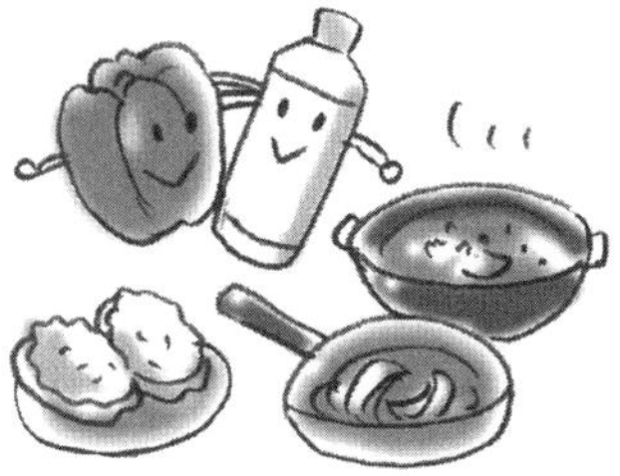

22 여주

당 대사를 활발하게 한다

한 번에 섭취할 양
50g

▶ 이런 사람에게 추천하고 싶다

콜레스테롤	중성지방	혈압	혈당	비만	심장	혈액	정장
		○	○				

▶ 주요 영양소 베스트 5(수치는 한 번의 양)

카로틴	칼륨	비타민 C	식이섬유	비타민 B_1
105㎍	130mg	38mg	1.3g	0.025mg

키포인트 ▶ 비타민 C

고혈압, 동맥경화, 당뇨병 예방에 효과를 발휘한다

여주는 일본 오키나와 지방에서 여름에 없어서는 안 되는 채소지만 우리나라에서는 낯선 식품이다. 여주는 예부터 당뇨병에 효과가 있는 민간약으로 쓰여왔다. 당 대사를 개선하는 비타민 B_1, 당질의 흡수를 억제하는 식이섬유가 당뇨병 예방에 관여하고 있다. 또 혈압을 안정되게 만드는 칼륨도 풍부하다.

여주는 카로틴, 비타민 C도 아주 풍부하다. 100g당 비타민 C 함유량은 양배추의 약 4배, 레몬의 2~3배나 된다. 여주에 함유된 비타민 C는 가열해도 쉽게 소실되지 않는다는 특징이 있다. 게다가 기름으로 볶으면 카로틴 양이 늘고 체내에 쉽게 흡수된다.

그러나 노랗게 익은 것은 영양성분이 굉장히 떨어지므로 싱싱한 녹색 여주를 먹자.

▶ 여주를 잘 조리하는 방법

Point 1

레몬즙을 뿌리면 쓴맛이 누그러져서 먹기 좋아진다.

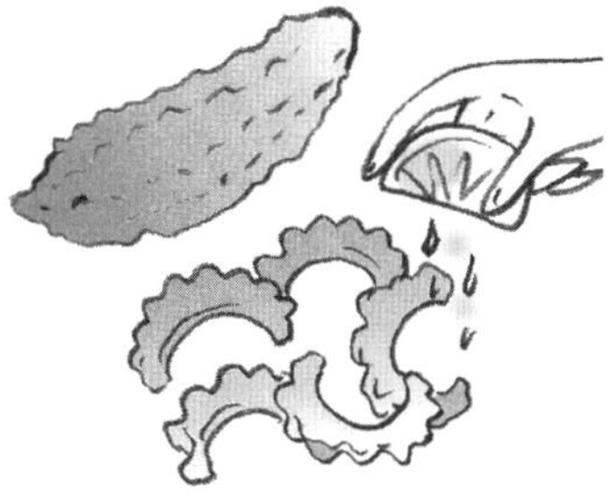

Point 2

돼지고기와 같이 볶으면 항산화력이 향상된다.

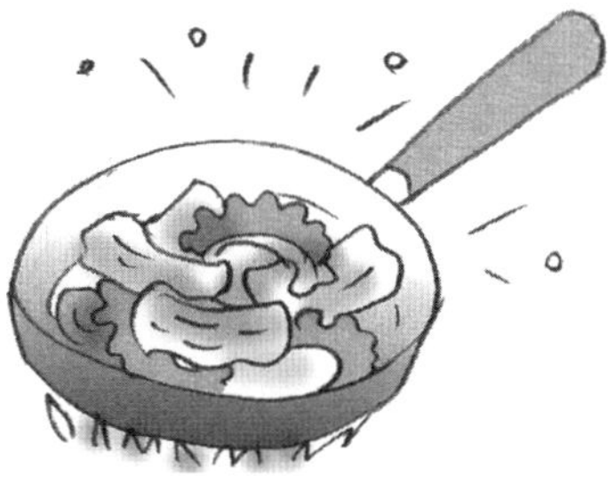

23 고구마

가열에 강한 비타민 C가 풍부하다

한 번에 섭취할 양
1/2개, 100g

▶ 이런 사람에게 추천하고 싶다

콜레스테롤	중성지방	혈압	혈당	비만	심장	혈액	정장
○			○				○

▶ 주요 영양소 베스트 5(수치는 한 번의 양)

식이섬유	비타민 C	비타민 E	칼륨	비타민 B_1
2.3g	30mg	1.6mg	470mg	0.11mg

키포인트▶ 식이섬유

변비 해소, 대장암 예방에 유효하다

고구마는 시금치만큼 많은 식이섬유를 함유하고 있다. 수용성 펙틴

이외에 불용성 식이섬유도 함유하고 있으며, 대장과 소장활동을 자극하여 변비를 막고 대장암 예방에 유효하다. 게다가 콜레스테롤 저하 작용, 혈당수치를 안전하게 만드는 작용도 주목받고 있다.

비타민 C도 풍부하여 100g에 30mg이나 함유하고 있다. 이는 귤과 거의 같은 양이며, 작은 것 하나(200g)만 먹어도 하루에 필요한 양을 섭취할 수 있다. 비타민 C는 보통 가열 조리하면 쉽게 잃어버리지만 고구마에 함유된 비타민 C는 가열 조리해도 60%는 남는다.

염분의 과잉 섭취에 의한 고혈압이나 육식으로 인한 몸의 산성화를 개선하는 데 효과를 발휘하는 칼륨도 풍부하다. 고구마가 가지는 영양성분은 조리해도 거의 변하지 않는다.

▶ 고구마를 잘 조리하는 방법

Point 1

조리거나 튀김, 채소부침 등 반찬뿐만 아니라 건강한 간식으로도 좋다.

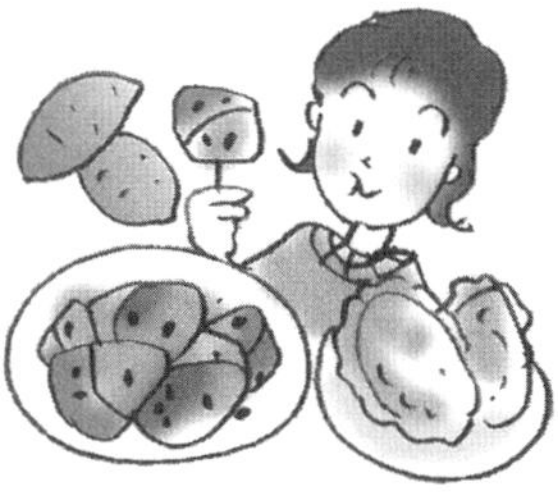

Point 2

찐 고구마보다 구운 고구마, 건조시킨 말린 고구마가 더 칼륨 양이 많다.

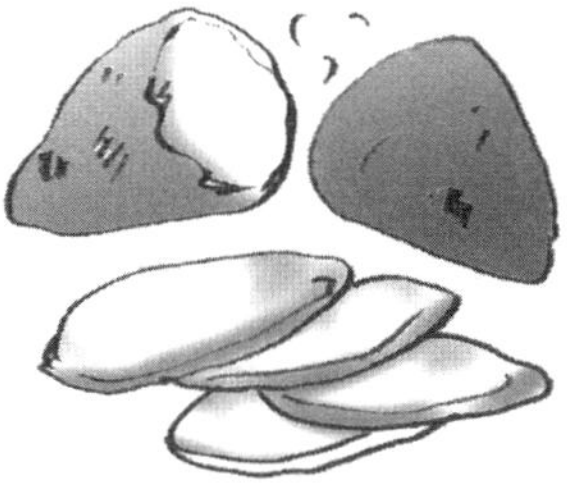

24 곤약

장을 깨끗이 해주는 저열량 식품

한 번에 섭취할 양
1/2장, 100g

▶ 이런 사람에게 추천하고 싶다

콜레스테롤	중성지방	혈압	혈당	비만	심장	혈액	정장
○	○		○	○			○

▶ 주요 영양소 베스트 5(수치는 한 번의 양)

단백질	칼륨	마그네슘	아연	식이섬유
0.1g	33mg	2mg	0.1mg	2.2g

키포인트 ▶ 글루코만난

장내 유해물질을 배설시키고 혈관 장애를 막는다

곤약은 약 97%가 수분인 저열량 식품이다. 곤약의 구경(球莖, 알줄기)

에 많이 함유되어 있는 글루코만난(Glucomannan)이라는 수용성 식이섬유가 원료이다.

글루코만난은 장 작용을 활발하게 하면서 장 속에서 질척질척하게 녹아 있는 노폐물과 같이 배설된다. 이때 유해 콜레스테롤과 과잉 중성지방 등 장 속에 있는 다양한 유해물질을 흡수하여 나른다. 또한 곤약은 혈당수치 상승을 억제하는 작용도 확인되고 있다.

식이섬유에는 다양한 종류가 있는데 동맥경화 등의 예방에 강하게 작용하는 것은 수용성 식이섬유이다. 곤약은 다이어트 식품으로도 널리 이용되고 있으며, 단백질, 지질, 비타민, 미네랄을 함유한 식품과 함께 먹으면 더욱 좋다.

▶ 곤약을 잘 조리하는 방법

Point 1

쓴맛이 강하므로 살짝 데치고 나서 조리한다.

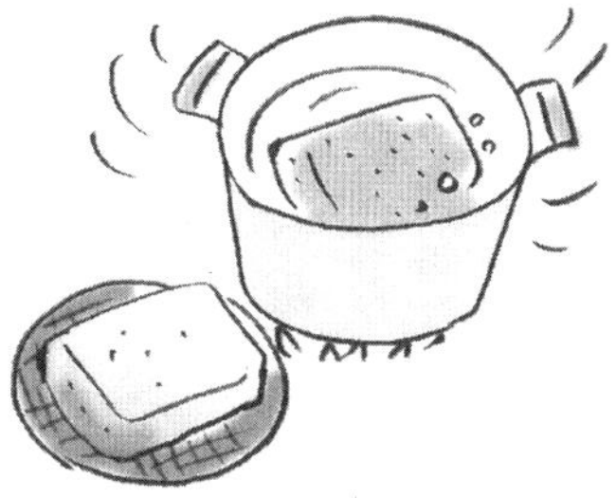

Point 2

절단면 표면적을 늘리면 맛이 쉽게 배어난다.

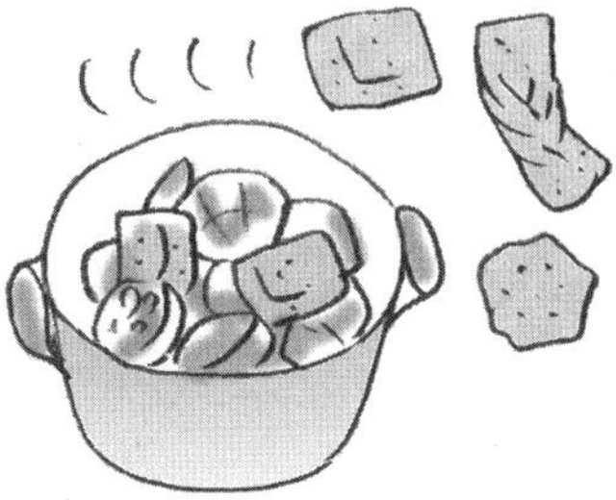

25 미역

미네랄이 풍부한 저열량 건강식품

한 번에 섭취할 양
15g

▶ 이런 사람에게 추천하고 싶다

콜레스테롤	중성지방	혈압	혈당	비만	심장	혈액	정장
○		○		○			○

▶ 주요 영양소 베스트 5(수치는 한 번의 양)

식이섬유	칼륨	칼슘	카로틴	비타민 C
0.5g	110mg	15mg	141㎍	2.25mg

키포인트 ▶ 알긴산

미끈미끈한 독특한 성분이 혈압, 콜레스테롤 수치를 내린다

미역은 식이섬유, 비타민, 미네랄 등을 많이 함유한 '바다의 채소'이자 건강식품이다. 저열량이라서 비만방지, 다이어트에 좋다. 미역에 함유되어 있는 미끈미끈한 성분은 수용성 식이섬유인 알긴산(Alginic acid)이다. 알긴산은 고혈압의 원인이 되는 불필요한 나트륨을 흡착하여 배설시키고 혈압을 내리는 작용을 한다.

또한 장내에서 콜레스테롤을 흡착하여 변과 함께 배설시키기 때문에 동맥경화, 고지혈증 등 생활습관병을 예방하는 데 유용하다.

미역에는 칼슘, 칼륨, 요소, 철 등 바닷물에 있는 미네랄이 풍부하게 응축되어 있으며, 혈액을 깨끗하게 해주는 미네랄, 미량 원소 섭취에 좋은 식품이다. 특히 칼륨, 칼슘은 혈관노화를 막고 혈압을 내리는 작용이 있으며, 노화방지에도 효과적이다.

▶ 미역을 잘 조리하는 방법

Point 1

알긴산은 수용성 식이섬유이며 물에 쉽게 녹기 때문에 마른 미역 등을 불릴 때 사용한 물도 버리지 말고 이용하자.

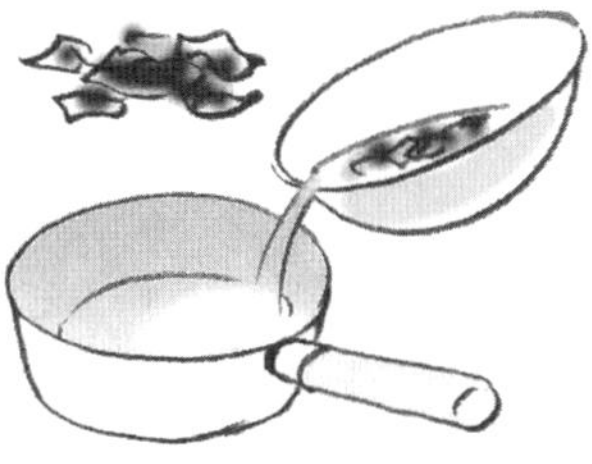

Point 2

식초와 조합하면 섬유가 부드러워져서 먹기 쉬워지며, 혈압, 콜레스테롤을 내리는 효과도 높아진다.

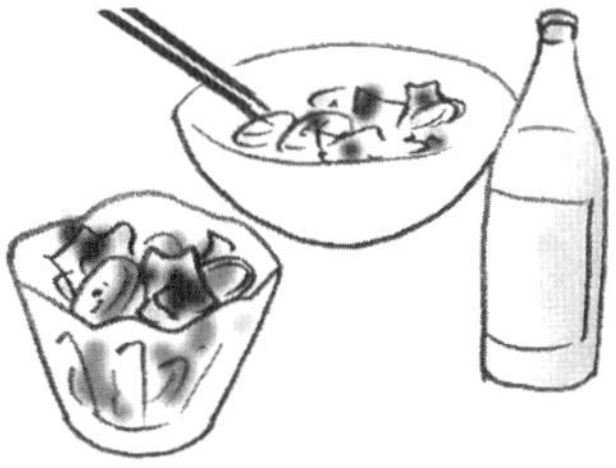

26 낫토

뇌경색, 심근경색 예방 식품

한 번에 섭취할 양
1팩, 50g

▶ 이런 사람에게 추천하고 싶다

콜레스테롤	중성지방	혈압	혈당	비만	심장	혈액	정장
○	○	○				○	

▶ 주요 영양소 베스트 5(수치는 한 번의 양)

단백질	비타민 B_2	철	칼슘	식이섬유
8.3g	0.28mg	1.7mg	45mg	6.7g

키포인트 ▶ 레시틴

혈전을 녹이는 작용으로 동맥경화를 예방한다

낫토(Natto)는 대두를 발효시킨 것이며, 대두보다 소화가 잘되고 영양가도 높다. 자양강장이나 암 예방에 효과가 있다고 알려진 낫토는 혈전을 녹이는 작용이 있으며, 뇌경색, 심근경색을 예방하는 식품으로 주목받고 있다.

낫토의 효과는 8시간 정도 지속되므로 혈관 내에 혈전이 생길 빈도가 높은 한밤중의 뇌경색, 심근경색의 위험을 줄이기 위해서는 낫토를 아침보다 저녁에 먹는 게 더 효과적이다.

또한 유해 콜레스테롤이 혈관 벽에 달라붙지 않도록 하는 레시틴, 혈압을 내리는 대두단백, 콜레스테롤 수치를 내려 중성지방을 줄여주는 대두 사포닌, 혈관을 깨끗이 만드는 리놀산도 많이 함유하고 있다.

▶ 낫토를 잘 조리하는 방법

Point 1

끈적끈적한 것은 '뮤신'이라는 물질. 잘 비벼서 가느다란 실처럼 늘어지게 하면 효과가 더욱 커진다.

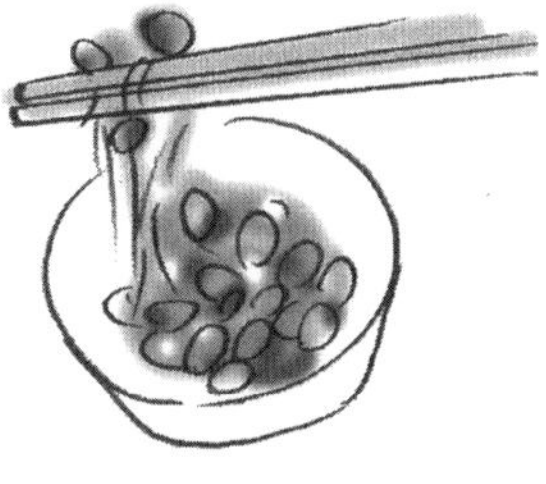

Point 2

낫토의 약효성분은 열에 약하기 때문에 가열하지 말고 날것을 먹어야 효과가 더 좋다. 비타민 A·C를 섭취할 때는 고명으로 파를 더하면 좋다.

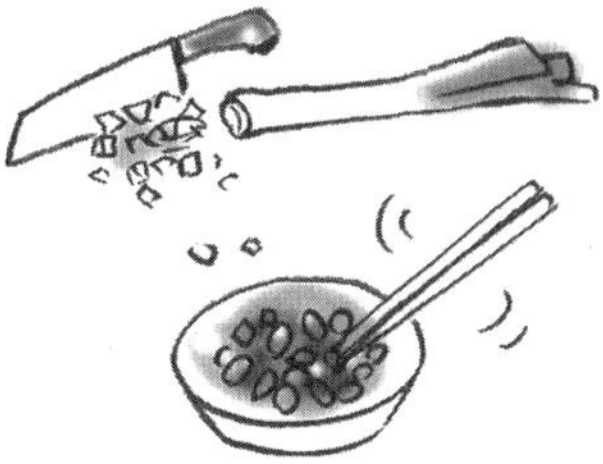

* 편역자 주 : 혈액의 응고계와 선용계에 작용하는 약제를 복용하고 있을 때는 낫토를 먹으면 안 된다. 낫토에 함유된 비타민 K는 와파린(Warfarin) 등 항응고제와 길항작용이 있으므로 와파린 등의 약효를 저하한다. 따라서 혈관혈전증 환자는 치료제를 복용 중일 때 낫토를 삼가야 한다.

27 호두

혈행을 좋게 하여 노화를 방지

한 번에 섭취할 양
20g

▶ 이런 사람에게 추천하고 싶다

콜레스테롤	중성지방	혈압	혈당	비만	심장	혈액	정장
○		○			○	○	

▶ 주요 영양소 베스트 5(수치는 한 번의 양)

지질	비타민 E	비타민 B_1	식이섬유	칼슘
13.8g	0.7mg	0.05mg	1.5g	17mg

키포인트 ▶ 리놀산

지질대사를 순조롭게 하여 동맥경화를 예방한다

호두는 견과류 중에서도 특히 영양가가 높다. 열매의 60~70%를 차지하는 흡수력이 뛰어난 양질의 지방이 주성분이다. 그중 70% 정도는 리놀산(Linol acid), 리놀렌산 등 불포화지방산이며, 혈관에 축적된 콜레스테롤을 제거하여 동맥경화, 고혈압 등 생활습관병을 예방하는 작용이 있다.

견과류를 일주일에 한 번이라도 먹는 사람은 안 먹는 사람에 비해 허혈성 심질환 발생률이 낮다는 전문의의 보고도 있다. 지질을 함유하고 있는 비타민 E는 항산화 작용이 있어 콜레스테롤의 산화를 막아 동맥경화 예방에도 유효하다. 또한 혈행을 좋게 하여 노화를 방지하거나 빈혈을 개선하는 효과도 있다.

이렇게 다양한 약효를 기대할 수 있는 호두지만 고열량 식품이므로 열량 과잉이 되지 않도록 주의해야 한다.

▶ 호두를 잘 조리하는 방법

Point 1

곰팡이가 생긴 견과류는 발암물질을 함유하고 있으므로 주의해야 한다.

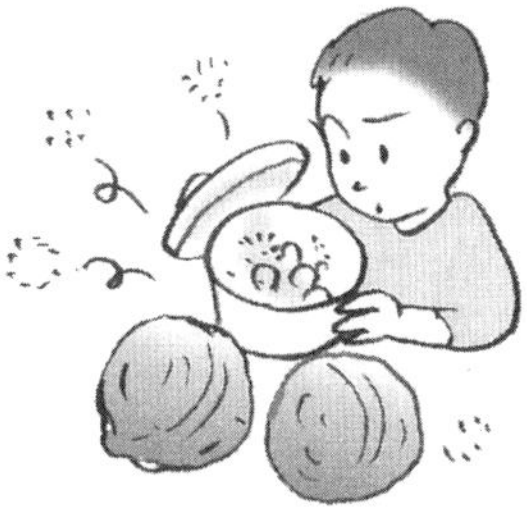

Point 2

호두기름을 채소 드레싱으로 사용하거나 튀김옷으로 이용해도 좋다.

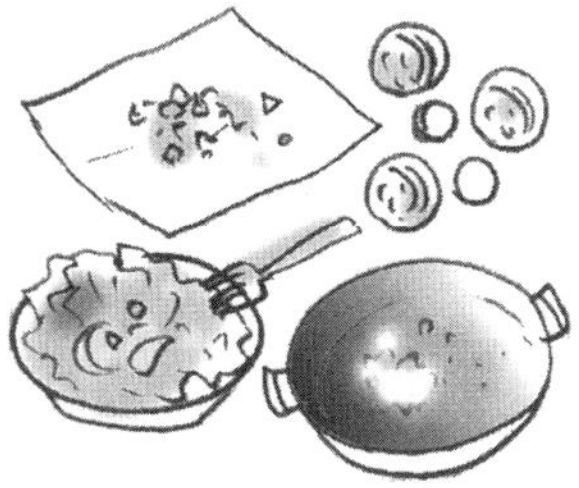

28 키위

하루에 하나만 먹어도 비타민 C는 OK

한 번에 섭취할 양
1개, 100g

▶ 이런 사람에게 추천하고 싶다

콜레스테롤	중성지방	혈압	혈당	비만	심장	혈액	정장
○		○					○

▶ 주요 영양소 베스트 5(수치는 한 번의 양)

비타민 C	카로틴	비타민 E	칼슘	칼륨
69mg	66㎍	0.6mg	33mg	290mg

키포인트 ▶ 비타민 C

콜레스테롤의 산화를 막고 혈관을 튼튼하게 만든다

키위(Kiwi)는 비타민 C를 듬뿍 함유하고 있어 하나만 먹어도 하루에 필요한 비타민 C를 충분히 섭취할 수 있다. 비타민 C는 혈관을 튼튼하게 만들고 콜레스테롤의 산화를 억제하는 작용이 있으며, 암, 감기를 예방한다.

키위에는 수용성 식이섬유인 펙틴도 풍부하다. 장내에서 콜레스테롤 흡수를 억제하는 작용을 하기 때문에 동맥경화, 고혈압, 변비 등을 예방하는 효과를 기대할 수 있다. 게다가 불필요한 나트륨을 배설시키는 작용을 하는 칼륨도 많이 함유하고 있어 고혈압 예방에도 좋다.

껍질 가까이 있는 부분에는 액티니딘(Actinidin)이라는 단백질을 분해하는 효소가 많이 함유되어 있다. 고기요리, 생선요리를 먹고 나서 키위를 먹으면 소화촉진을 기대할 수 있다.

▶ 키위를 잘 조리하는 방법

Point 1

돼지고기에 키위 과즙을 뿌려두면 육질이 부드러워지고 더욱 맛있게 먹을 수 있다.

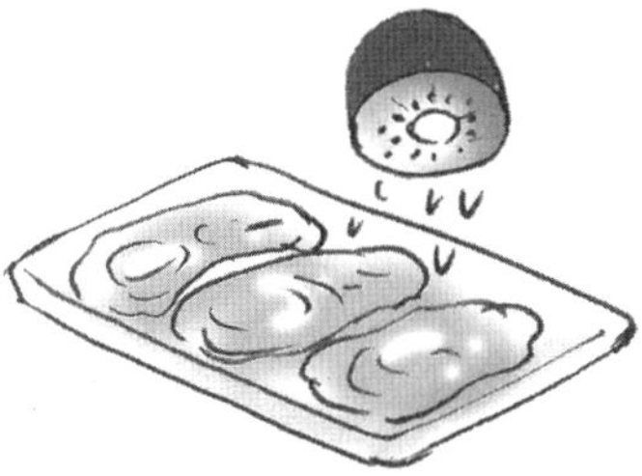

Point 2

젤리에 이용할 때는 액티니딘 작용을 억제하기 위해 일단 가열한다. 그대로 쓰면 젤라틴이 굳어지지 않는다.

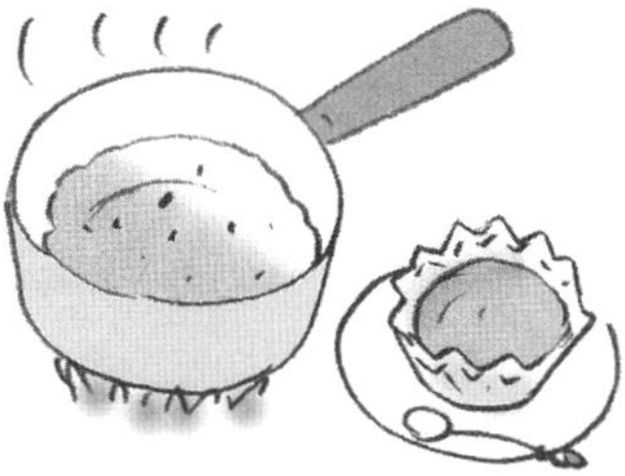

29 사과

칼륨을 많이 함유하고 있어 혈압을 내린다

한 번에 섭취할 양
1개, 160g

▶ 이런 사람에게 추천하고 싶다

콜레스테롤	중성지방	혈압	혈당	비만	심장	혈액	정장
○		○					○

▶ 주요 영양소 베스트 5(수치는 한 번의 양)

칼륨	식이섬유(수용성)	비타민 C	카로틴	탄수화물
176mg	1.9g	6.4mg	33.6㎍	23.4g

키포인트 ▶ 펙틴

장 속에 있는 유해 콜레스테롤을 줄여 유산균을 늘린다

사과는 이뇨효과가 있는 칼륨과 정장작용이 있는 수용성 식이섬유인 펙틴(Pectin)이 풍부하다. 칼륨 함유량은 나트륨의 100배 이상이며, 체내에 있는 불필요한 나트륨을 배설시켜 혈압 강하작용을 한다.

펙틴은 끈적끈적한 성질로 장 속에서 유해 콜레스테롤(LDL)을 줄이는 작용을 한다. 게다가 유산균 등을 증식시켜 장 작용을 조절하여 배변을 촉진하고 설사, 변비를 개선한다.

에너지원인 과당과 포도당이 많고, 신맛 성분인 사과산, 구연산 등 유기산(有機酸)은 식욕을 증진시키거나 기침을 멈추거나 속의 거북함을 억누르는 효과가 있다. 또 산과 당분의 상승효과로 피로를 회복시켜 정신을 안정되게 한다. 강한 해독작용이 있어 숙취 제거, 식중독 방지에도 유효하다.

▶ 사과를 잘 조리하는 방법

Point 1

소화가 잘되므로 강판에 갈아 이유식이나 환자용 식사로 이용해도 좋다. 날것으로 먹거나 샐러드에 넣어 먹어도 좋다.

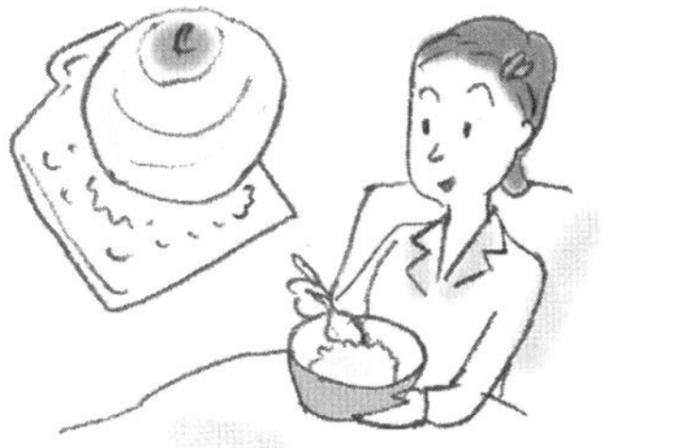

Point 2

산화 효소작용에 의한 변색을 막기 위해 싱거운 소금물에 담그거나 레몬즙을 뿌린다.

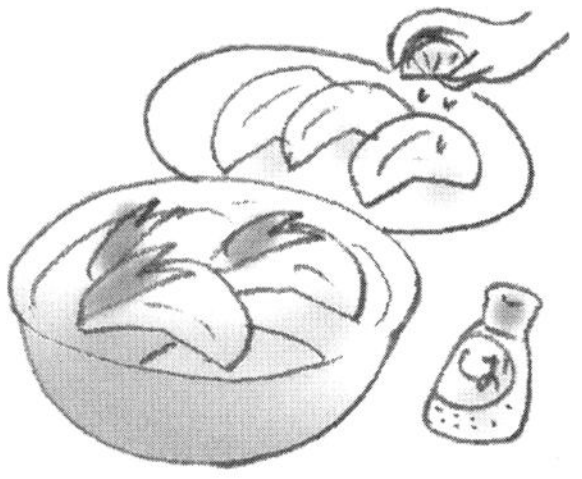

30 바나나

식이섬유가 풍부한 에너지원

한 번에 섭취할 양
1개, 150g

▶ 이런 사람에게 추천하고 싶다

콜레스테롤	중성지방	혈압	혈당	비만	심장	혈액	정장
		○					○

▶ 주요 영양소 베스트 5(수치는 한 번의 양)

칼륨	탄수화물	식이섬유	비타민 C	마그네슘
700mg	33.8g	1.7g	24mg	48mg

키포인트 ▶ 칼륨

불필요한 나트륨을 배설하고 혈압을 안정시킨다

바나나는 영양가가 높다. 특히 몸속에 있는 불필요한 나트륨을 배설시키고 혈압을 내리는 칼륨이 풍부하다. 큰 바나나 1개에 700mg이나 되는 칼륨을 함유하고 있어서 1개만 먹어도 하루에 필요한 양 2,000mg의 약 3분의 1을 섭취할 수 있다.

또한 소화·흡수하기 좋은 당질도 많고 완전히 익으면 과당, 포도당으로 바뀌어 양질의 에너지원이 된다. 또 단백질, 비타민, 칼슘, 인, 마그네슘 등 몸에 필요한 미네랄류가 풍부하다.

바나나는 수용성 식이섬유이며 정장작용이 있는 비피두스균을 증가시키는 올리고당도 듬뿍 함유하고 있어, 장 작용을 활발하게 하여 변비를 예방하고 개선시킨다. 치질 증상을 완화하는 해독작용도 있다. 다만, 많이 먹으면 열량 과잉이 될 뿐만 아니라 당분이 발효하여 설사를 일으킬 수도 있다.

▶ 바나나를 잘 조리하는 방법

Point 1

껍질을 벗겨놓고 바로 먹지 않을 때는 레몬즙을 뿌리면 변색을 막을 수 있다.

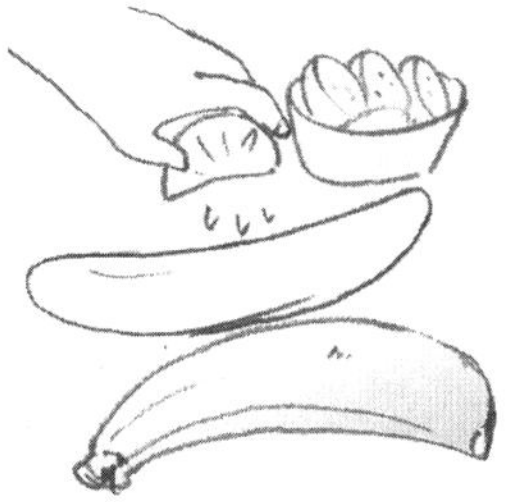

Point 2

껍질째 냉동하면 아이스캔디처럼 먹을 수 있다.

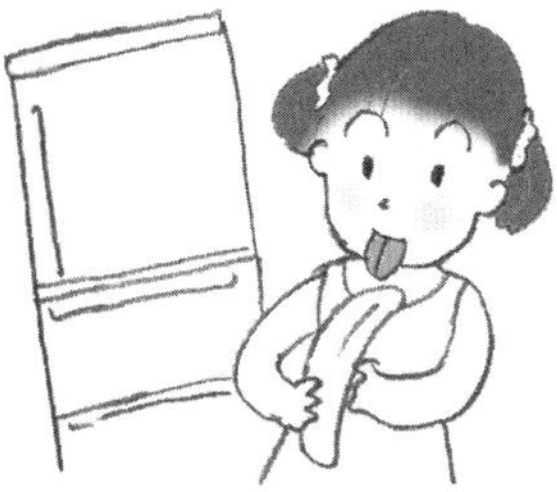

31 굴

영양분 듬뿍, 바다의 우유

한 번에 섭취할 양
60g

▶ 이런 사람에게 추천하고 싶다

콜레스테롤	중성지방	혈압	혈당	비만	심장	혈액	정장
○	○					○	

▶ 주요 영양소 베스트 5(수치는 한 번의 양)

철	아연	인	마그네슘	비타민 B_2
1.1 mg	7.9 mg	60 mg	44 mg	0.08 mg

키포인트 ▶ 아연

신진대사를 활발하게 하고 혈관을 튼튼하게 하여 동맥경화를 막는다

'바다의 우유'라고 일컫는 굴은 단백질, 당질, 지질의 3대 영양소를 비롯해 비타민, 미네랄류 등이 아주 풍부하다. 그중 특히 많은 것이 철, 구리, 아연, 망간, 인 등 미네랄류이다. 철은 혈액 중에 있는 헤모글로빈(Hemoglobin) 성분이 되고 조혈작용에 관여한다.

아연은 비타민 C와 함께 세포 결합조직인 콜라겐의 합성에 관여하여 피부의 신진대사를 활발하게 할 뿐만 아니라 혈관을 튼튼하게 하여 동맥경화를 예방하는 작용을 한다. 또한 인은 비타민 B_1·B_2와 결합하여 당질대사를 높여준다.

최근에 주목받고 있는 타우린은 콜레스테롤, 중성지방 수치를 내리는 작용을 하며, 생활습관병을 예방하는 데 효과적이다. 또 위암의 원인이라고 알려진 헬리코박터 파일로리(Helicobacter Pylori)균에 효과가 있다는 설도 있다.

▶ 굴을 잘 조리하는 방법

Point 1

비타민 C는 철 흡수를 돕기 때문에 레몬즙을 뿌려 먹으면 더 효과적이다.

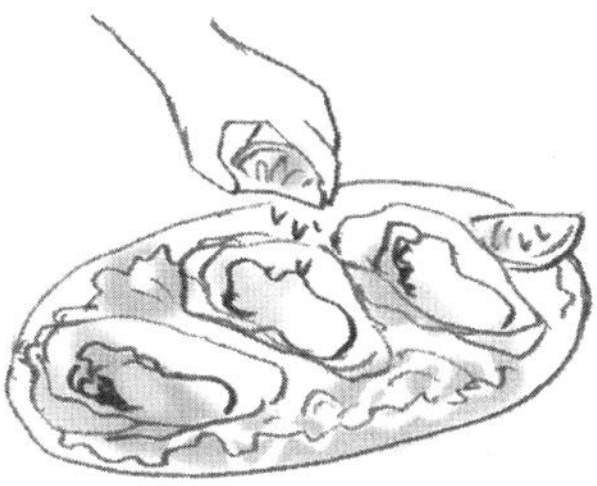

Point 2

지나치게 가열하면 단단해지므로 신경 쓰자. 날 것으로 먹을 때는 신선한 것을 고른다.

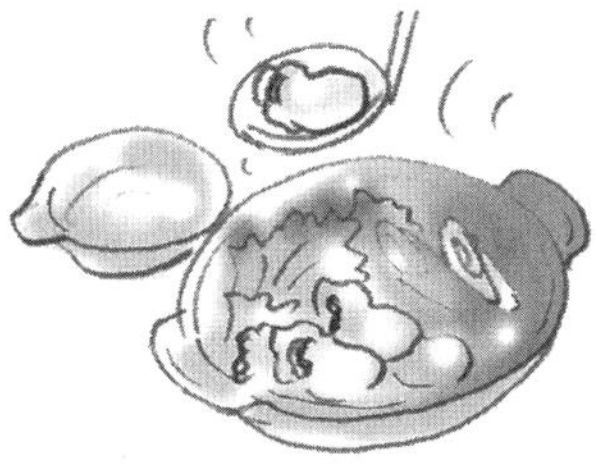

32 등푸른생선

혈전을 막고 심장질환을 예방

한 번에 섭취할 양
1조각, 80g

▶ 이런 사람에게 추천하고 싶다

콜레스테롤	중성지방	혈압	혈당	비만	심장	혈액	정장
					○	○	

▶ 주요 영양소 베스트 5(수치는 한 번의 양)

단백질	비타민 B_1	비타민 B_2	비타민 E	비타민 D
16.6g	0.12mg	0.22mg	0.7mg	8.8㎍

키포인트 ▶ EPA, DHA

물고기 특유의 불포화지방산이 혈전, 동맥경화를 예방한다

등푸른생선이 건강에 좋은 식품이라고 말하는 이유는 과잉 섭취를 하더라도 체내에 축적되지 않는 불포화지방산인 EPA(Eicosapentaenoic acid)나 DHA(Docosahexaenoic acid)를 많이 함유하고 있기 때문이다.

EPA나 DHA는 혈전을 막고 동맥경화, 심장질환을 예방한다. 흰살생선에 비해 각종 비타민, 철 등 미네랄류가 풍부하다. 특히 머리나 아가미 아래 가슴지느러미가 붙어 있는 부분, 내장에는 단백질, 비타민 B_1·B_2가 풍부하다. 검붉은 부분에는 간만큼 철분이 많이 함유되어 있다.

EPA를 많이 함유한 물고기로는 새끼방어, 정어리, 참치(배에 있는 기름이 많은 부분) 등이 있다. DHA는 참치(배에 있는 기름이 많은 부분)를 비롯하여 연어·송어 등의 알젓, 참돔(양식), 방어, 고등어, 꽁치 등에 많이 함유되어 있다.

등푸른생선의 영양성분 (먹을 수 있는 부분 100g 중)

	비타민 D (㎍)	비타민 E (mg)	비타민 B_1 (mg)	비타민 B_2 (mg)	단백질 (g)	지질 (g)	칼슘 (mg)
전갱이	2	0.4	0.1	0.2	20.7	3.5	27
정어리	10	0.7	0.03	0.36	19.8	13.9	70
고등어	11	0.9	0.15	0.28	20.7	12.1	9
꽁치	19	1.3	0.01	0.26	18.5	24.6	32
새끼방어	4	4.1	0.16	0.19	19.7	18.2	12
방어	8	2	0.23	0.36	21.4	17.6	5
참치 (기름이 많은 부분)	18	1.5	0.04	0.07	20.1	27.5	7

33 문어

미네랄이 풍부한 단백질원

한 번에 섭취할 양
다리 1개, 80g

▶ 이런 사람에게 추천하고 싶다

콜레스테롤	중성지방	혈압	혈당	비만	심장	혈액	정장
○		○					

▶ 주요 영양소 베스트 5(수치는 한 번의 양)

단백질	칼륨	아연	인	비타민 E
13.1 g	232 mg	1.3 mg	128 mg	1.52 mg

키포인트 ▶ 아연

체내에 있는 유해물질을 배설시키고 비타민 A의 흡수를 돕는다

문어는 저지방, 저에너지 식품이기 때문에 생활습관병에 신경 쓰는 사람들도 양질의 단백질원으로 많이 섭취해도 좋은 식품이다. 비타민, 아연, 나트륨, 칼륨, 인 등 미네랄은 좋은 균형을 잡는다. 특히 칼륨은 나트륨 배설을 촉진하여 염분을 배출시키고 혈압을 내리는 작용에 관여하고 있다.

또한 문어에는 타우린이 풍부하다. 타우린은 간장의 해독능력을 높여 혈중 콜레스테롤 수치를 내리고 혈압을 정상으로 만드는 작용을 한다. 게다가 아연도 많이 함유하고 있다. 아연은 체내에 축적된 유해물질을 둘러싸서 배설하고, 비타민 A의 흡수를 돕는다.

최근에 문제가 되는 미각 장애는 아연 부족이 원인이라고 한다. 따라서 문어, 오징어 등 어패류를 적극적으로 섭취하자.

▶ 문어를 잘 조리하는 방법

Point 1

생문어를 삶을 때는 소금물로 하자. 지나치게 삶으면 단단해지니 살짝 삶는다.

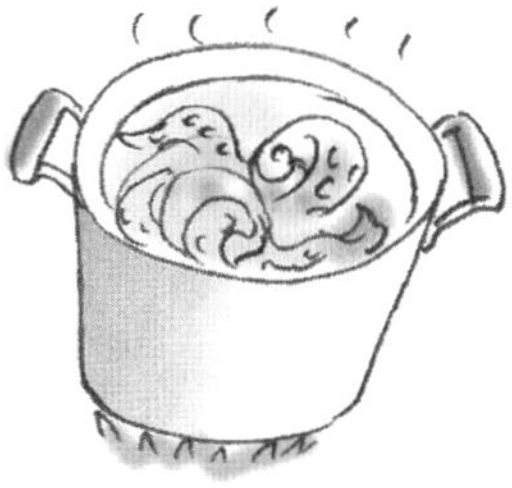

Point 2

작은 문어는 살짝 삶거나 식초된장 양념장으로 무쳐 통째로 먹는다.

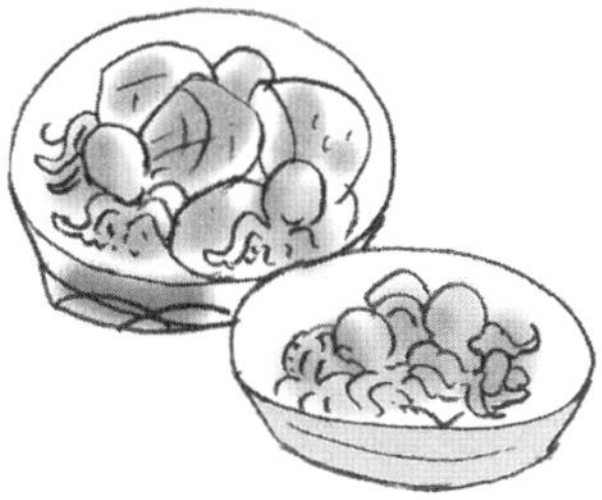

34 배아미

높은 영양가와 뛰어난 혈압 강하작용

한 번에 섭취할 양
1그릇, 150g

▶ 이런 사람에게 추천하고 싶다

콜레스테롤	중성지방	혈압	혈당	비만	심장	혈액	정장
○		○					○

▶ 주요 영양소 베스트 5(수치는 한 번의 양)

비타민 B_1	비타민 E	니아신	탄수화물	단백질
0.12mg	0.6mg	1.2mg	54.6g	4.0g

키포인트 ▶ 비타민 E

피로 회복, 암이나 노화를 막는 작용을 한다

배아미(胚芽米)는 배아가 붙어 있는 현미에서 겨 부분을 제거한 것이다. 배아에는 건강에 좋은 성분이 응축되어 있다. 배아미의 주성분은 당질이며, 단백질, 지질, 비타민, 미네랄, 식이섬유 등도 풍부하다. 백미(白米)에 비하면 비타민 B_2는 2.6배, 비타민 E는 약 2배나 된다. 비타민 E는 체내에서 과산화지질 생성을 억제하고 암, 노화를 예방하는 작용이 있다. 또한 혈액 중 콜레스테롤을 줄이는 리놀산도 많다.

배아미를 물에 담그면 발아분비상태에 들어가고 배아미의 글루타민산이 감마 아미노뷰티르산(GABA)이라는 성분으로 변화한다. GABA는 신장작용을 활발하게 하여 이뇨작용을 촉진하고 불필요한 염분을 체외로 배설하여 혈압을 내리는 작용을 한다. 또한 배아미에는 식이섬유도 풍부하며, 현미보다 소화가 잘된다.

▶ 배아미를 잘 조리하는 방법

Point 1

정백(精白)한 쌀보다 수분이 적어서 볶음밥에 좋다.

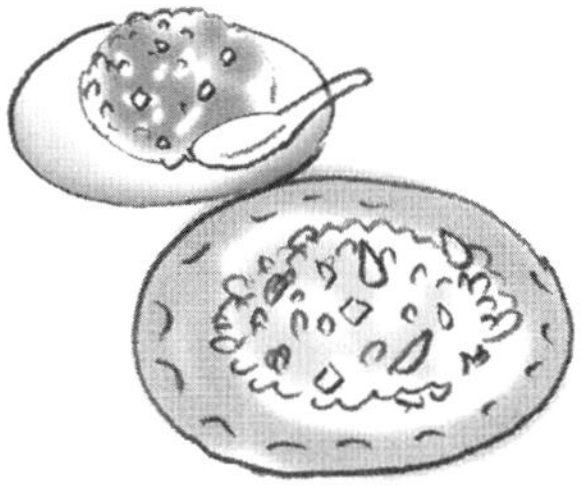

Point 2

씻으면 배아 영양분이 떨어지기 때문에 살짝 물을 뿌리는 정도로 하자. 30분에서 1시간 정도 물에 담갔다가 밥을 지으면 좋다.

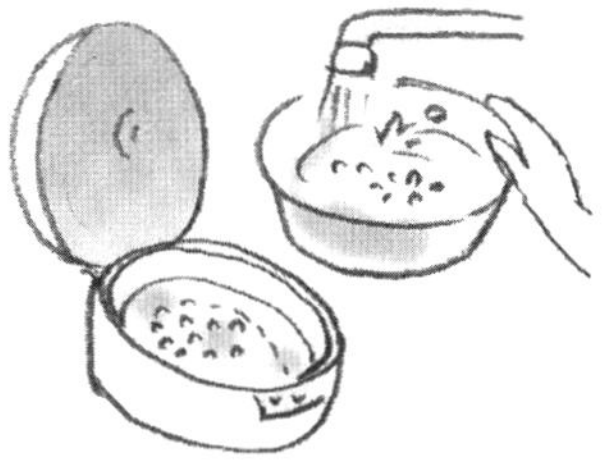

35 현미

비타민, 미네랄이 꽉 차 있다

한 번에 섭취할 양
1그릇, 150g

▶ 이런 사람에게 추천하고 싶다

콜레스테롤	중성지방	혈압	혈당	비만	심장	혈액	정장
				○			○

▶ 주요 영양소 베스트 5(수치는 한 번의 양)

비타민 B_1	비타민 E	비타민 B_2	식이섬유	철
0.24mg	0.75mg	0.03mg	2.1g	0.9mg

키포인트 ▶ 비타민 B_1

비타민 B_1은 백미의 4배 이상, 피로 회복에 좋다

현미는 벼에서 겉겨를 제거한 것이다. 쌀겨층과 배아가 남아 있기 때문에 백미에는 없는 고농도 영양소가 좋은 균형을 잡고 있다. 40종류 이상의 영양소를 함유한 곡물은 현미밖에 없다.

특히 비타민 B_1은 피로예방에 빠뜨릴 수 없는 영양소이며, 백미보다 4배 이상 함유하고 있다. 항산화 작용으로 암이나 노화를 예방하는 비타민 E도 백미의 3배 이상, 비타민 B_2도 2배 이상 함유하고 있다.

또한 지질, 철, 인도 풍부하다. 수용성과 불용성 식이섬유는 백미의 3배 정도 함유하고 있다.

소화가 잘 안 되므로 영양분을 받아들이기 위해 꼭꼭 씹어야 한다. 잘 씹으면 타액이 분비되어 위장작용도 활발해지고 효과도 더욱 높아진다. 비타민 A·C·D는 함유하고 있지 않기 때문에 채소, 과일, 어패류를 같이 섭취하면 더욱 좋다.

▶ 현미를 잘 조리하는 방법

Point 1

30분 정도 물에 담갔다가 쌀 양보다 30~50% 많은 물을 넣고 밥을 한다.

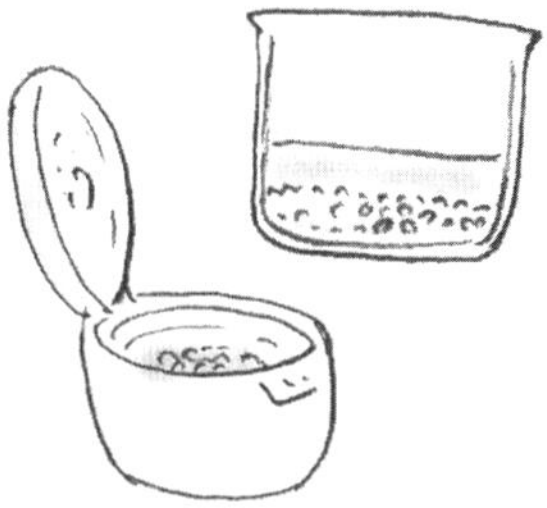

Point 2

쉽게 산화하므로 짧은 기간에 먹을 수 있는 양만큼만 사고, 냉암소(冷暗所)에 저장한다.

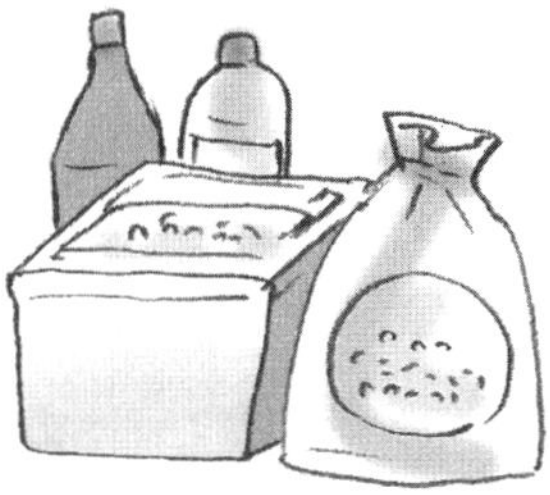

36 메밀국수

아미노산이 풍부하고 고혈압, 뇌졸중 예방

한 번에 섭취할 양
1그릇, 240g

▶ 이런 사람에게 추천하고 싶다

콜레스테롤	중성지방	혈압	혈당	비만	심장	혈액	정장
		○	○				○

▶ 주요 영양소 베스트 5(수치는 한 번의 양)

인	비타민 B1	니아신	단백질	식이섬유
480mg	0.46mg	8.2mg	23.5g	6.5g

키포인트 ▶ 루틴

모세혈관을 확장시켜 고혈압, 뇌졸중을 예방한다

메밀국수는 계절을 가리지 않고 먹을 수 있는 음식이다. 라이신(Lysine),

트립토판(Tryptophan), 메티오닌(Methionine) 등 필수 아미노산을 이상적인 비율로 함유하고 있는 양질의 단백질원이다. 또한 비타민 $B_1 \cdot B_2$, 콜린, 니아신 등 비타민류도 풍부하다.

폴리페놀의 일종인 루틴(Rutin) 작용도 중요하다. 루틴이 많은 부분은 메밀의 겉면에 있는 검정 부분이다. 그 때문에 씨앗만으로 만든 국수보다 겉면에 가까운 부분도 같이 갈아넣은 국수가 루틴이 더욱 풍부하다. 루틴은 모세혈관 막을 두껍게 하며 탄력성을 높여주고 혈압 상승에 대한 혈관의 신축성이 증강되기 때문에 고혈압, 뇌졸중 등의 예방에 효과적이다. 루틴은 췌장에도 작용하여 인슐린 분비를 촉진하고 당뇨병을 예방하는 것으로 알려져 있다.

또한 식이섬유인 헤미셀룰로오스는 변비, 설사에 효과가 있다.

메밀가루의 단백질 함유량 (메밀가루 100g 중)

메밀가루 종류	단백질(g)
첫째 가루 : 메밀 씨앗 부분을 간 가루	6
둘째 가루 : 첫째 가루보다 겉면을 간 가루	10.2
셋째 가루 : 씨앗의 껍질 내측도 포함해서 간 가루	15

체크 포인트

메밀국수 삶은 물을 먹으면 메밀에서 녹아나온 비타민류를 섭취할 수 있다.

37 참깨

면역력을 높여 노화, 암 예방

한 번에 섭취할 양
1큰술, 10g

▶ 이런 사람에게 추천하고 싶다

콜레스테롤	중성지방	혈압	혈당	비만	심장	혈액	정장
○							

▶ 주요 영양소 베스트 5(수치는 한 번의 양)

칼슘	인	비타민 E	단일불포화지방산	다가불포화지방산
120mg	56mg	0.25mg	2.0g	2.3g

키포인트 ▶ 세사미놀

불포화지방산이 동맥경화를 예방한다

참깨의 주성분은 지질과 단백질이다. 올레인산, 리놀산, 리놀렌산 등

불포화지방산으로 구성되어 있고, 참깨 특유의 항산화 물질인 고마그리난(Gomagrinan)도 함유하고 있다.

고마그리난은 세사민, 세사미놀(Sesaminol)이란 성분의 총칭이다. 특히 참기름에 많이 함유된 세사미놀에는 강한 항산화 작용이 있다. 세사미놀이나 불포화지방산은 유해 콜레스테롤을 줄여 동맥경화를 예방한다. 또한 노화, 암 예방에도 유효하다. 그밖에 항산화 작용을 하는 비타민 E도 함유하고 있다.

참깨는 흰깨, 검정깨, 금깨, 노란깨 등 다양한 종류가 있다. 검정깨의 색소성분은 안토시아닌과 비타민 B_2 등을 함유하여 면역력을 높이는 효과가 있다.

▶ 참깨를 잘 조리하는 방법

Point 1

참기름은 튀김기름의 3분의 1 정도 넣거나, 채소무침에 더하면 좋다.

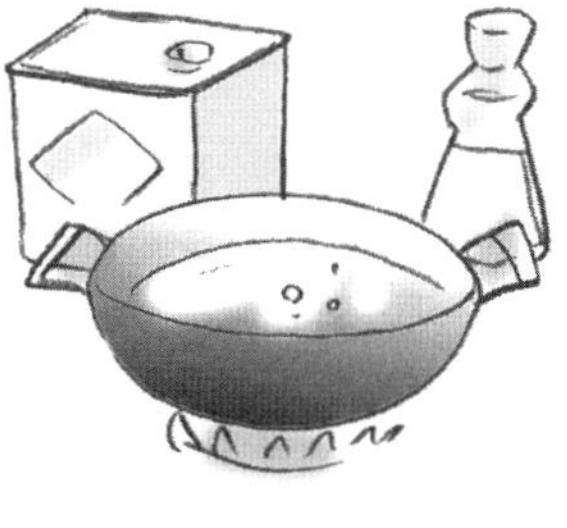

Point 2

참깨는 껍질이 단단해서 으깨어 쓰면 소화흡수가 좋아진다.

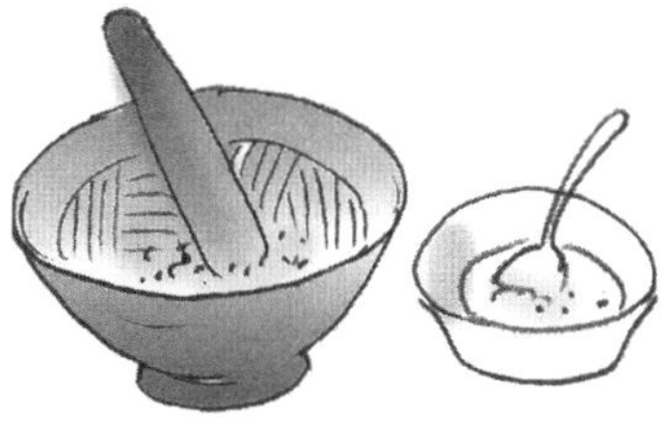

38 마늘

강력한 항균력이 있다

한 번에 섭취할 양
1조각, 5g

▶ 이런 사람에게 추천하고 싶다

콜레스테롤	중성지방	혈압	혈당	비만	심장	혈액	정장
		○				○	

▶ 주요 영양소 베스트 5(수치는 한 번의 양)

비타민 C	비타민 B_1	단백질	비타민 B_6	칼륨
0.5mg	0.01mg	0.3g	0.08mg	26.5mg

키포인트 ▶ 알리신

동맥경화, 항혈전 작용을 한다

마늘은 감기를 전파하는 인플루엔자 바이러스뿐만 아니라 콜레라균,

발진티푸스균에 대한 강력한 항균력(抗菌力)을 갖고 있다. 마늘은 통째로는 거의 냄새가 나지 않지만 자르거나 갈면 강렬한 냄새를 풍긴다. 이는 마늘 속에 있는 알리인(Alliin)이란 물질의 세포가 깨져서 알리나아제라는 효소의 작용으로 화학변화를 일으켜 독특한 냄새성분인 알리신으로 바뀌기 때문이다.

알리신(Allicin)은 비타민 B_1과 연결하여 비타민 B_1의 흡수를 촉진한다. 또 지질과 결합하면 지질 알리신이 되고, 항산화 작용으로 동맥경화 등을 예방하는 비타민 E와 같은 작용을 한다.

마늘을 먹을 때는 비타민 B_1이나 비타민 E를 많이 함유한 돼지고기나 장어 등을 곁들여 먹으면 더욱 좋다.

▶ 마늘을 잘 조리하는 방법

Point 1

생마늘은 지나치게 많이 먹으면 빈혈이나 복통을 일으킬 수도 있다. 어른은 하루에 1개 이내, 아이들은 성인의 반 정도만 섭취한다.

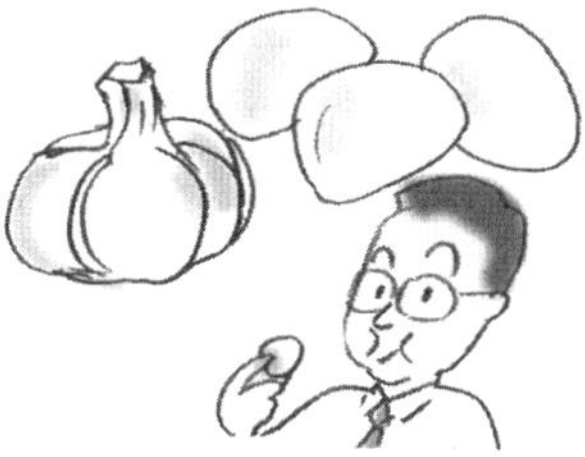

Point 2

마늘은 단백질, 비타민 B_1, 비타민 E를 많이 함유한 식품(돼지고기, 두부, 대두제품, 참깨 등)과 같이 섭취하면 좋다.

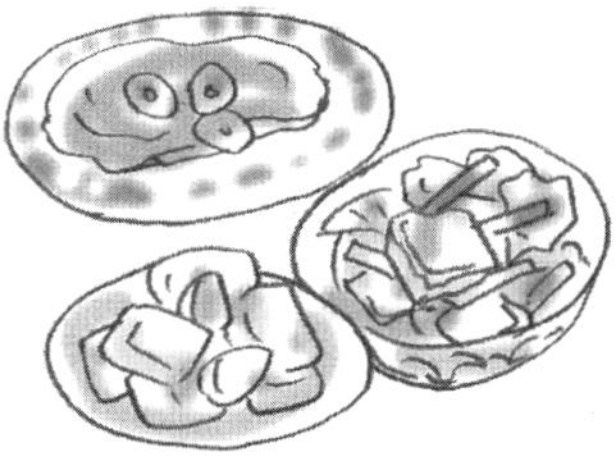

39 녹차

카테킨으로 활성산소를 쫓아내자

한 번에 섭취할 양
1작은술, 2g

▶ 이런 사람에게 추천하고 싶다

콜레스테롤	중성지방	혈압	혈당	비만	심장	혈액	정장
○	○	○	○	○		○	

▶ 주요 영양소 베스트 5(수치는 한 번의 양)

카로틴	비타민 C	철	비타민 K	비타민 B_2
260㎍	5.2mg	0.2mg	28㎍	0.03mg

키포인트 ▶ 카테킨

발암을 막고 고혈압, 혈전을 개선시킨다

녹차는 다양한 영양소를 함유하고 있는데 대표적인 것이 타닌이다.

폴리페놀의 일종인 타닌은 녹차의 떫은맛의 성분이며, 그 일부가 카테킨(Catechin)이다. 녹차의 카테킨 함유량은 8~15% 정도이다.

카테킨에는 중성지방이나 콜레스테롤 수치를 정상으로 만들고 혈전을 개선시키는 작용이 있다. 또한 카테킨의 항산화 작용은 암의 전이를 막는다고 한다. 녹차 산지에서는 다른 지방에 비해 암에 의한 사망률이 낮다는 데이터도 있다.

녹차에는 비타민류도 풍부하다. 비타민 A·C·E는 동맥경화의 계기가 되는 고혈압을 예방한다. 또한 비만, 당뇨병에 효과가 있으며, 알츠하이머 같은 노화성 뇌질환에도 효과가 있다.

▶ 녹차를 잘 조리하는 방법

Point 1

약간 미지근한 물로 짙게 달여 찻잎을 자주 바꾸면 카테킨을 잘 섭취할 수 있다.

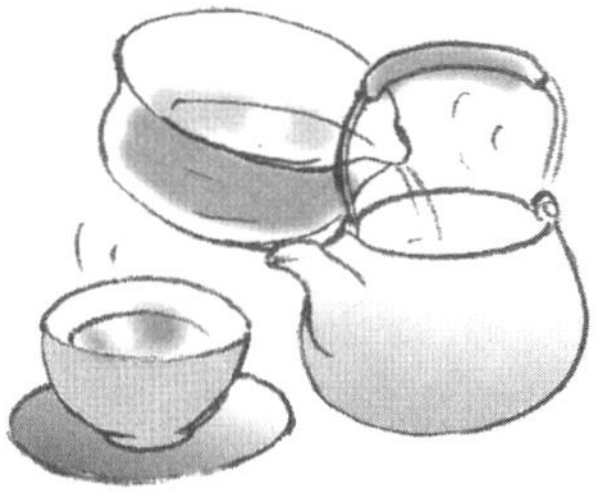

Point 2

밥에 뿌려 먹거나 튀김옷에 섞거나 하여 찻잎을 먹자.

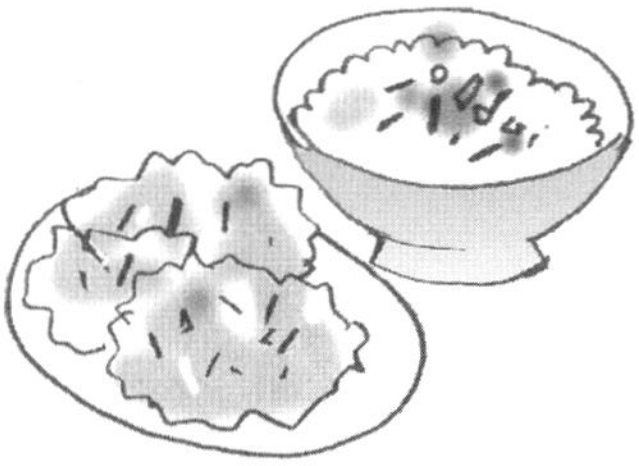

40 요구르트

유산균이 풍부한 건강식품

한 번에 섭취할 양
1개, 100g

▶ 이런 사람에게 추천하고 싶다

콜레스테롤	중성지방	혈압	혈당	비만	심장	혈액	정장
○		○					○

▶ 주요 영양소 베스트 5(수치는 한 번의 양)

칼슘	레티놀	비타민 B_2	단백질	칼륨
120mg	33㎍	0.14mg	3.6g	170mg

키포인트 ▶ 유산균

장내 비피두스균을 늘려 유해 콜레스테롤을 쫓아낸다

요구르트는 완전 영양식품이라는 우유를 유산균으로 발효시킨 것이다. 3대 영양소나 비타민 C 이외에 모든 비타민, 칼슘, 철 등 미네랄을 함유한 건강식품이다.

요구르트에서 주목하고 싶은 점은 유산균의 작용이다. 요구르트의 유산균은 장내에 있는 비피두스균 등을 늘려 장의 활동을 활발하게 하고 노화방지를 돕는다. 비피두스균에는 정장작용이 있으며, 혈중 콜레스테롤을 줄이거나 암을 예방하는 효과가 있다.

요구르트에는 혈압 상승을 막는 칼슘이 풍부하다. 요구르트에 함유된 칼슘, 지방, 단백질은 소화흡수율이 높다는 특징이 있다. 요구르트에서 나오는 묽은 액체를 유청(乳淸)이라고 하는데, 수용성 단백질과 칼슘을 함유하고 있으므로 버리지 말고 같이 먹자.

▶ 요구르트를 잘 조리하는 방법

Point 1

되도록 플레인 요구르트를 쓰고 비타민 C를 보충하기 위해 과일을 조합해서 먹자.

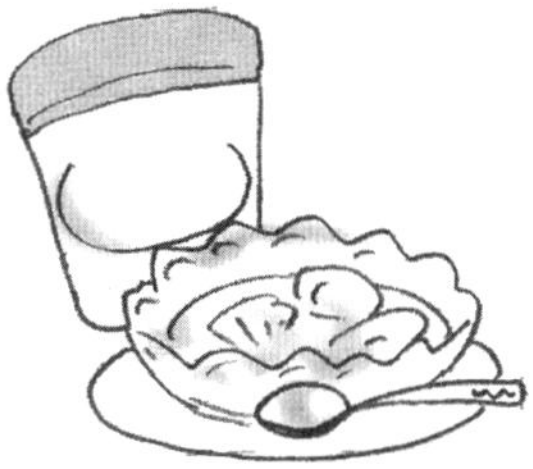

Point 2

채소무침 등을 조리할 때도 적극적으로 이용하자.

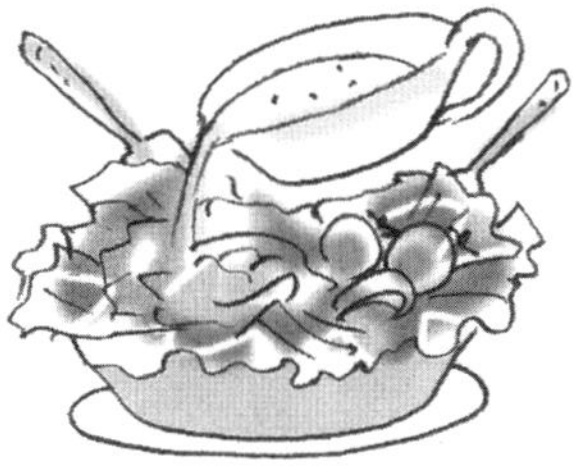

건강상식

혈액순환을 원활하게 하기 위해서는 균형 잡힌 식사를 한다

불규칙한 식사 및 야식은 금물!

열량 섭취량을 줄이려고 아침식사나 점심식사를 거르는 사람들이 있지만 이것은 오히려 역효과가 난다. 식사와 식사의 간격이 길어지면 시장기를 느끼는 시간이 길어지기 때문에 과식하기 쉽다. 그래서 결국 비만을 초래한다. 또한 콜레스테롤은 잠을 자고 있는 사이에 체내에서 합성되기 때문에 야식도 삼가자.

편식을 해소하자

혈액순환을 원활하게 하기 위해 하루에 한 번은 생선류를 먹고 채소는 끼니마다 먹도록 하자. 생선과 채소를 균형 있게 먹으면 항혈전 효과가 높아진다. 그렇다고 매일 물고기와 채소 중심의 같은 식사만 한다면 싫증이 날 수도 있다. 그러므로 다른 나라 요리나 향신료를 쓰고 연구해보자. 매일 완벽한 식사를 하자는 것이 아니라 고기를 많이 먹은 다음날에는 항혈전 효과가 높은 고등어나 청어, 녹황색 채소를 듬뿍 먹는 등 다양한 방법으로 즐겁게 먹자.

단 음식을 좋아하는 사람은 특히 주의

체내에서 에너지로 쓰지 않은 당분은 간장에서 중성지방으로 바뀐다. 케이크나 과자를 과식하거나 음료수, 설탕을 많이 넣은 커피, 홍차 등을 과잉 섭취하지 않도록 주의하자.

3장

고지혈증과 동맥경화를 예방하는 혈액 건강법

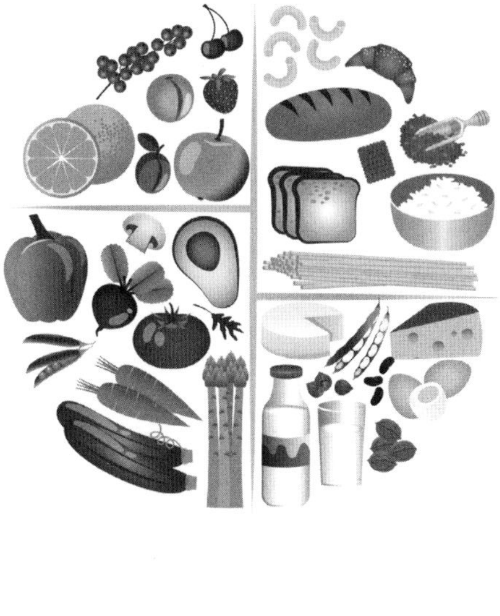

01 동맥경화로 인한 질병

동맥경화야말로 사망원인의 숨은 주역

동맥경화는 동맥혈관 내측이 좁아지거나 혈관 벽이 약해지는 증상으로 잘 알려져 있다. 동맥경화에 대해서 일반인들은 나이가 들어감에 따라 근육이나 뼈가 굳어지는 것처럼 혈관도 굳어진다고 쉽게 생각하는 듯하다.

그런데 다음 페이지에 있는 그래프를 보자. 그래프는 사망원인별 사망률 톱 3의 추이이다. 악성 종양(암)이 갑자기 늘어난다는 것이 눈에 띄지만, 여기서 눈길을 돌려서 생각해 보기로 하자.

심장질환(심근경색 등)과 뇌혈관 질환(뇌졸중 등)은 최근 20년 동안 2위, 3위로 기록되어 있지만 실은 둘 다 동맥경화가 일으키는 병이다. 이 2가지 사망원인을 합치면 거의 악성 종양(암)에 필적한다. 즉, 동맥경화야말로 사망원인의 숨은 주역이라고 말할 수 있을 것이다.

동맥경화가 될 사람은 앞으로도 계속 늘어간다

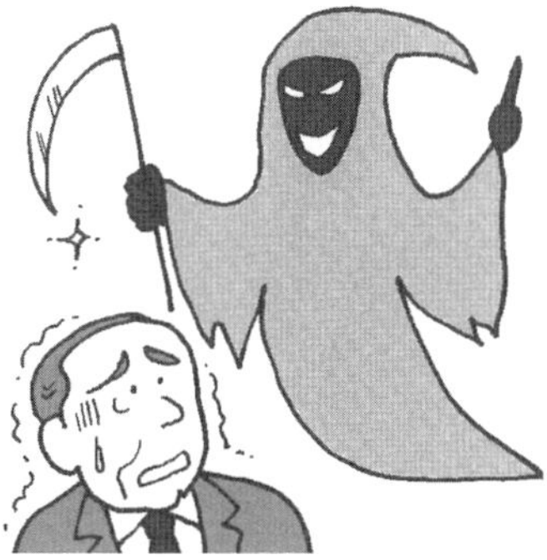

다음의 그래프만으로 판단하면 심장질환과 뇌혈관 질환은 최근에는 그럭저럭 원만한 것처럼 보인다.

그러나 다음 페이지에 있는 2개의 그래프를 보자. 주요 질병별 수료율(受療率, 치료를 받은 사람의 비율) 추이를 보면 고혈압성 질환의 수료율이 높다는 것을 한눈에 알 수 있다.

그리고 뇌혈관 질환을 예로 든 연령별 수료율을 보면, 75세 이상의 노인 수료율이 압도적으로 높다. 앞으로 노인인구가 더욱 늘어간다고 생각하면 동맥경화가 될 사람도 더욱 늘어갈 거라는 사실을 알 수 있다.

사망원인별 사망률 추이(인구 10만 명당)

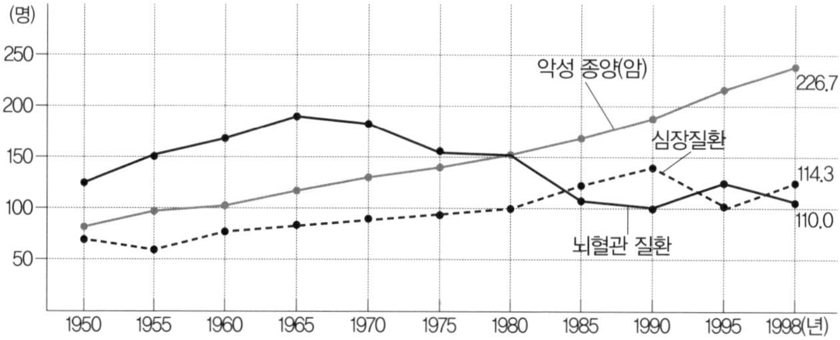

주요 질병별 수료율 추이(인구 10만 명당)

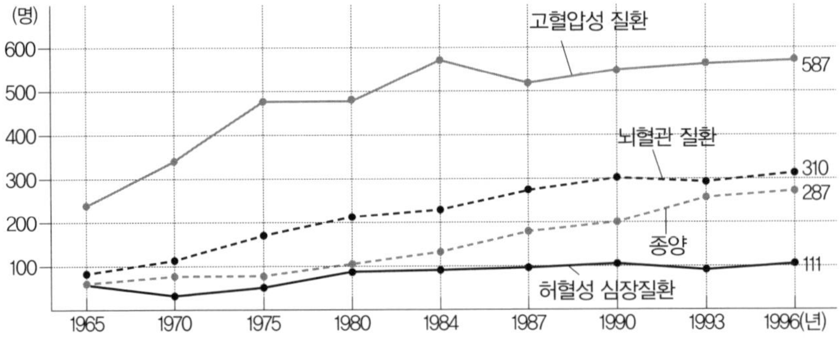

*종양 중 75% 이상이 악성 종양(암)

뇌혈관 질환의 연령별 수료율(인구 10만 명당)

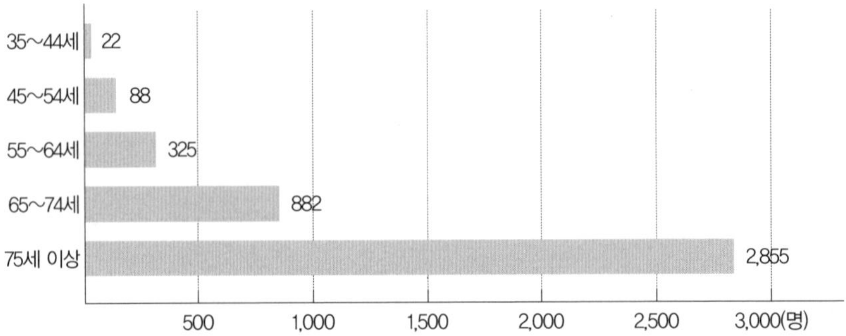

체크 포인트

동맥경화에 직·간접적으로 관여하는 사망원인은 위의 그래프에 나온 질병 외에 고혈압 질환, 신부전, 당뇨병 등 여러 가지가 있다.

02 동맥경화의 발병 원인

다양한 요인이 동맥경화를 촉진시킨다

동맥경화는 노화현상의 하나로 누구에게나 생길 가능성이 있으며, 그것은 피할 수 없다. 그러나 다음 그림에서 시사하는 질병이나 습관 등 다양한 요인이 가해지면 진행 정도를 크게 촉진시킨다.

고지혈증은 혈액 중에 콜레스테롤, 중성지방 등의 지질이 이상하게 늘어가는 상태이며, 당뇨병은 혈액 중에 포도당이 늘어가는 질병이다. 둘 다 원래 원활하게 흘러야 하는 혈액이 찰기가 늘어 걸쭉해진다. 동맥경화가 오래 이어지면 협심증, 심근경색 등 사망하게 되는 질병(돌연사)이나 증상을 일으킨다.

생활습관 속에 위험이 숨어 있다

다음 그림을 다시 잘 보자. 고지혈증과 당뇨병은 모두 식사, 운동습관과 깊은 관계가 있다. 또한 비만도 대부분의 경우 생활습관에 뿌리를 두고 있다. 그러므로 식사, 운동, 흡연 등 생활습관에 따라 동맥경화의 위험을 측정할 수 있다.

가령 유전적 요인은 피할 수 없지만, 다른 요인을 하나씩 확인하여 제거하면 동맥경화를 촉진시키지 않을 수 있다. 이것은 치료의 관점에서도 매우 중요하다.

동맥경화 촉진 원인

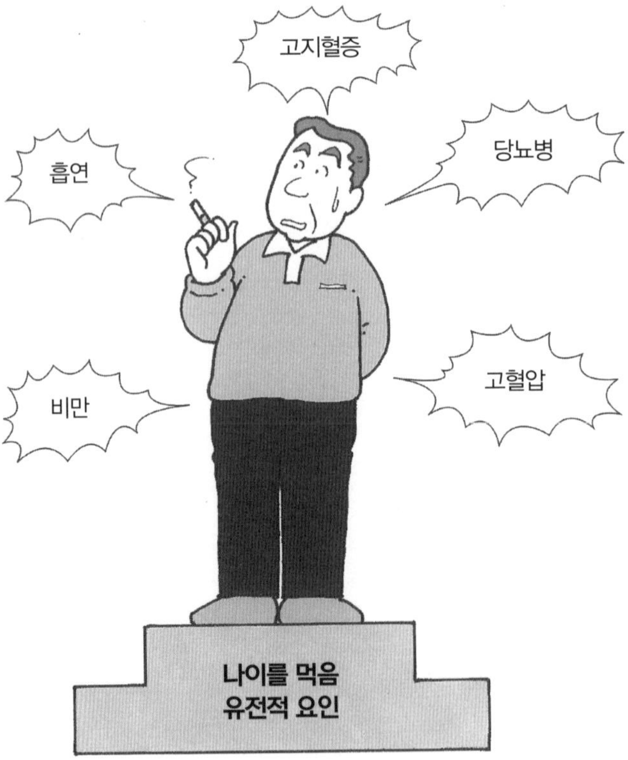

동맥경화 촉진 요인이 겹칠 경우

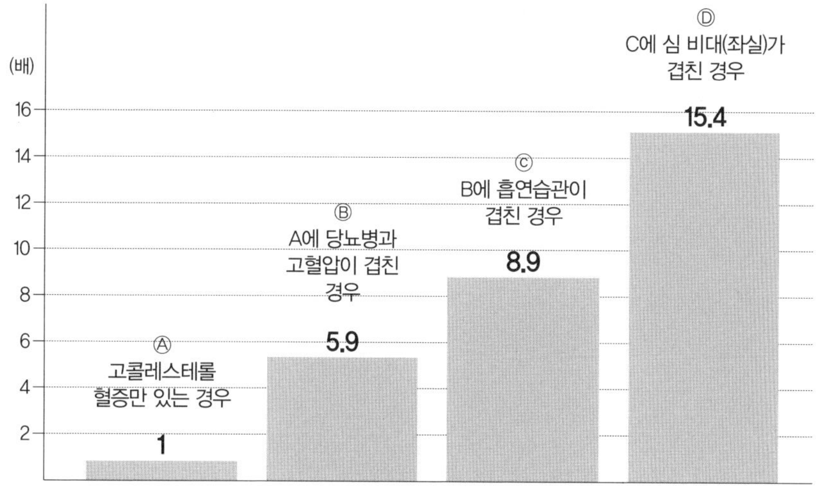

허혈성 심질환의 발증 위험도

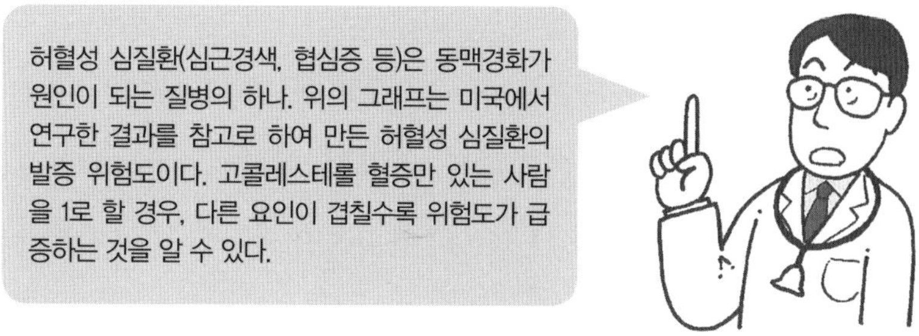

체크 포인트

전쟁, 사고로 사망한 사람들을 부검한 소견으로 보면 이미 10대 때부터 동맥경화가 진행되는 사람도 있다.

03 혈액이 걸쭉해지는 고지혈증

걸쭉해진 혈액이 동맥경화를 촉진시킨다

혈액은 산소, 영양소를 몸 전체에 보내는 역할을 하고 있다. 그 혈액이 흐르는 길이 혈관이며, 모세혈관의 안지름은 약 7미크론, 즉 1,000분의 7mm밖에 안 된다. 그렇게 가는 혈관이라고 해도 무난히 빠져나갈 수 있도록 건강한 혈액은 원활한 상태를 유지하고 있다.

그런데 혈액상태가 변화하여 걸쭉하게 되어버리면 산소, 영양소 등이 끝까지 미치지 못하고, 혈액작용에 지장이 나타나게 된다.

혈액이 질척질척한 상태가 되면 동맥경화가 촉진된다. 그리고 말초혈관의 동맥경화가 진행되면 혈관저항이 늘어 고혈압이 생긴다. 또한 고혈압은 동맥경화를 더욱더 촉진시킴으로써 악순환에 빠져버린다.

고지혈증은 혈중지질 농도가, 당뇨병은 혈중 포도당 농도가 각각 높아지는 질병이다. 고지혈증, 당뇨병은 혈액을 걸쭉하게 만들면서 동맥

혈액의 주요 성분과 작용

혈장	적혈구	백혈구	혈소판
주로 알부민, 글로불린, 피브리노겐(Fibrinogen)이라는 단백질을 함유한다. 피브리노겐은 혈액응고에도 관여한다.	산소를 운반하며, 이산화탄소를 회수한다. 혈액 1mm^2 중에 400만~500만 개를 함유하고 있다.	체내로 침입한 세포나 바이러스를 공격하여 감염증을 막는다. 혈액 1mm^2 중에 7,000~8,000개를 함유하고 있다.	혈관이 다친 곳에 모여 지혈, 수복을 한다. 평소에는 동그란 모습인데 이상이 생기면 뿔 같은 것이 많이 나온다.

경화를 촉진시키고 고혈압도 진행되어 동맥경화는 더욱 빠르게 진행된다. 이러한 무서운 악순환이 계속되는 것이다.

고지혈증에는 2가지 형태가 있다

혈액이 걸쭉해지는 원인은 다음 페이지의 그림과 같은 경우를 생각할 수 있다. 그중에서도 고지혈증은 중요하다.

혈중지질은 크게 콜레스테롤과 중성지방으로 나뉜다. 혈중 콜레스테롤 수치가 높은 경우를 '고콜레스테롤 혈증', 혈중 중성지방 수치가 높은 경우를 '고중성지방 혈증'이라고 하고, 양쪽을 총칭해서 '고지혈증'이라고 한다.

고콜레스테롤 혈증, 고중성지방 혈증은 둘 다 혈액을 걸쭉하게 만들고 동맥경화를 촉진시키지만 그 모습에는 약간 차이가 있다. 그 차이에 관해서는 다음에 설명하는 내용 중 '현대인에게 많은 고지혈증 형태'에 자세하게 기술하였다.

이런 경우에 혈액이 걸쭉하다

고지혈증

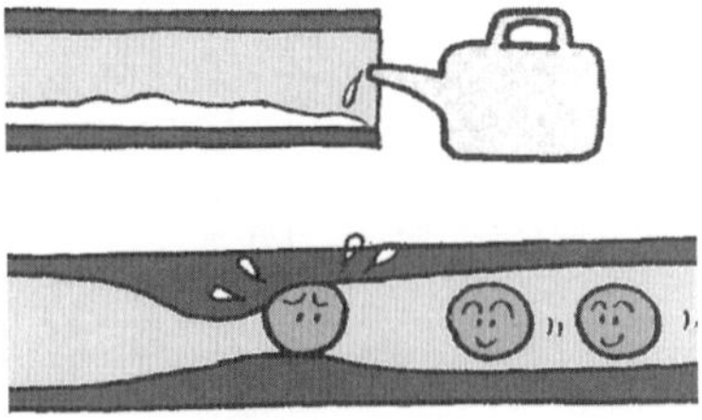

혈액 중에 존재하는 지방이 많아지면 당연히 끈적거리게 된다.
적혈구의 유연성이 저하되고 가는 혈관은 빠져나가기가 어려워진다.

당뇨병

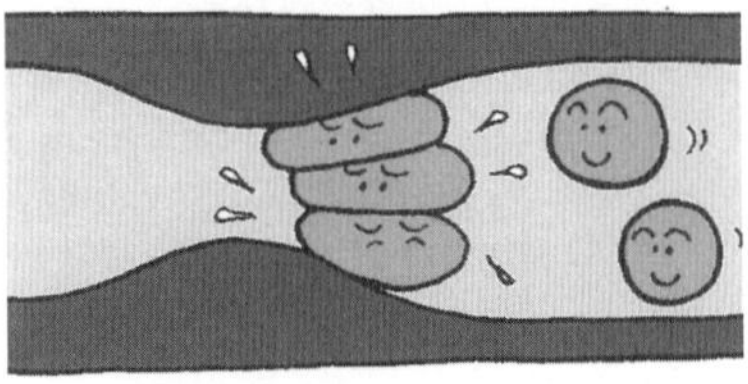

고지혈증과 마찬가지로 적혈구의 유연성이 저하되다가 적혈구끼리 달라붙어 혈관의 가는 부분에서 쉽게 막힌다.

혈소판이 지나치게 굳어짐

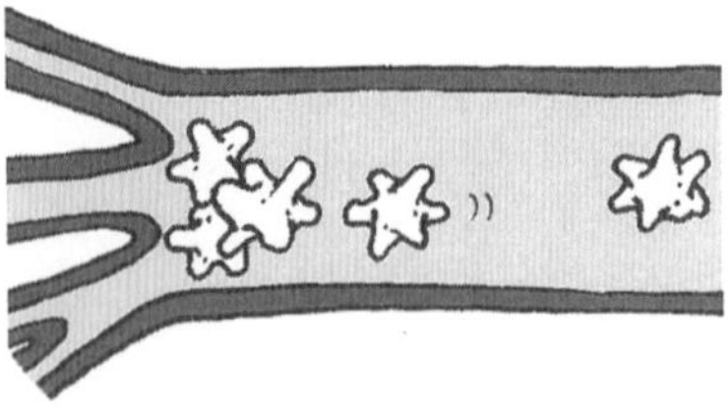

혈소판이 많이 모여 있으면 혈전을 형성하게 되고 가는 혈관이 쉽게 막힌다(원인은 비만, 스트레스, 이상체온 상승 등).

수분 결핍

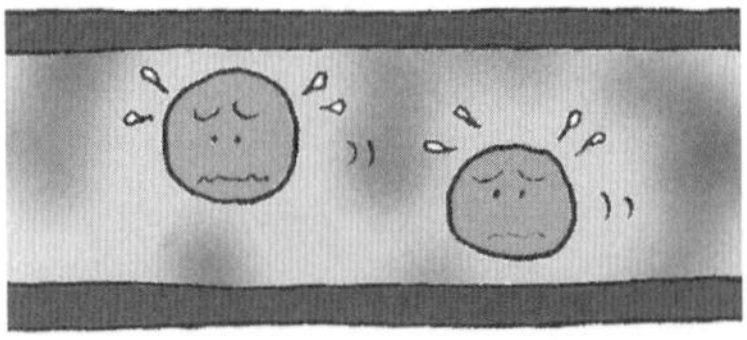

육체노동, 운동을 해서 땀을 듬뿍 흘리면 혈액 중의 수분이 줄어들고 성분 농도가 상승하여 걸쭉한 상태가 된다.

체크 포인트

고지혈증의 특징은 대부분 전혀 자각증상이 없다. 정기적인 건강검사를 적극적으로 받아 건강관리를 하도록 하자.

04 콜레스테롤에 관해 알아야 할 것

콜레스테롤은 인체에 빠뜨릴 수 없는 지질

콜레스테롤은 지방의 일종이며, 중성지방(유리지방산), 인지질이란 지질과 함께 체내에 존재하고 있는 물질이다. 콜레스테롤이라고 하면 나쁜 이미지를 가질지도 모르지만 우리 몸에는 필요불가결한 것이다.

간장에서 만들어내는 콜레스테롤은 체내에서는 세포막 재료가 되거나 각종 호르몬, 담즙산 생성에 관여하는 등 극히 중요한 존재이다. 콜레스테롤 자체는 결코 나쁘거나 불필요한 것이 아니다.

지방인 콜레스테롤이 왜 혈액에 의해 운반될까

콜레스테롤은 체내에 140g 정도 있으며, 그중에서 10~13g이 혈액을 타고 흐르는데 콜레스테롤, 중성지방은 지방이기 때문에 혈액에 용해되지 않는다. 그런데 왜 혈액에 의해 운반될까? 아주 신기한 일이다.

그 비밀은 운반될 때의 모습에 있다. 콜레스테롤, 중성지방은 물에 쉽게 용해되는(녹는) 물질과 결합하고 그것에 둘러싸여 운반된다. 다시 말해 그 물질과 콜레스테롤, 중성지방이 결합하여 '리포(Lipo) 단백질'이 되고 혈액에 실려 흘러간다. 리포 단백질의 구조는 다음 그림과 같다.

리포 단백질의 구조

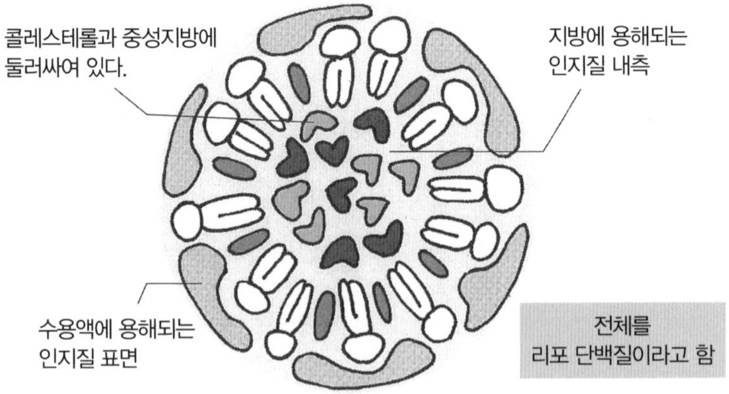

체크 포인트

콜레스테롤이 가장 많은 장기는 뇌와 신경이며, 그 부분에서 콜레스테롤이 부족하면 뇌 신경세포 작용이 나빠져서 건망증 등의 증상이 자주 나타난다.

리포 단백질의 종류와 주요 역할

카이로마이크론

함유성분

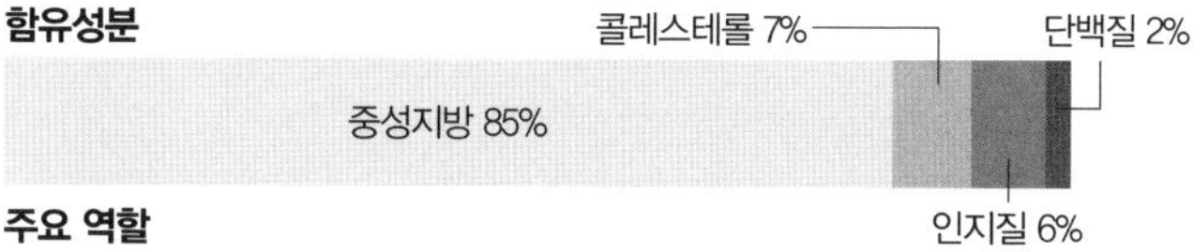

주요 역할

- 소장에서 합성되고 섭취한 식품이 함유한 지질을 간장으로 운반한다.
- 지용성 비타민을 운반한다.
- 중성지방(유리지방산)을 각 조직으로 운반한다.

VLDL

함유성분

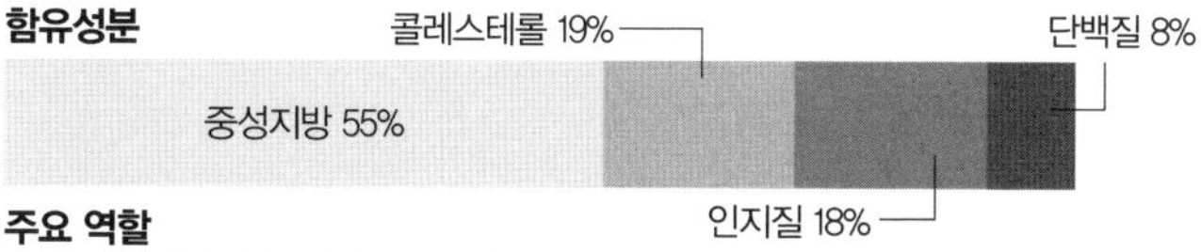

주요 역할

- 주로 간장에서 합성하여 지질을 각 조직에 운반하지만 공급은 중성지방(유리지방산)이 한다.

IDL

함유성분

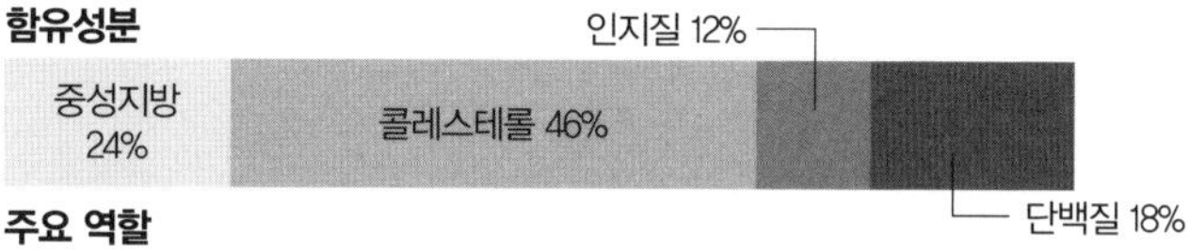

주요 역할

- VLDL이 LDL로 변화할 때의 중간 형태. 변화가 순조롭게 진행되지 않으면 나타나지 않는다.

LDL

함유성분

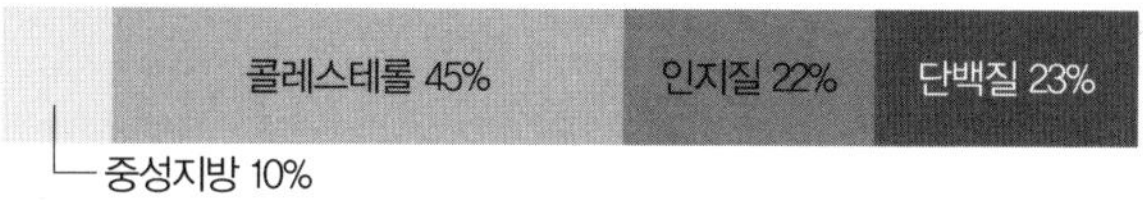

주요 역할

- VLDL에서 중성지방이 감소한 형태. 각 조직으로 콜레스테롤을 공급한다.

HDL

함유성분

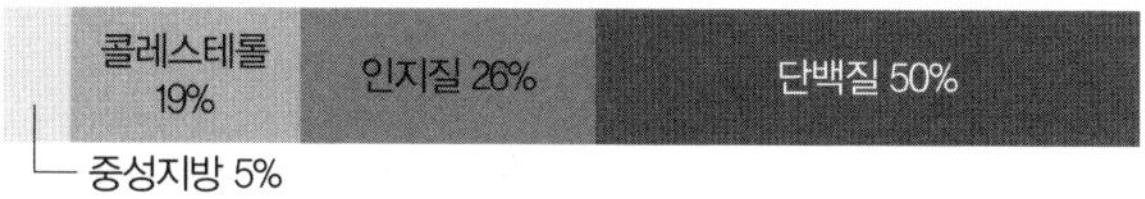

주요 역할

- 각 조직이나 혈액에서 불필요해진 콜레스테롤을 회수한다.

05 유익·유해한 콜레스테롤

LDL과 HDL의 절묘한 관계

앞에서 기술한 리포 단백질 중에서 특히 관심을 가져야 할 것은 LDL과 HDL이다. LDL은 콜레스테롤의 '운반 역할', HDL은 콜레스테롤의 '회수 역할'을 한다.

건강한 혈액이라면 LDL이 필요한 콜레스테롤을 온몸 구석까지 운반하고, 불필요한 콜레스테롤이 있어도 HDL이 그것을 제대로 회수하여 균형을 유지하고 있다.

그 균형이 흐트러지거나 콜레스테롤의 양을 조정하는 기능이 저하되었을 때, 혈중 콜레스테롤의 양이 지나치게 늘어나고 동맥경화를 촉진시키는 요인으로 이어지게 된다.

유익 · 유해한 콜레스테롤이라 하는 이유

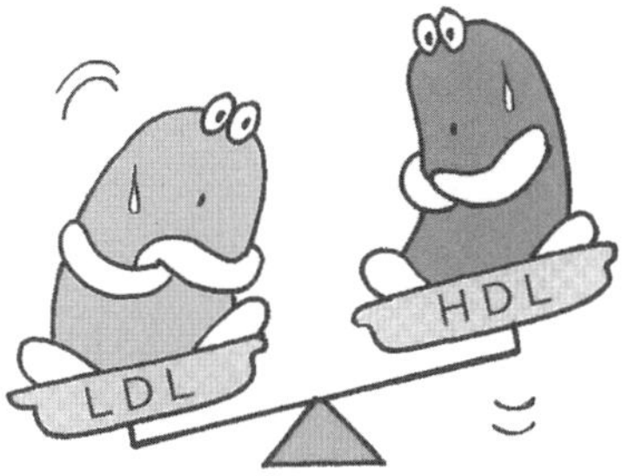

'유해 콜레스테롤', '유익 콜레스테롤'이라는 말을 들어본 적이 있을 것이다. 이것은 콜레스테롤의 이름이 아니라 리포 단백질 작용에 대해 붙이는 애칭이다.

'유해 콜레스테롤'은 주로 LDL, '유익 콜레스테롤'은 HDL을 가리키는데, 이것은 LDL이 콜레스테롤을 운반하는 역할, HDL이 그것을 회수하는 역할을 하기 때문에 그런 이름을 지은 것이다.

그러나 각 리포 단백질 자체는 유익하지도 않고 유해하지도 않다. 다만 그 균형이 흐트러져 혈액이 걸쭉한 상태가 되어버렸을 때, LDL이 유해한 성격을 가진다.

한편 HDL은 혈액 중에 있는 불필요한 콜레스테롤뿐만 아니라 혈관벽에 달라붙어 동맥경화의 원인이 되는 콜레스테롤을 회수하는 작용을 하기 때문에 '유익 콜레스테롤'이라고 한다.

체크 포인트 ✔

미국에서 실시한 설문조사 결과, 유전적으로 HDL 콜레스테롤 수치가 높은 사람은 보통 사람에 비해 평균 수명이 7년 정도 길다는 보고가 있다.

콜레스테롤이 동맥경화를 촉진시키는 이유

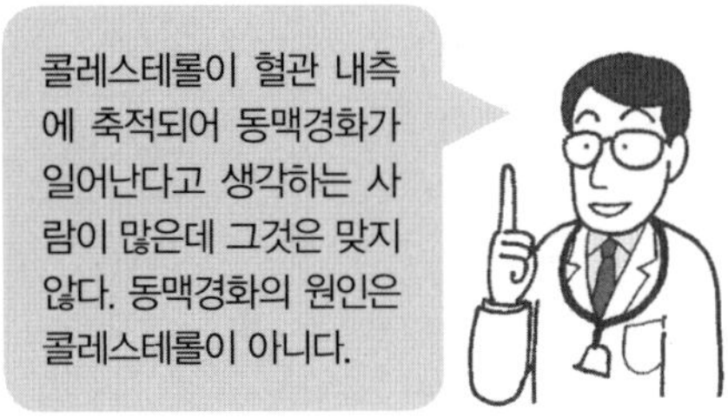

동맥의 구조

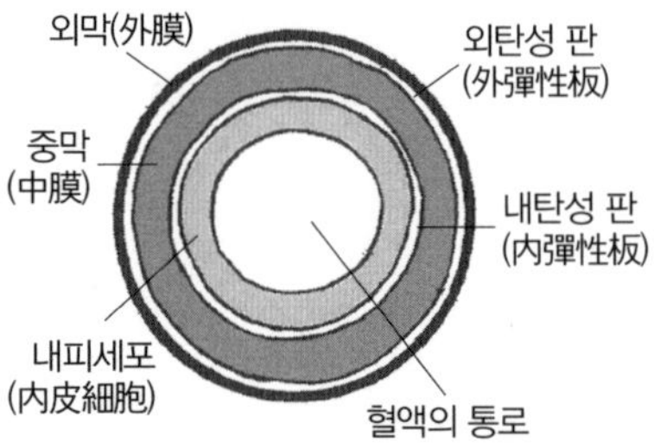

① LDL 콜레스테롤이 내피세포 조직으로 들어간다.

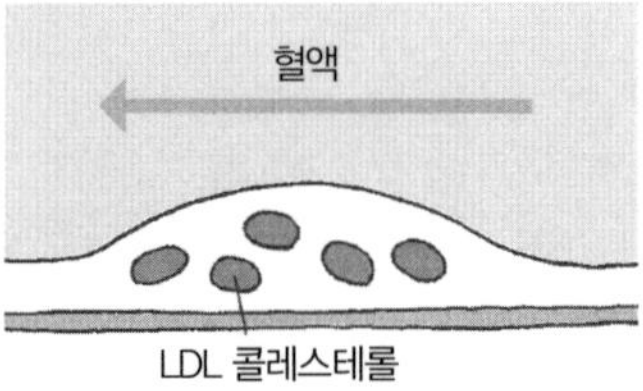

② 매크로파지(Macrophage)*가 LDL 콜레스테롤을 발견!

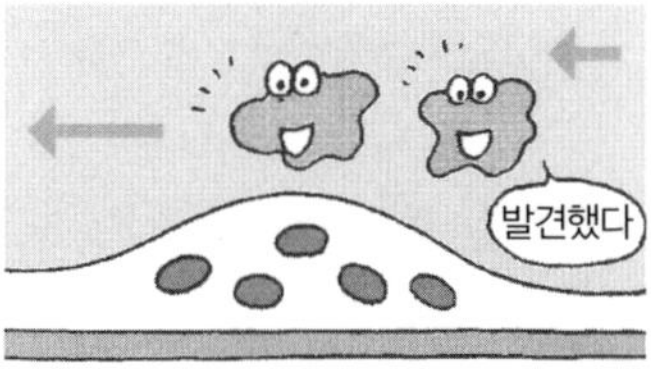

③ 매크로파지가 LDL 콜레스테롤을 먹는다.**

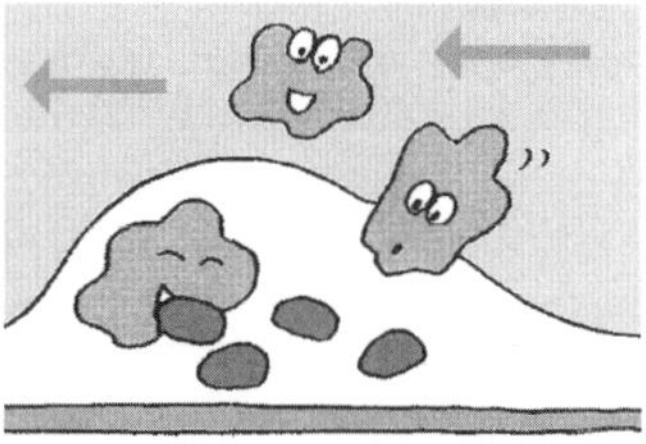

④ 지나치게 콜레스테롤을 섭취하면 매크로파지는 죽는다. 그 잔해가 모여 혈관 내강(內腔)이 좁아진다.***

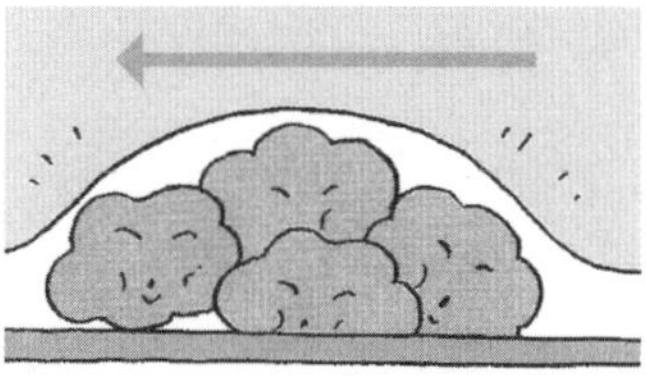

* 매크로파지는 대식세포(大食細胞) 또는 탐식세포(貪食細胞)라고도 한다. 침입해온 세균 등을 포식한다.

** 매크로파지는 활성산소에 의해 산화된 LDL 콜레스테롤만 먹는다. 산화하지 않은 것은 안 먹는다.

*** 매크로파지가 혈관 벽을 자주 들어갔다 나가면 그 부분이 약해져서 이것도 동맥경화의 원인이 된다.

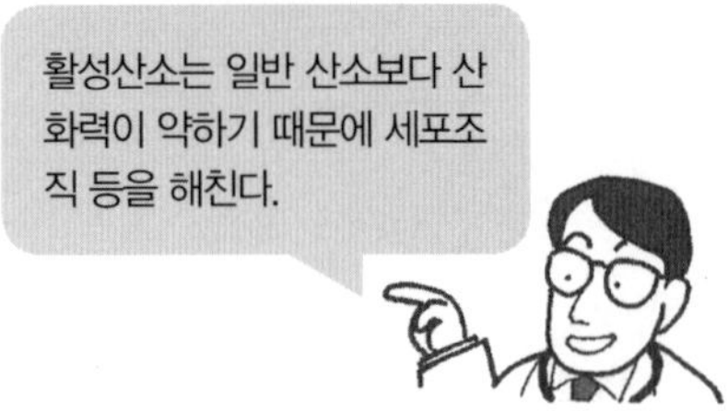

06 중성지방에 관해 알아야 할 것

중성지방은 질이 좋은 에너지원

중성지방을 한마디로 설명하면 "어머! 아랫배가 부풀어 늘어져버렸네"라고 말할 때 가리키는 지방을 말한다.

콜레스테롤이 주로 세포막이나 호르몬의 재료가 되는 데 비해, 중성지방은 주로 근육 에너지원이 된다. 같은 지방이라고 해도 그 역할은 콜레스테롤과 전혀 다르지만 둘 다 생명유지에 빠뜨릴 수 없는 중요한 물질이다.

에너지원으로 곧바로 이용되지 않는 중성지방은 피하지방 세포, 내장 주위 등에 모여 있고, 결과적으로 체온을 일정하게 유지하거나 외부에서 오는 충격을 막는 쿠션 역할을 한다.

중성지방도 콜레스테롤과 마찬가지로 그대로는 혈액에 녹지 않고 리포 단백질 형태로 혈액 속을 이동한다. 카이로마이크론(Chylomicron)과

당질도 중성지방으로 변신

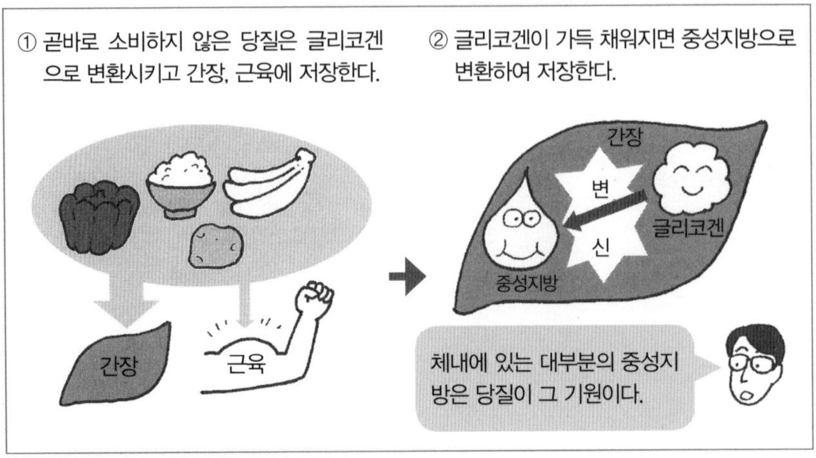

VLDL*이 중성지방을 주로 운반한다.

카이로마이크론은 소장에서 흡수하는 중성지방을 콜레스테롤과 함께 간장으로 운반하는 역할을 하고, VLDL은 간장에서 온몸으로 운반하는 역할을 한다.

VLDL은 중성지방을 체내 곳곳에 보내면서 LDL로 변화하고, 콜레스테롤의 운반자로서의 역할을 담당하고 있다.

* 편역자 주 : VLDL : 초저밀도 지질단백질(VLDL : very-low-density lipoprotein)은 트리글리세리드로 구성된 지질단백질이다.
간장에서 흡수된 지방 성분을 심장, 골격근 및 지방 세포조직으로 운반하며, 그곳에서 지질의 트리글리세리드 성분이 지질단백질 리파제의 활성에 의해 가수분해되어 방출된 유리지방산이 조직에 흡수되도록 한다.

중성지방이 지나치게 늘어나면 동맥경화를 촉진한다

중성지방도 콜레스테롤과 마찬가지로 지나치게 늘어나면 혈액을 걸쭉한 상태로 만든다. 그리고 고혈압, 동맥경화를 촉진한다. 혈중 중성지방 수치가 상승하면 HDL(유익 콜레스테롤)은 감소한다.

다시 말하면 고중성지방 혈증은 저 HDL 콜레스테롤 혈증을 수반하

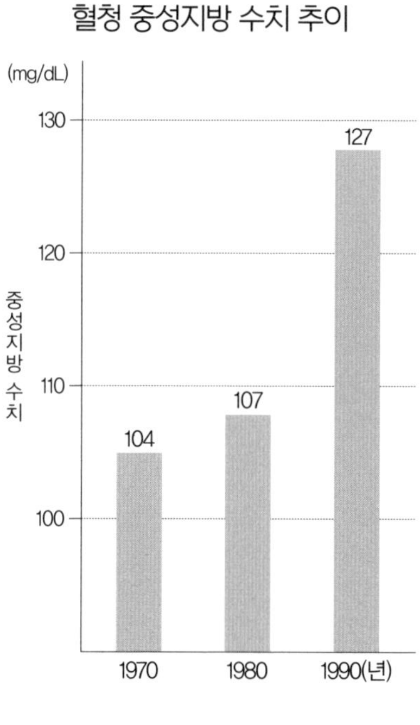

평균적인 혈청 중성지방 수치 추이를 그래프로 나타냈다. 최근 들어 급격하게 증가하고 있다. 배가 고플 때 150mg/dL 이상이라면 고중성지방 혈증으로 진단. 그래프를 보면 그 수준에 점차 다가간다는 걸 알 수 있다.

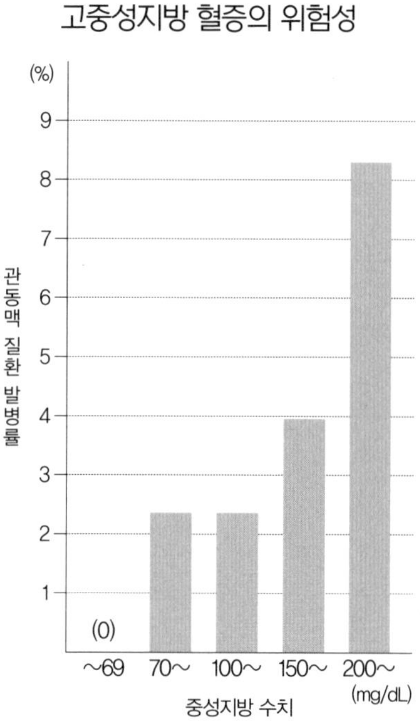

혈청 중성지방 수치와 관동맥 질환(심근경색이나 협심증 등)의 관계를 그래프로 나타냈다. 고중성지방 혈증이라고 진단하는 수준(150mg/dL)을 넘으면 발병률이 갑자기 높아진다.

는 경우가 많다는 것을 의미한다.

HDL이 감소하면 혈액 속에 있는 불필요한 콜레스테롤 회수작업에 악영향을 미쳐 동맥경화를 촉진하게 된다. 최근에 혈중 중성지방 수치는 증가만 하고 있으니 특별히 주의해야 한다.

체크 포인트 ☑

당질, 단백질이 체내에서 만들어내는 열량은 1g당 4kcal지만 중성지방은 9kcal나 열량을 만들어낸다.

07 현대인에게 많은 고지혈증 형태

편리한 생활 때문에 고지혈증이 급격하게 증가

요즈음 고지혈증이 증가하고 있다. 중·고령자만으로 보면 남성의 50% 전후, 여성의 30% 전후가 고지혈증이라고 말할 수 있을 것이다. 아무런 대책도 세우지 않으면 이러한 경향이 앞으로도 계속 이어질 것이다. 국민의 반수 이상이 고지혈증이 된다는 우려가 현실로 나타날지도 모른다. 이러한 변화는 생활습관의 변화에서 비롯된다. 쉽게 말하면 많이 먹으면서 그다지 움직이지 않기 때문이다.

특히 50세 이상인 사람이라면 지난 반세기 동안 식재료와 식습관의 변화, 교통수단 및 교통기관의 발달과 그 이용도의 변화 등을 되돌아보자. 이에 대해서는 충분히 공감하며 이해할 수 있을 것이다. 편리해진 생활의 대가로 고지혈증을 비롯한 각종 생활습관병이 증가하고 말았다.

미국과 비교한 혈청 총콜레스테롤 수치

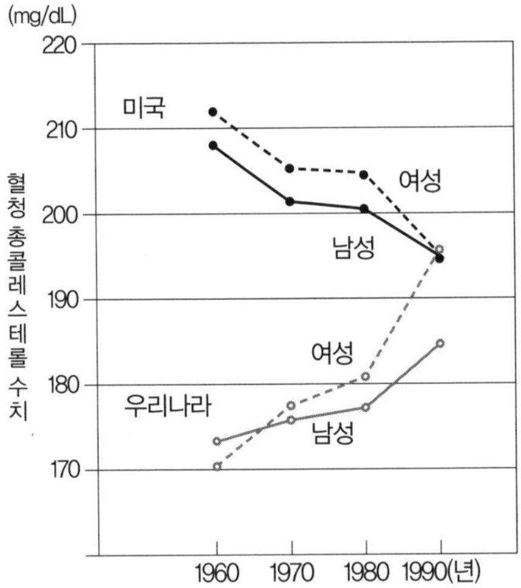

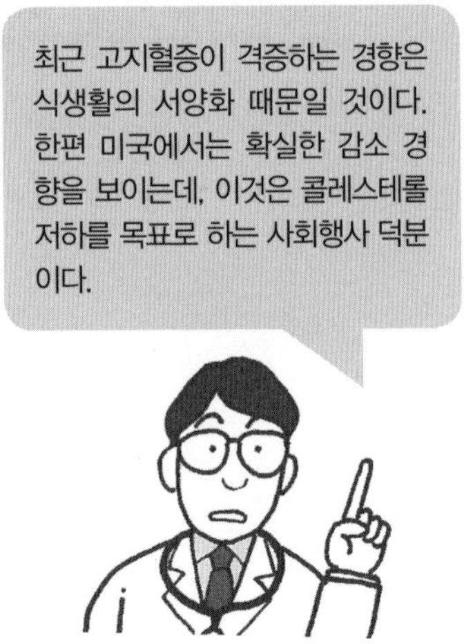

혈청 총콜레스테롤 수치의 추이

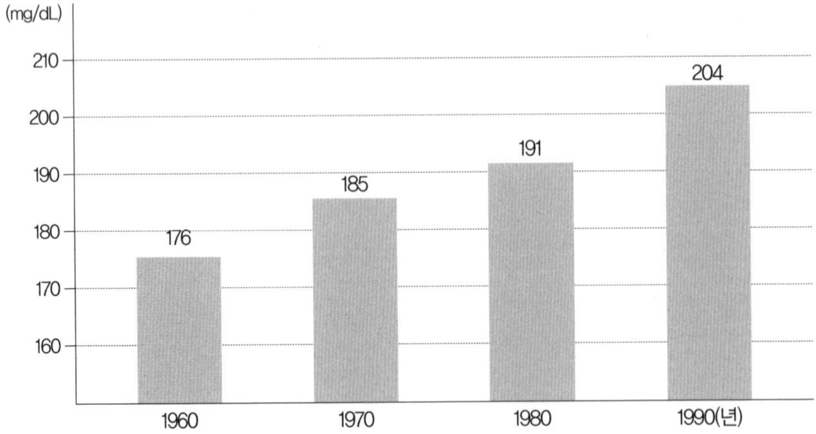

WHO에 의한 고지혈증 분류 (TC : 총콜레스테롤, TG : 중성지방)

형태	Ⅰ형	Ⅱa형	Ⅱb형	Ⅲ형	Ⅳ형	Ⅴ형
상승하는 리포 단백질	카이로마이크론	LDL	VLDL LDL	VLDL(β) 또는 IDL	VLDL	카이로마이크론 VLDL
특징	TG가 높음	TC가 높음	TC/TG 둘 다 높음	TC/TG 둘 다 높음	주로 TG가 높음	TC가 약간 높고 TG가 극히 높음

현대인에게 많은 고지혈증 형태

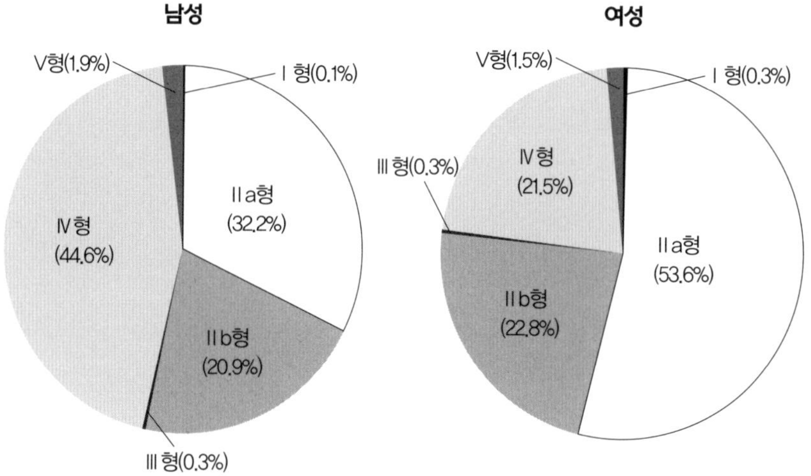

체크 포인트

30세 미만은 미국인보다 콜레스테롤 수치와 중성지방 수치 둘 다 높다고 알려져 있다.

현대인은 고중성지방 형태가 많다

고지혈증은 크게 고콜레스테롤 혈증과 고중성지방 혈증으로 나뉘는데 이보다 더욱 다양한 형태로도 분류할 수 있다. WHO(세계보건기구)에서는 질병이 나타나는 모습의 차이로 앞 페이지의 표에 나타난 바와 같이 I~V의 6종류로 분류한다.

앞 페이지의 그래프는 현대인의 고지혈증 형태를 WHO 분류에 따라 분류해본 것이다. 남성은 IV형, 여성은 IIa형이 가장 많다. 콜레스테롤 평균 수치는 해마다 상승하고 있다.

08 비만과 고지혈증의 관계

자신의 비만도를 확인해보자

비만, 즉 몸에 지나치게 지방이 축적되어 있는 상태는 과식과 운동 부족이 원인이다. 가족 모두가 비만형이라면 유전과 관계가 있지 않으냐고 반문할 수도 있을 것이다. 실제로 그런 경우가 있기는 있지만, 대부분은 가족 모두가 비슷한 식생활(열량 과잉 섭취)을 유지하고 있기 때문에 비만이 생긴다고 생각할 수 있다. 원래 아버지와 어머니는 유전적인 연결이 없으니 둘이 같은 유전적 요소를 가지고 있을 리가 없다.

자신이 비만인지 아닌지는 다음의 계산식으로 간단하게 판단할 수 있다.

특히 조심해야 하는 형태는 '사과형 비만'

비만에는 주로 피하에 지방이 축적되어 있는 '피하지방형 비만'과 내

비만도 계산방법

$$\text{비만도} = \frac{\text{체중(kg)}}{\text{신장(m)} \times \text{신장(m)}}$$

판정방법

19 이하 마름

20~24 정상 범위

25 이상 비만

계산 예

- 신장 170cm, 체중 75kg의 경우

$$\text{비만도} = \frac{75}{1.70 \times 1.70} \fallingdotseq 26$$

- 판정 : 비만

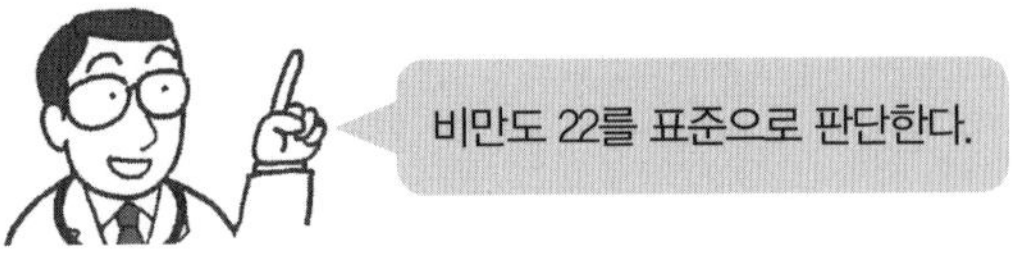

장 주변에 지방이 축적되어 있는 '내장지방형 비만'이 있다. 체형과 외모 차이의 인상을 과일에 비유하자면 전자를 '서양배형 비만', 후자를 '사과형 비만'이라고 하기도 한다.

이 두 가지 비만 중에서 특히 내장지방형 비만은 혈중 LDL(유해 콜레스테롤) 수치나 중성지방 수치의 상승, HDL(유익 콜레스테롤) 수치 저하를 수반하는 경우가 많은 것으로 알려져 있다. 결국 고지혈증과 관계가 깊다는 말이다. 또한 당뇨병이나 고혈압이 합병되는 경우도 아주 흔하다. 이런 것들이 의미하는 것은 무엇일까? 내장지방형 비만인 사람은 동맥경화의 위험요인이 많을 수 있다는 것이다. 피하지방형 비만의 경우는 이러한 경향이 비교적 낮다고 한다.

앞에서 설명한 비만도 계산이나 최근에 보급된 체지방계로는 피하지방형 비만인지 내장지방형 비만인지는 판정하지 못한다. 이에 대해서는 전문의에 의한 검사가 더 필요하다.

다만 내장지방형 비만은 식사, 운동요법으로 쉽게 개선할 수 있다. 따라서 비만을 개선하고자 하는 노력이 가장 중요하다.

비만의 2가지 분류

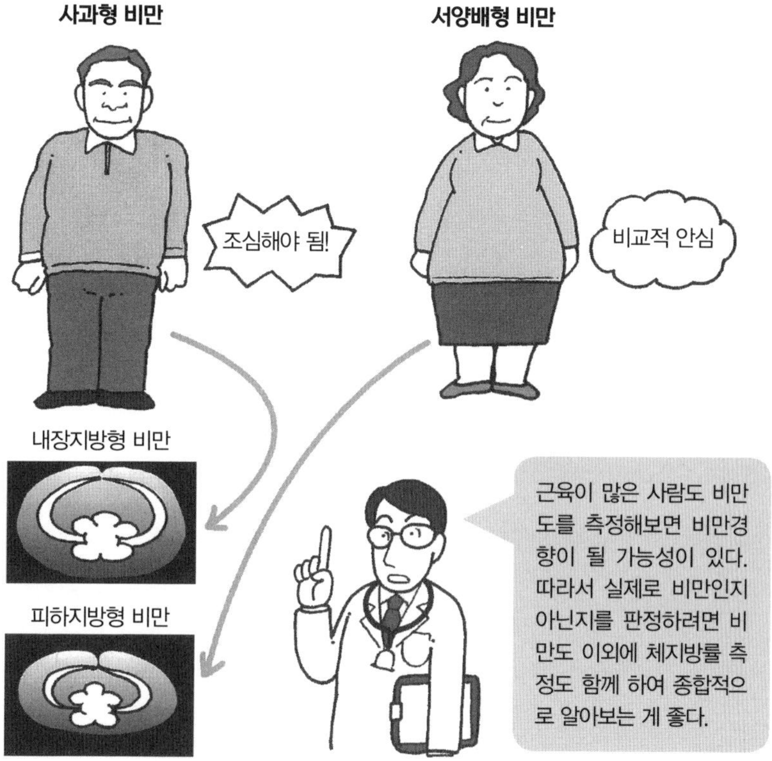

배꼽 밑 부분의 CT 스크린상

체크 포인트

사과형 비만은 장간막(腸間膜)이나 간장 등 상반신에 지방이 축적되는 형태이며, 외형적으로는 비만처럼 나타나지 않는 사람들도 많다.

09 고혈압은 뇌출혈·뇌경색의 위험요인

고혈압을 가볍게 생각하면 안 된다

다음 페이지의 그래프를 보면 고혈압과 뇌졸중의 위험한 관계를 알 수 있다. 혈압이 높아질수록 동맥경화와 극히 관계가 깊은 질병인 뇌출혈과 뇌경색 발증률이 높아진다.

지금까지 다양하게 조사한 결과, 고혈압이야말로 뇌출혈과 뇌경색의 최대 위험요인이라는 걸 알게 됐다. 혈압의 정상 수치란 실은 개인 차이가 있기 때문에 정확하게 말할 수는 없지만 WHO(세계보건기구)와 국제고혈압의학회는 최대 혈압(수축기 혈압) 140mmHg 이상, 최소 혈압(확장기 혈압) 90mmHg 이상을 '고혈압'으로 정한다. 이 수치는 안정을 취했을 때의 혈압이다.

동맥경화가 그다지 진행되지 않았어도 고혈압만으로 뇌출혈이 일어나는 경우도 있다. 또한 고혈압 상태가 오래 이어지면 심장비대증을 초

고혈압과 뇌졸중의 관계

남성

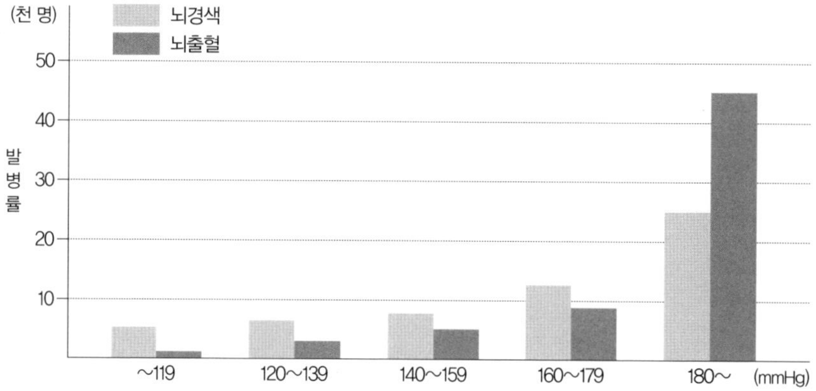

최대 혈압(수축기 혈압)

여성

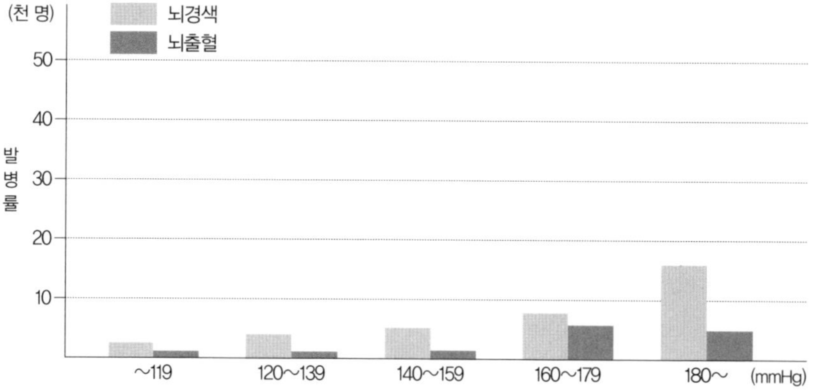

최대 혈압(수축기 혈압)

> **체크 포인트** ☑
>
> 30세 이후는 연령이 높아질수록 혈압도 높아지는 경향이 있으며, 젊었을 때부터 혈압이 높은 사람은 나이를 먹게 되면 더욱 고혈압이 쉽게 온다.

래하며, 그로 인해 심부전으로 이어질 우려도 있다. 그렇기 때문에 고혈압 경향이 있다는 지적을 받으면 반드시 치료 및 관리를 잘해야 한다.

고혈압의 원인과 고혈압이 초래하는 질병

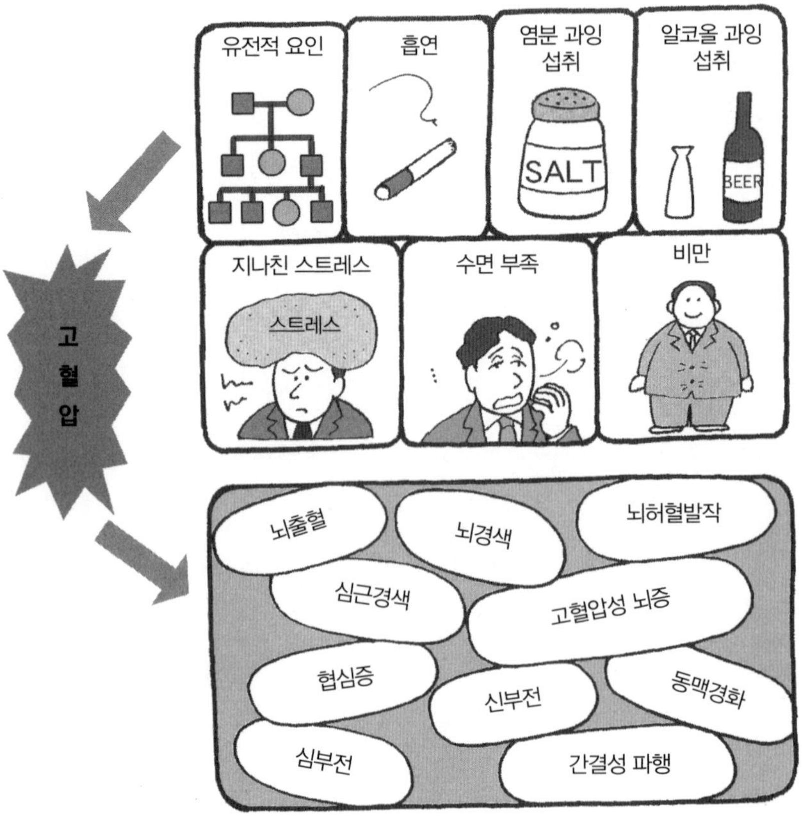

본태성 고혈압을 치료할 때는 생활습관 개선도 함께 이루어져야 한다

고혈압에는 그 원인을 아직 알 수 없는 '본태성 고혈압'과 고혈압 이외의 질병이 원인으로 혈압이 높아지는 '이차성 고혈압'이 있다.

전자의 경우 유전적 요인에 의한 생활습관(식사, 스트레스, 흡연 등)이 유발 원인이 되어 발증하는 경우가 많다. 대부분의 고혈압증은 원인이 밝혀져 있지 않은 본태성 고혈압증이다. 약물치료와 함께 원인이 되는 생활습관을 개선해야 적절한 치료효과를 얻을 수 있다.

이차성 고혈압증은 원인이 되는 다른 질병의 치료가 필요하다.

10 혈당이 높은 상태가 지속되면

자각증상을 느꼈다면 당뇨병이 꽤 진행되었다는 증거

혈당수치(혈당치)란 혈액 중에 포함된 포도당의 비율을 의미한다. 일반적으로 혈액 1dL 중에 포도당은 100mg 정도 함유되어 있으며, 식사를 한 후엔 140mg 전후까지 오르지만 1~2시간 지나면 원래 상태로 되돌아간다.

포도당은 췌장이 분비하는 인슐린이라는 호르몬의 작용으로 세포 내에 받아들여져 에너지원이 된다. 인슐린 분비량이 적거나 세포의 인슐린 이용능력이 저하되면 포도당은 세포 내에 쉽게 받아들이지 못하고, 결과적으로 혈액 중에 이상할 정도로 많은 상태가 된다. 이는 결국 혈당수치가 높아지는 원인이 된다. 이것이 당뇨병이란 질병이다.

혈당수치가 점차 높아져 거의 170mg/dL를 넘으면 요(尿) 중에 포도당이 배설된다. 이러한 상태라 해도 당뇨병 초기에는 자각증상이 거의 나타나지 않는다.

목이 마르다, 소변량이 늘었다, 이상하게 단것을 먹고 싶다 등 당뇨병의 자각증상으로 알려진 증상은 병이 많이 진행된 상태가 아니면 잘 나타나지 않는다. 따라서 자각증상을 질병의 척도로 생각하면 돌이킬 수 없는 일이 발생할지도 모른다.

당뇨병의 주요 자각증상

시력 등
- 눈이 침침해짐
- 시력 저하
- 비문증
- 현기증, 일어날 때의 어지럼증

내장 등
- 변비, 설사
- 성욕감퇴, 발기부전
- 흉부압박감, 흉부통(운동할 때, 야간)

피부 등
- 피부병이나 종기, 부스럼(자주 생기고 쉽게 낫지 않음)
- 궤양(자주 생기고 쉽게 낫지 않음)
- 가려움

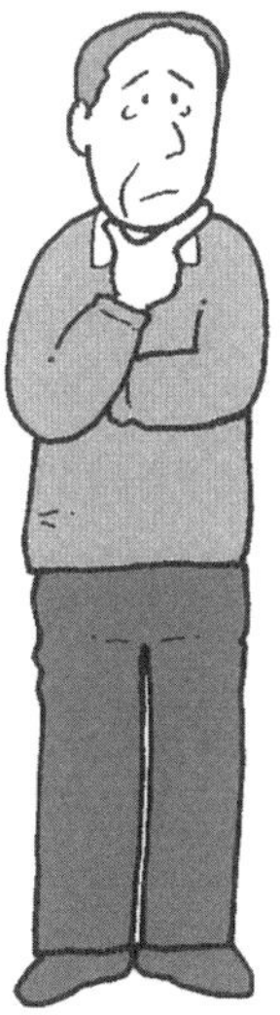

고혈당에 의한 증상
- 목마름
- 다음(多飮), 다뇨(多尿)
- 식욕증진(먹어도 살이 빠짐)
- 피로, 탈력감

손발
- 손발끝 저림
- 냉증
- 심한 통증이 따르는 장딴지의 경련
- 조금만 걸어도 발이 아프고 좀 쉬면 나아짐(간결성 파행)

기타
- 감염증, 충치(쉽게 낫지 않음)

고혈당에 의한 증상 이외에는 합병증에 의한 증상이다. 초기일 때나 증상이 가벼울 때는 느껴지지 않는 경우가 많다. 또한 느끼는 감각에는 개인차가 있다.

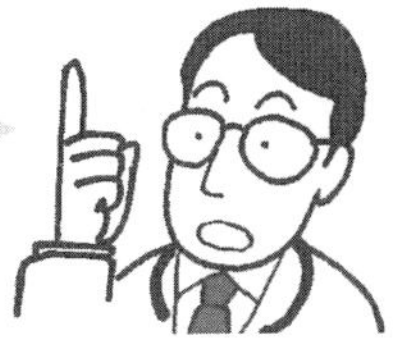

고혈압이 지속되면 혈관과 혈액에 악영향을 끼친다

당뇨병은 다음 그림처럼 다양한 질병을 초래한다. 그중에서 당뇨병성 신증후군, 당뇨병성 망막증, 당뇨병성 말초신경 장애는 극히 발증 예가 많아서 '당뇨병의 3대 합병증'이라고 한다.

고혈당 상태가 지속되면 혈관이 장애를 받는다. 굵은 혈관에서 모세

당뇨병의 주요 합병증

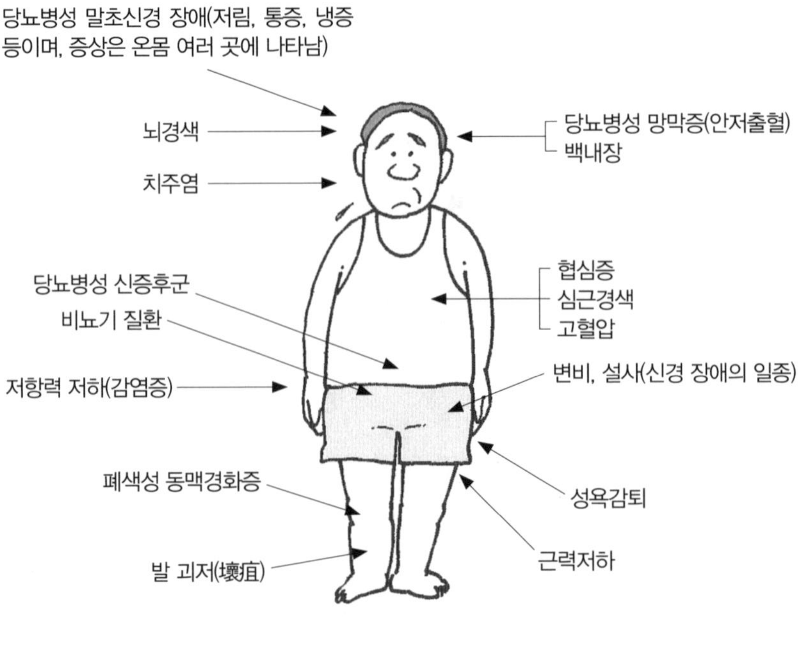

체크 포인트	당뇨병은 방치하면 할수록 치료가 어려워지고 합병증이 쉽게 일어난다.

혈관까지 그 영향은 전체에 미친다. 눈의 모세혈관이 손상을 받아 일어나는 증상이 당뇨병성 망막증, 신장의 여과장치인 사구체라는 모세혈관에 장애가 생겨 일어나는 증상이 당뇨병성 신증후군이다. 이처럼 당뇨병 합병증의 대부분은 혈관 장애의 결과로 나타난다. 물론 동맥경화도 나타난다.

게다가 혈액에도 이상이 일어난다. 적혈구에 생기는 이상 상태인데, 적혈구는 보통 원반과 같은 형태이며 유연성이 있기 때문에 모세혈관을 아무렇지도 않게 통과할 수 있다.

그러나 혈당수치가 높으면 적혈구가 몇 개나 겹쳐 달라붙어서 덩어리 상태가 된다. 그렇게 되면 모세혈관을 쉽게 빠져나갈 수 없고, 신체의 장소에 따라서 혈전과 마찬가지로 막혀버린다.

당뇨병의 합병증에는 생활이나 생명에 중대한 영향을 미치는 것들이 많다. 따라서 조기 발견과 조기 치료가 중요하다.

당뇨병의 진단기준 (75g 당부하시험에 의함)

형태	공복시 → 부하 후 2시간
정상형	110 미만, 그리고 140 미만
경계형	어느 쪽에도 속하지 않은 것
당뇨병형	126 이상 또는 200 이상

(숫자는 혈당수치, 단위는 mg/dL)

11 고지혈증 검사 및 진단

혈액검사로는 4가지 항목이 진단기준이 된다

고지혈증은 혈중지질, 다시 말하면 혈액 중 지방의 비율이 문제가 되기 때문에 우선 혈액검사부터 해야 한다.

혈액검사 중에서 고지혈증 진단에 직접적으로 관여하는 검사는 총콜레스테롤 수치, LDL 콜레스테롤 수치, HDL 콜레스테롤 수치, 중성지방 수치의 4가지이다. LDL 수치 이외에는 혈액과 혈청에서 직접 측정하고, LDL은 그것들의 측정치에서 산출하는 것이 일반적이었는데, 최근에는 LDL 콜레스테롤도 측정할 수 있게 되었다.

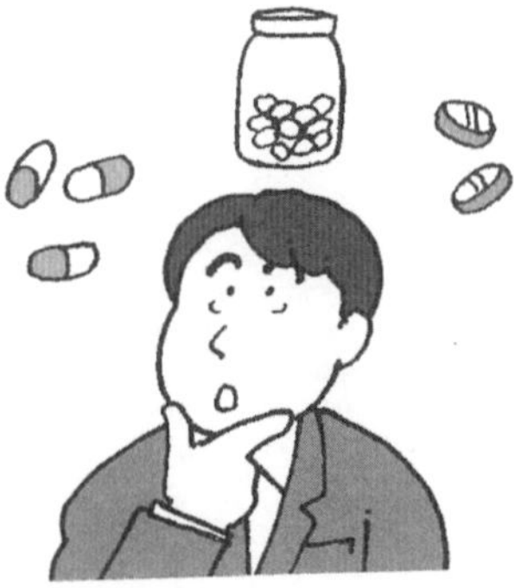
복용하고 있는 약이 있으면 검사 전에 확인해야 한다.

문진이나 생활조사도 치료법 결정에 도움이 된다

혈액검사 이외에 하는 검사는 신장·체중 측정, 혈압 측정, 심전도·흉부 X선 검사, 소변검사 등이 있다. 이러한 검사들은 고지혈증의 원인 해명이나 동맥경화의 진행상태, 합병증의 유무 등을 알아보기 위해 하는 것이다. 게다가 문진(가족의 병력, 자각증상 등)이나 생활조사(식사 내용, 음주·흡연, 스트레스 상태 등)도 한다. 이것들을 종합적으로 생각하면서 의사는 치료방침을 확립하고 구체적인 치료법을 결정하게 된다.

합병증의 발증이 의심될 때는 그에 대응한 검사도 동시에 한다. 고지혈증과 그 합병증에 관해서는 치료가 겹치는 것도 많이 있으므로 미묘한 판단이 필요하다. 검사를 받아봤으면 그 결과와 함께 치료법에 관한 설명이나 지시를 의사에게 반드시 듣고 지시대로 행동해야 한다.

고지혈증의 진단기준 (단위 : mg/dL)

혈청지질	정상 수치	경계구역	이상 수치와 기본적 진단	중증 수치
총수치	200 미만	200~219	220 이상 = 고지혈증	300 이상
LDL 수치	120 미만	120~139	140 이상 = 고 LDL 혈증	220 이상
중성지방 수치	150 미만	150~199	200 이상 = 고중성지방 혈증	750 이상
HDL 수치	40 이상	–	40 미만 = 저 HDL 혈증	20 이하

체크 포인트 ☑

고지혈증 검사를 받을 때는 좀 더 정확한 정보를 얻기 위해 전날 저녁식사 후 아무것도 먹지 않고 검사 당일도 아침식사를 하지 않은 상태로 채혈하는 것이 원칙이다.

HDL 콜레스테롤 수치와 관동맥 질환 발증률

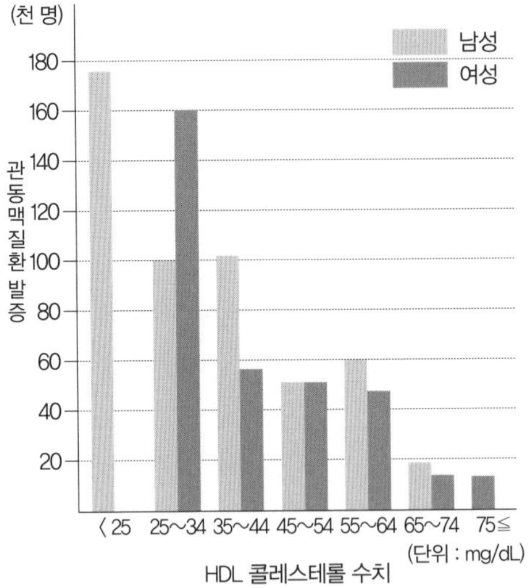

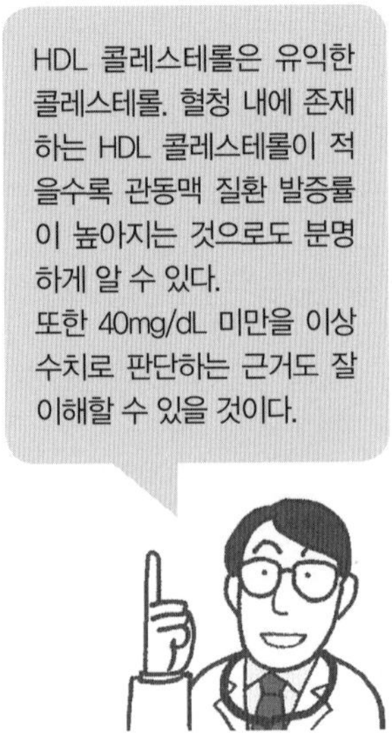

동맥경화 진행상태를 확인한다

1. 시력, 시야에 이상이 느껴진다 : 뇌혈관 장애, 안저출혈 등의 가능성이 있음
2. 심한 두통, 한쪽만의 저림, 현기증의 반복, 말투가 부정확해진다 : 지주막하 출혈, 뇌혈관 장애의 가능성이 있음
3. 좌우 팔의 혈압에 차이가 있거나 맥박 강도에 차이가 있다 : 쇄골하동맥 등 팔의 혈관에 협착 또는 폐색이 있음
4. 일할 때 흉부압박감, 흉부통, 등 쪽에 통증을 느낀다 : 노작성 협심증(勞作性狹心症)의 가능성이 있음
5. 야간, 새벽 등에 전흉부 압박감, 어금니의 통증, 목을 단단히 조르는 듯한 증상이 있다 : 관련축형 협심증(冠攣縮型狹心症)의 가능성이 있음
6. 복부에서 박동성 종류(腫瘤)가 만져진다 : 동맥류(動脈瘤)의 가능성이 있음
7. 걸을 때 장딴지에 통증을 느낀다 : 하지 동맥 협착의 가능성이 있음

사례 ① 고지혈증·고혈압 치료 중단으로 협심증이 악화되어 관상동맥우회시술을 받은 남성

(H씨, 초진 시 43세)

방송국에서 근무하는 H씨는 젊었을 때부터 불규칙적인 생활을 했다. 신장 170cm, 체중 85kg이라 꽤 비만한 남성이며, 담배는 하루에 40개비 이상 피우는 골초이다.

1981년 5월, 갑자기 증상이 발생했다. 밤 9시 무렵, 저녁을 먹고 나서 가슴이 조여드는 증상이 있다고 호소하여 병원에서 진찰을 받았다.

안정을 취했을 때의 심전도는 정상이었지만 혈액에 대한 자료로는 총콜레스테롤 수치 258mg/dL, 중성지방 수치 314mg/dL로 높고, HDL 콜레스테롤 수치는 36mg/dL로 낮으며, LDL 콜레스테롤 수치는 840mg/dL로 현저한 상승상태를 확인했다. 요산수치는 8.1mg/dL로 고요산혈증, GOT 71, GPT 62로 지방간이라고 생각되는 간 기능 장애를 확인하였으며, 혈압은 160/100mmHg로 고혈압이었다.

전날의 증상은 협심증의 발작이라고 생각할 수 있었지만, 이후에 같은 증상은 나타나지 않았다. 니트로(Nitro)제를 처방하면서 체중을 10kg 줄일

목적으로 1,800kcal의 식사와 염분섭취를 5~7g으로 줄이는 식이요법을 지시했지만, 전혀 지키지 않았다. 당시에는 고지혈증에 효과적인 치료약이 없었으므로 식이요법을 지킬 수 없다면 좀처럼 치료하기가 어려웠다.

그는 이후 병원에 오지 않다가 그다음에 온 것은 1987년 3월이었다. 요통이 초래한 양쪽 하지저림 때문에 정형외과에 온 것이다.

혈압은 집 근처에 있는 의원에서 약을 받고 있었다고 했는데 160/90mmHg라 여전히 높고, 체중 87kg, 콜레스테롤 수치 245mg/dL, 중성지방 수치 530mg/dL로 변함이 없는 상태였다.

2년 후 1989년 11월 다시 외래로 진찰하러 왔을 때 그는 52세였다. 서둘러 걷거나 고갯길을 올라가거나 하면 가슴이 죄어든다고 했다. 노작성 협심증이 분명했다. 우려했던 일이 드디어 온 것이다.

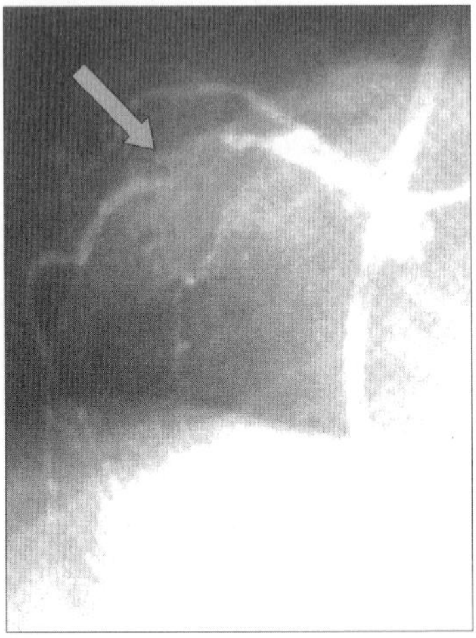

〈사진 1〉 오른쪽 관동맥 폐색

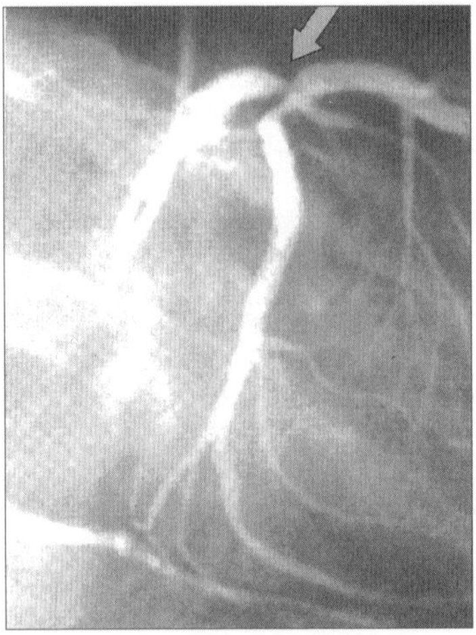

〈사진 2〉 왼쪽 관동맥 주간부 협착

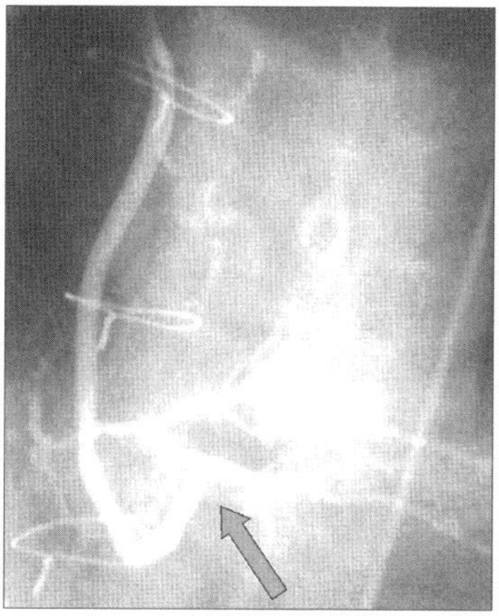

〈사진 3〉 오른쪽 관동맥에 대한 관상동맥 우회시술

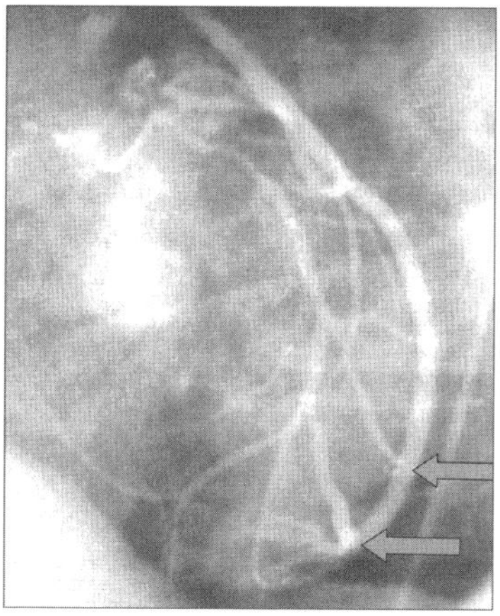

〈사진 4〉 왼쪽 회선지에 대한 관상동맥우회시술

1990년 1월, 왼쪽 관동맥 주간부에서 90% 협착이 확인됐다. 이른바 3지 병변이다(사진 1, 2). 관상동맥우회시술밖에 방법이 없어서 3월에 수술을 시행했다(관상동맥우회시술 후, 사진 3, 4). 이후에는 가슴통증도 없어지고 직장에도 다시 다닐 수 있게 됐지만, 1995년 2월에는 당뇨병까지 발병하고 말았다.

한편 그의 형도 당뇨병에서 요독증이 되어 혈액투석까지 받아야 했다. 그와 마찬가지로 심근경색에서 관상동맥우회시술을 받았으며 최근에는 질병에 열심히 대처하고 있다.

60세에 회사에서 퇴직한 후 그는 운동을 하면서 인생을 즐겁게 지내고 있다. H씨는 현대의학의 혜택을 충분히 받은 셈이다.

사례 ② 급성 심근경색으로 입원하고, 10년 후 관상동맥우회시술 및 복부 대동맥수술을 받은 남성

(T씨, 초진 시 58세)

회사 사장인 T씨는 원래 성격이 급하고 꼼꼼하며, 정력적으로 열심히 일하는 사람이었다. 병에 걸린 적도 없고, 건강에 대해 자신감을 가지고 있었다. 회사 경영도 순조로웠고 앞으로 더욱 확장할 계획이었으며 여러모로 활기에 넘친 상태였다.

그러나 1985년 10월 밤 9시 무렵, 저녁식사를 끝내고 잠자리에 들려고 할 때 갑자기 흉부에 강한 통증을 느꼈다. 마치 조임쇠로 죄는 듯한, 그때까지 경험해본 적이 없는 강렬한 통증이었으며, 식은땀을 흘리면서 심하게 토했다. 심상치 않은 상황에 T씨 부인은 재빨리 응급차를 불러 병원으로 그를 옮겼다.

심전도는 급성 전벽(前壁) 심근경색을 나타냈다. 당시에는 아직 풍선에 의해 관동맥을 넓히는 기술도 보급되지 않아서 그냥 상황을 지켜볼 수밖에 없었다. 사망한 예도 적지 않았지만, 다행히 그는 무사하게 퇴원할 수 있었다.

T씨는 키 168cm, 몸무게 76kg인 비만 체형이며, 콜레스테롤 수치 270mg/dL, 중성지방 수치 681mg/dL로 심한 고지혈증이었다. 담배도 하루에 40개비나 피우는 골초라서 심근경색이 된 것도 어쩔 수 없는 상황이었다.

4년 후 관동맥 촬영을 한 결과, 왼쪽 하행지(下行枝)의 완전 폐색, 회선지 근위부(回旋枝近位部, 심장 관동맥의 해부학적 부위) 90% 협착이라는 2가지 병변이 있었다(사진 1, 2). 한 달에 한 번 외래를 다니면서 신중하게 경과를 관찰했다.

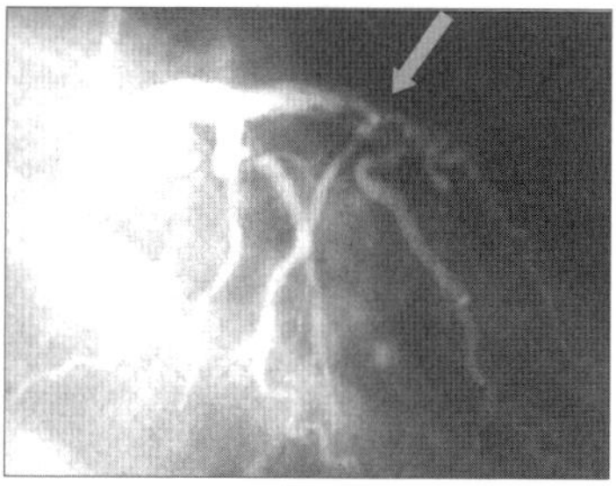

〈사진 1〉 왼쪽 관동맥 폐색

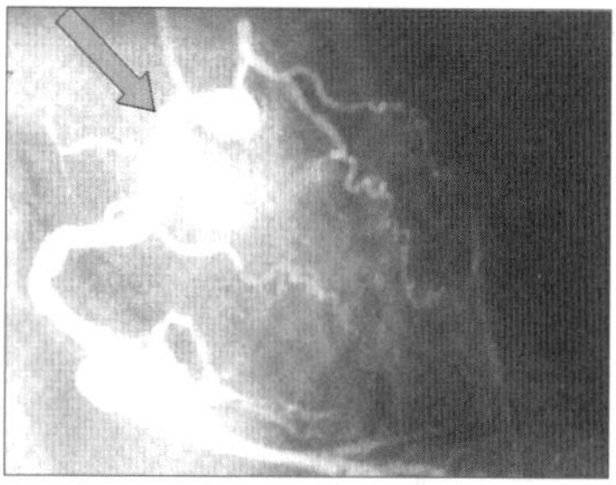

〈사진 2〉 왼쪽 관동맥 협착

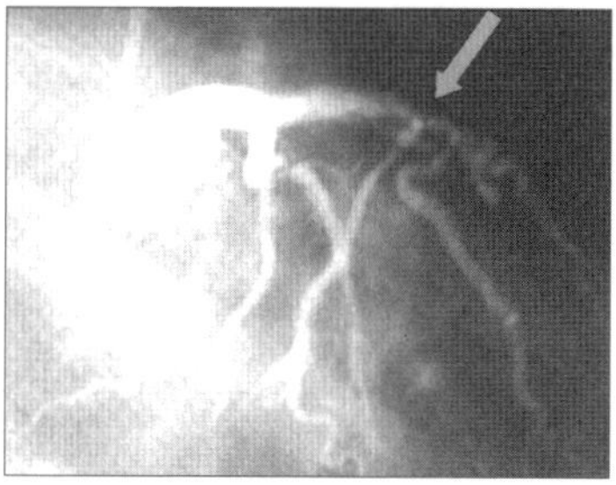

〈사진 3〉 오른쪽 관동맥 폐색

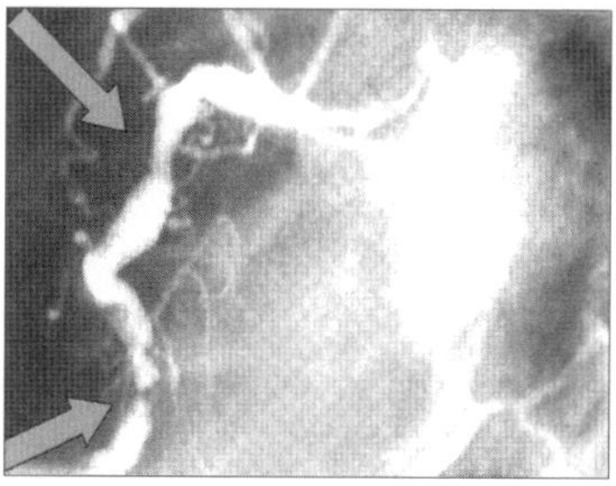

〈사진 4〉 오른쪽 관동맥 협착

1995년 8월, 저녁식사 후에 다시 전흉부 압박통이 나타났다. 니트로글리세린(Nitroglycerine)을 혀 아래에 놓고 글리세린을 녹이며 구급처치를 했지만 증상이 사라지지 않아서 병원에 다녀왔다. 심전도는 하벽(下壁)의 심근경색을 나타내어 급하게 관동맥 촬영을 했더니 이번에는 오른쪽 관동맥에 완전 폐색과 99% 협착이 보였다(사진 3, 4).

내과적 치료는 이미 한계에 다다랐다고 생각하고, 1996년 12월 관상동맥우회시술을 했다(사진 5). 이후 심장에 관한 문제가 없어지고 일도 전과 같이 할 수 있게 되었지만 1997년 12월, 이번에는 배에서 박동하는 종류(腫

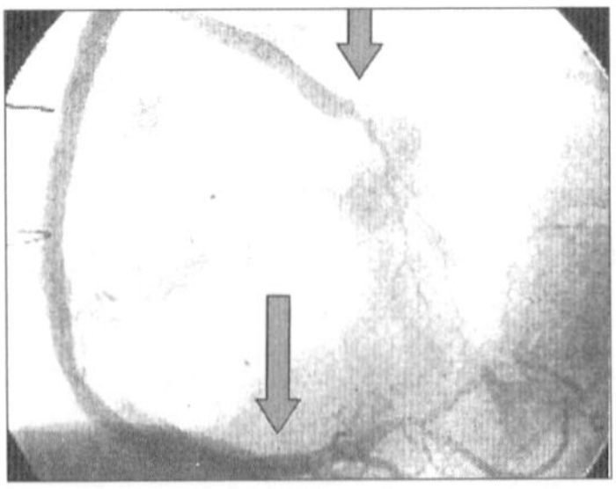

〈사진 5〉 오른쪽 · 왼쪽 관동맥에 대한 관상동맥우회시술

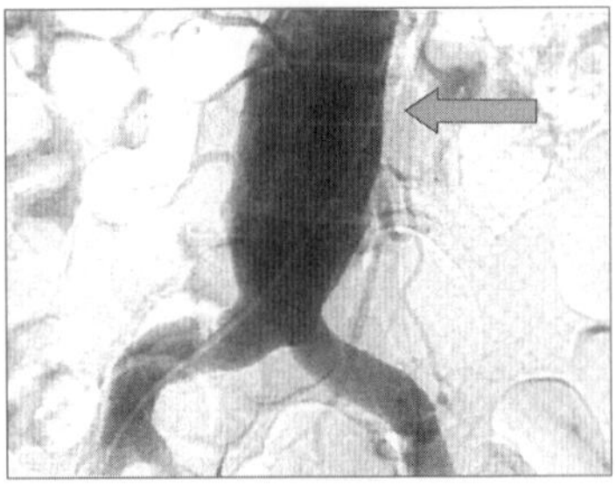

〈사진 6〉 복부 대동맥류(大動脈瘤) 조영(造影)

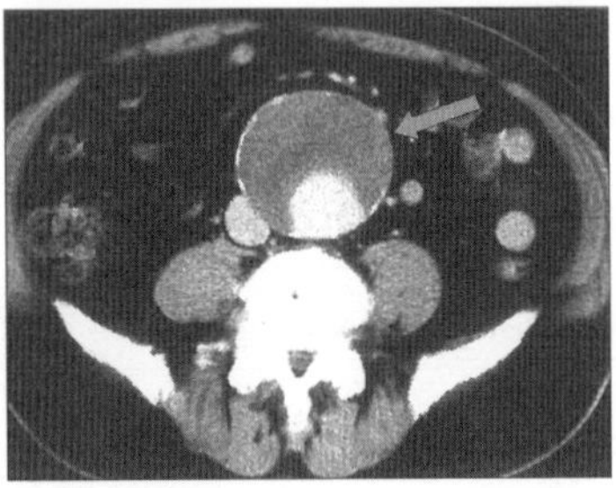

〈사진 7〉 복부 대동맥류 CT

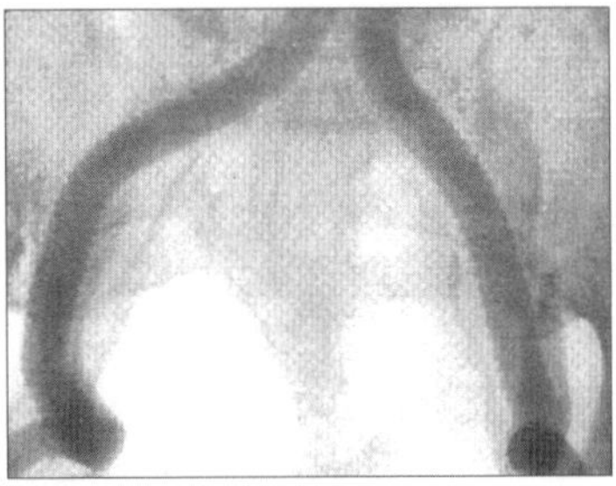

〈사진 8〉 복부 대동맥류에 대한 인조혈관 치환술 후

瘤)의 존재를 발견했다(복부 대동맥류, 사진 6). 파열하면 대부분의 경우 사망하게 된다.

복부 초음파 검사 에코(echo)로 경과를 관찰했더니 종류는 점차 커져서 직경 7cm나 됐다(사진 7). 당장에라도 파열할 것 같았고 아주 위험한 상태였기 때문에 2000년 1월 인조혈관 치환술(置換術)을 했다(사진 8).

고혈압, 고지혈증, 흡연 등 위험성을 많이 가지고 있는 환자에게서 나타나는 전형적인 경과인데, T씨는 74세가 된 현재도 여전히 정력적으로 일하고 있다. 두 번의 심근경색, 동맥류의 수술, 올해는 경추증 수술이라는 큰 수술을 잇달아 받았지만, 병마를 잘 극복하고 열심히 살아가는 의지와 행운에 놀랄 수밖에 없었다. 그렇지만 이미 진행 중인 동맥경화 치료가 얼마나 어려운지 실감한 사례였다.

사례 ③ 심근경색 후 왼쪽 쇄골하동맥 협착이 발증한 여성

(E씨, 초진 시 73세)

E씨는 키 157cm, 몸무게 58kg인 약간 뚱뚱하고 활달한 여성이다. 50세 정도부터 고혈압 치료를 받아왔는데 1990년 가을, 걸을 때 심한 헐떡임을 느껴 모 대학병원에 다녔다. 심장 카테터(catheter) 검사를 하고 심근경색이라는 진단을 받았다고 한다.

1993년, 정밀검사를 받기 위해 병원에 왔다. 안정을 취했을 때의 심전도는 정상이었지만, 운동부하 실험에서 이상이 있어 관동맥 촬영을 했다. 그 결과 왼쪽 전하행지(前下行枝)는 완전 폐색, 오른쪽 관동맥은 50%, 회선지(回旋枝, 심장 관동맥의 해부학적 부위)는 50%의 1지병변이었다(사진 1, 2). 콜레스테롤 수치 246mg/dL, 중성지방 수치 124mg/dL, 혈압은 148/88mmHg의 결과가 나타났다.

1995년 10월, 흉부 압박통이 있다 해서 다시 관동맥 촬영을 해봤더니 오른쪽 관동맥 입구부에 90% 협착, 회선지 근위부에 75% 협착이 확인되었다(사진 3, 4). 초진에서 불과 2년 사이에 3지병변이 되어버린 것이다.

1995년 11월, 관상동맥우회시술을 하고(사진 5) 그 이후는 순조로운 나날이었다. 수술 후 5년이 지난 2000년 12월, 다시 흉통을 호소했다. 관상동맥우회시술은 정상이었지만 쇄골하동맥에 90% 협착이 보였다(사진 6). 관상동맥우회시술에 사용한 좌내흉동맥 혈류가 충분하지 않아 협심증을 일으키는 것으로 생각했다.

협착부에 스테인리스성 스텐트*를 유치하는 치료를 하고(사진 7) 개선시켰지만, 좌추골동맥(左椎骨動脈) 기시부(起始部)에도 50% 협착이 있었다. 이렇게 관동맥에 병변이 있는 경우는 전신 혈관에 동맥경화가 있을 거라고 생각할 필요가 있다.

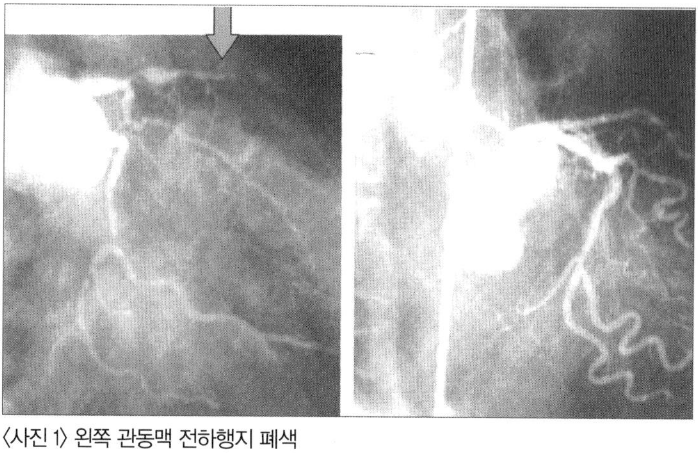

〈사진 1〉 왼쪽 관동맥 전하행지 폐색

* 편역자 주 : 스테인리스(Stainless)성 스텐트(Stents) : 심장의 협착된 관동맥에 기억소자의 특수 합금 형태의 스테인리스 망상 파이프를 넣어 혈관 협착부위의 혈액 흐름을 원활하게 하는 시술법.

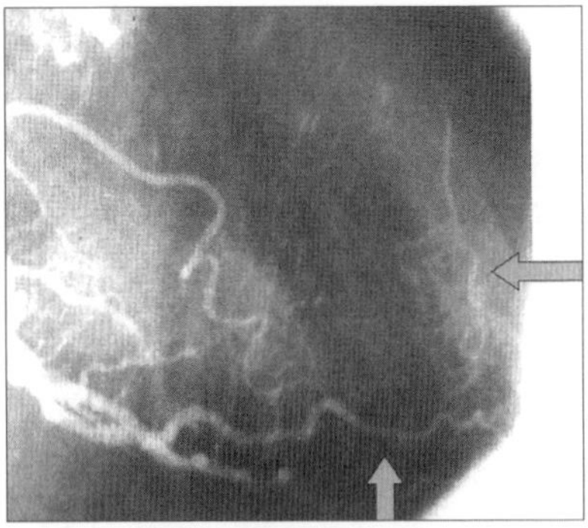
〈사진 2〉 오른쪽 관동맥에서 왼쪽 전하행지에 대한 측부혈행로(側副血行路)

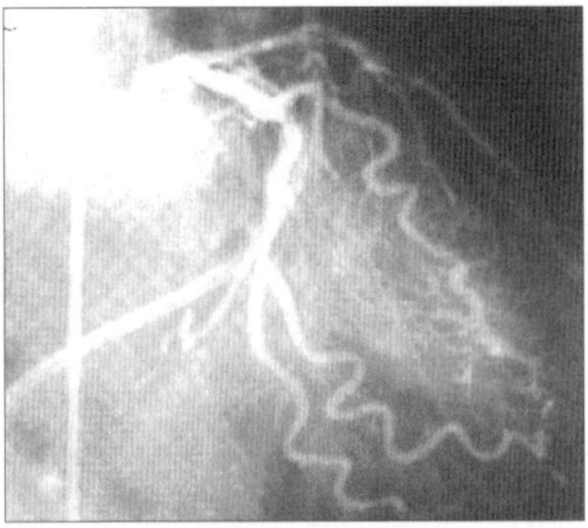
〈사진 3〉 오른쪽 회선지 근위부 협착

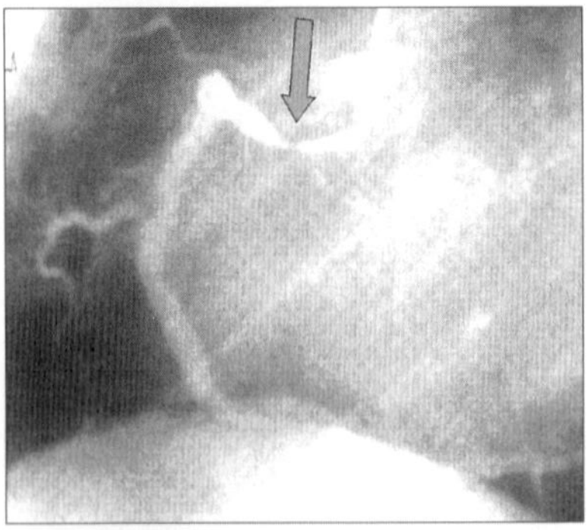
〈사진 4〉 오른쪽 관동맥 입구부 협착

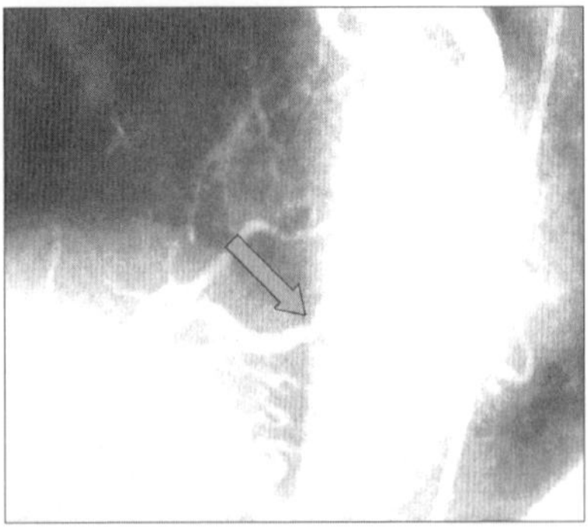
〈사진 5〉 오른쪽 관동맥 관상동맥우회시술

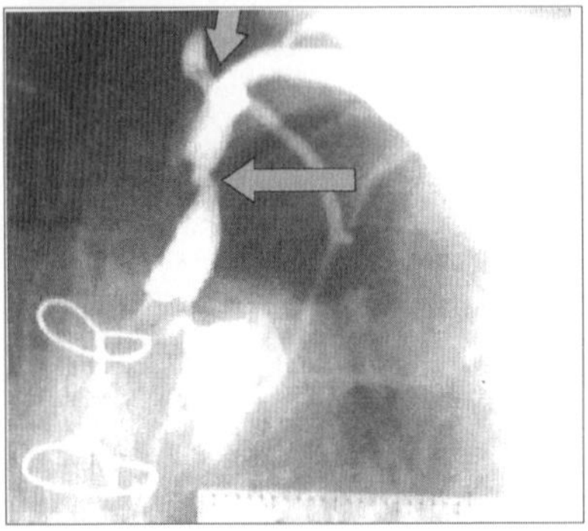
〈사진 6〉 쇄골하동맥 협착

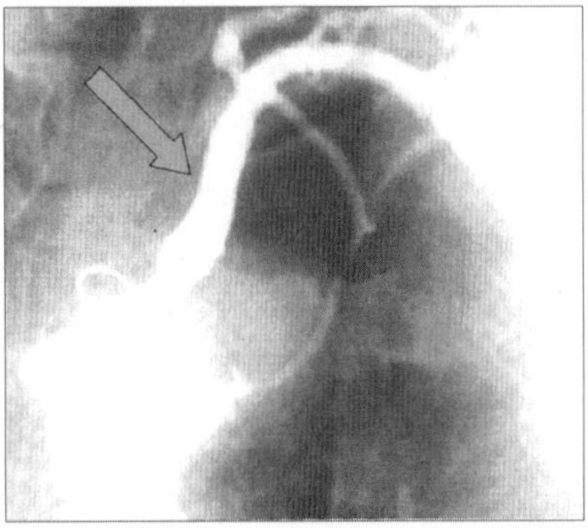
〈사진 7〉 쇄골하동맥 협착에 대한 스테인리스성 스텐트 유치

사례 ④ 절박심근경색, 지주막하출혈이라는 2번의 큰 질병을 극복한 행운의 남성

(N씨, 초진 시 51세)

N씨는 출판사에 근무하는 온후한 성격의 남성이다. 담배를 하루에 30개비나 피우고, 콜레스테롤 수치 241mg/dL, 중성지방 수치 271mg/dL, 요산 수치 8.8mg/dL이라는 위험성을 가지고 있다.

1990년 8월, 계단을 올라갈 때 등에 전흉부 압박감을 호소하여 병원에 왔다. 그때는 운동부하 시험으로 이상이 없었기 때문에 니트로글리세린을 지니고 생활하면서 일정 기간 경과를 관찰해보았다.

한 달 정도 지난 9월 한밤중에 식은땀을 수반하는 흉통이 있어 니트로글리세린을 설하*했더니 잠시 후 편해졌다고 한다. 그래도 다음달에 관동맥 촬영을 해봤다(사진 1, 2).

왼쪽은 정상이었지만, 오른쪽 관동맥에 99% 협착을 확인했기 때문에 곧바로 풍선에 의한 관동맥형성 수술(PTCA)을 시행하여 깨끗이 확장할 수 있

* 편역자 주 : 설하(舌下) : 혀 아래에 놓고 녹이는 방법.

었다(사진 3). 그후 심장발작은 한 번도 일어나지 않았다.

세월이 흘러 1993년 3월, N씨는 이직한 회사에서 스트레스가 쌓였기 때문인지 체중이 4kg이나 줄었다. 그러던 어느 날 회사 화장실에서 대변을 보려고 숨을 들이켜 배에 힘을 주자마자 갑자기 눈앞이 하얗게 되고, 그 후 10분 정도 지나자 죄어드는 듯한 강한 두통이 일어났다. 자주 하품이 나고 몇 번이나 토했다고 한다.

병원에 다시 온 날은 1994년 6월이었다. 뇌 CT 촬영에서는 다량의 지주막하출혈을 나타냈고(사진 4), 곧바로 입원하여 뇌혈관 촬영을 했다. 그 결

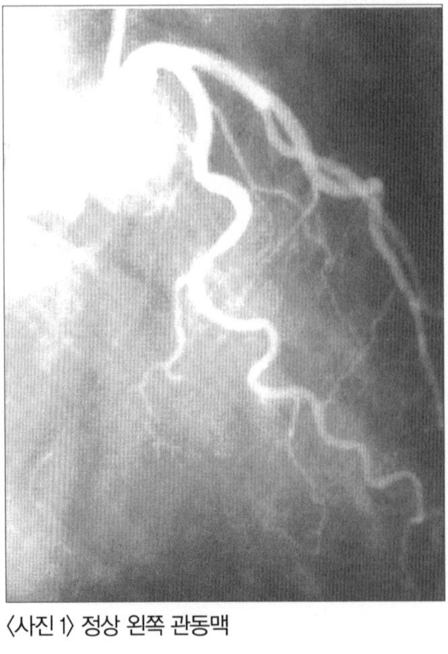

〈사진 1〉 정상 왼쪽 관동맥

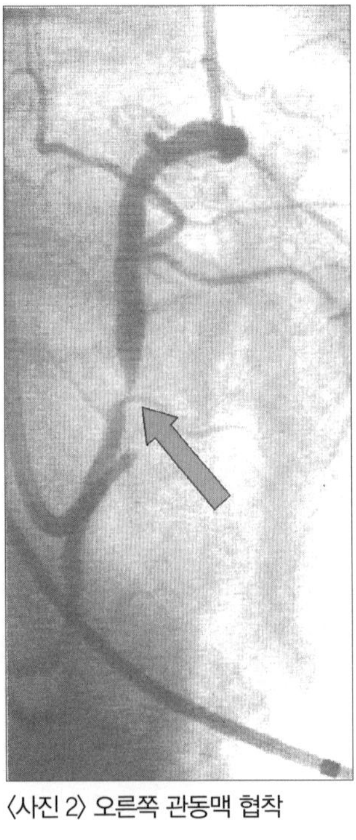

〈사진 2〉 오른쪽 관동맥 협착

과 지주막하출혈의 원인인 뇌동맥류를 발견했다(사진 5).

수술에 의해 출혈하고 있는 동맥류가 훌륭하게 절제되었으며, 그는 잃을 뻔한 목숨을 건질 수 있었다. 그리고 4년 후인 1998년 1월에는 대장암이 발견되었는데 이것도 절제해서 완전 치유에 성공했다.

운이 좋다고 말할 수도 있겠지만, 의사를 믿고 잘 따라주었기 때문에 치유할 수 있었던 것이다.

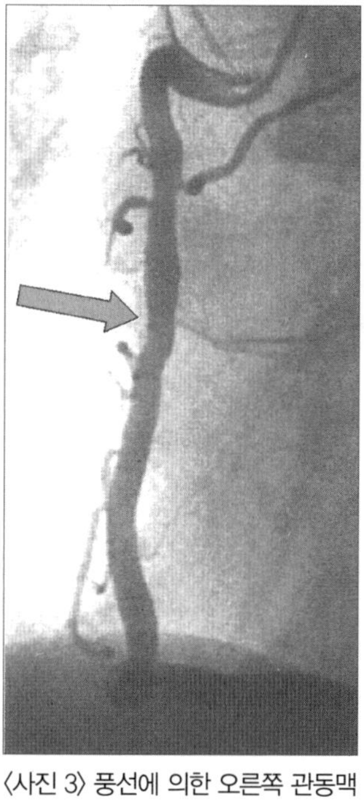

〈사진 3〉 풍선에 의한 오른쪽 관동맥 형성 수술 후

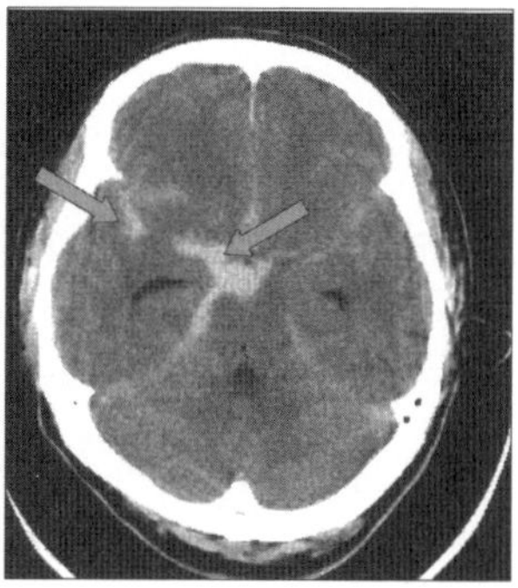

〈사진 4〉 지주막하출혈

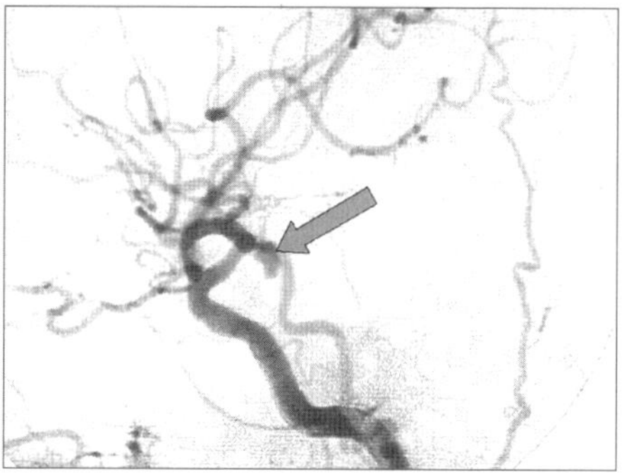

〈사진 5〉 뇌동맥류

사례 ⑤ 고혈압과 당뇨병으로 인해 뇌출혈을 일으킨 여성

(K씨, 초진 시 50세)

초밥가게를 잘 꾸려나가던 활달한 여성 K씨는 좋아하는 마작을 밤새도록 하고, 자신이 하고 싶은 대로 하면서 당시 젊은 의사였던 나를 꼼짝 못하게 만들었다. 그녀와 알게 된 지는 정말 오래됐다.

그녀는 35세 때 고혈압이 되고 45세에는 당뇨병이 발병했다. 1987년 8월, 동계(動悸), 얼굴의 뜨거워짐, 목마름, 쉽게 피곤해짐 등의 증상을 호소하여 우리 병원에 왔다.

그녀는 신장 166cm, 체중 68kg인 비만체형이며, 담배는 하루에 15개비를 피웠고, 초진 시 혈압은 170/100mmHg, 혈당수치가 300mg/dL로 심한 상태였다.

비만을 개선하기 위해 그녀에게 1,600kcal의 식사법 지도와 강압제인 칼슘 길항제(拮抗劑)를 처방했다. 하지만 그녀는 직업상 음식이 항상 가까이에 있어서 식이요법을 지키기가 어려웠고 체중은 오히려 72kg으로 늘었다.

그녀에게 당뇨병 치료를 위해 복용하는 약제 다오닐*을 최대량인 10mg

이나 투여했지만 그래도 2~3개월의 평균 혈당수치를 나타내는 글리코헤모글로빈(Gylcohemoglobin) 수치가 8.5~10.0%나 되는 심한 혈당관리 상황이었다.

1991년 4월, 등 부분에 피하농양(皮下膿瘍)이 생겨 절개수술을 하여 고름을 짜냈는데, 상처가 좀처럼 아물지 않고 입원 중에 인슐린 주사까지 해야 했다. 당뇨병 환자들은 병원의 미생물에 약할 뿐만 아니라 상처도 쉽게 아물지 않는다.

1992년 6월 무렵에는 당뇨병에 의한 자율신경 장애가 시작되어 일시적인 저혈압에 의한 현기증, 일어나다가 휘청거리는 증상을 호소하긴 했지만 그녀는 자신의 생활을 바꾸지 않았다. 그리고 59세 때 갑자기 비극이 일어났다.

1996년 5월 밤, 목욕하는 도중 왼손이 일시적으로 움직이지 않게 됐다. 다음날 아침에는 눈이 잘 보이지 않았고 휘청거려서 걸을 수도 없는 상황에 빠져버렸다. 〈사진 1〉은 응급차로 왔을 때의 뇌 CT이다. 오른쪽 측두엽(側頭葉)에서 후두엽(後頭葉)에 걸친 뇌경색이었다.

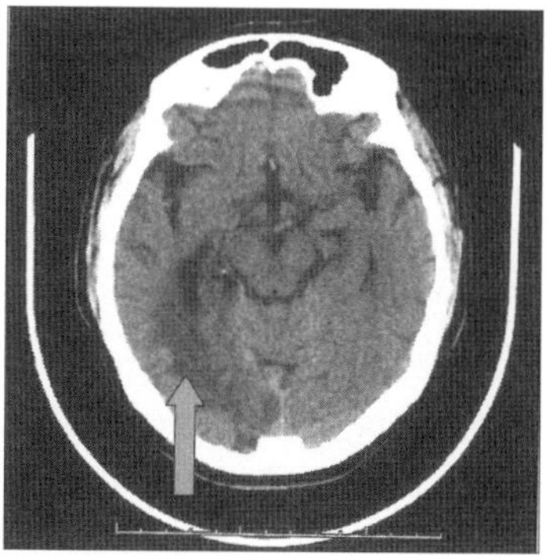

〈사진 1〉 뇌경색

* 편역자 주 : 다오닐(Daonil) : 경구 혈당강하제로서 췌장의 베타세포에서 인슐린 분비를 자극·촉진하거나 말초에서의 인슐린이 세포에 결합하도록 혈당 조절에 도움이 되는 약제.

그 후 인슐린을 투입하여 혈당관리도 열심히 하도록 했지만 이미 늦어서 그녀는 성격이 바뀐 듯 활기가 없어졌고, 현기증, 불안감을 호소하면서 응급 외래에 자주 오게 됐다. 지금도 병원에 다니고 있는데, 이제는 그저 살기만 하면 된다는 상태이다. 아직 64세라는 나이를 생각하면 씁쓸하다. 이것이 당뇨병, 고혈압이 초래하는 뇌혈관 장애의 무서움이다.

사례 ⑥ 고혈압을 방치하여 뇌출혈을 일으킨 중년 남성

(S씨, 초진 시 46세)

S씨는 병에 걸려본 적이 없는 솜씨 좋은 프레스(Press) 기술자로 편안한 생활을 해오고 있었다. 그러나 현재 그는 휠체어에 의지해서 살아야 하고, 살던 집에 화재가 발생했으며, 결국 이혼까지 한 상태이다.

1987년 2월, 그는 일하다가 그만 프레스 기계에 오른쪽 엄지손가락이 끼어버렸다. 병원 정형외과에 왔는데 그때 혈압이 220/120mmHg나 되는 너무나 높은 상태여서 내과로 보냈다.

그는 신장 164cm, 체중 72kg인 약간 뚱뚱하고 성격이 밝은 남성이었다. 안저(眼底)에는 망막출혈(網膜出血), 백반(白斑)을 확인하였고, 워낙 오랫동안 진행된 고혈압 증상의 상태라는 것을 알게 됐다. 또한 콜레스테롤 수치는 184mg/dL, 중성지방 수치는 287mg/dL로 높고 지방간도 확인되었다. 그러나 그는 전혀 병원에 오지 않았다.

반년 후 이번에는 전면 안면부위(얼굴)에 타박상을 당해 코피가 멎지 않아서 우리 병원 이비인후과에 왔는데, 그때도 혈압이 220/130mmHg로 이상하게 높아서 곧바로 내과로 보냈다. 아달라트(Adalat oros tab) L이라는 고혈압 치료제를 처방하여 혈압을 어느 정도 관리한 후 퇴원했지만, 그는 이후 일에만 매달리고 병원에 거의 오지 않았다. 혈압이 높다고 해도 별다른 증상이 나타나지 않았기 때문인 것 같았다.

다음에 만났을 때는 뇌출혈을 일으켜 의식이 몽롱한 상태로 응급차에 실려왔다. 1991년 12월 아주 추운 날이었다. 오후 3시경 목욕탕에서 옷을 벗었을 때 갑자기 쓰러졌다고 한다. 결과는 왼쪽 반신의 완전마비였다. 뇌 CT로는 오른쪽 시상에 큰 출혈이 확인되었고, 뇌실경혈액(腦室經血液)이 새어나가고 있는 상태였다(사진 1).

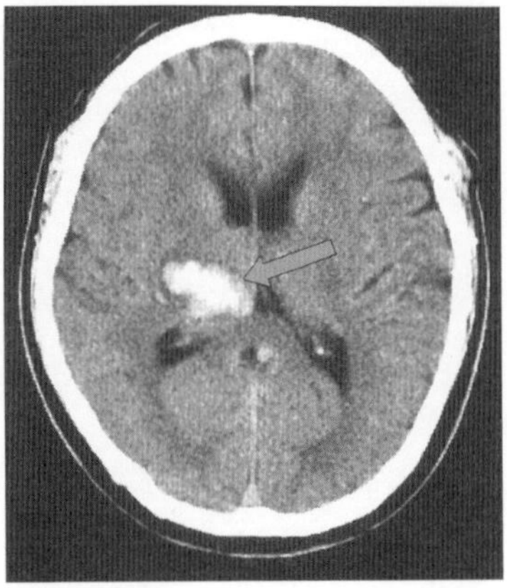
〈사진 1〉 뇌출혈

그의 인생은 이 일을 계기로 언덕에서 굴러떨어지듯이 잇달아 나쁜 일이 일어났다. 심한 고혈압을 무시했기 때문에 생긴 비극이다. 뇌혈관 장애가 일어난 다음에는 아무것도 할 수가 없다.

12 식사와 운동으로 개선할 수 없는 사람은 약을 이용한다

약을 복용해도 식사와 운동요법은 필요

고지혈증 치료로는 약물요법, 요컨대 '혈청지질을 내리는 약제를 이용하는 방법'을 도입하는 경우가 많다. 현재는 치료효과가 높은 약품이 몇 가지 있다. 그러나 고지혈증 진단을 받았더라도 바로 약물요법을 시작하지 않는다. 그 이유는 다음과 같다.

① 고지혈증은 대부분의 경우 부적절한 생활습관(특히 불균형한 식사와 운동 부족)이 원인으로 일어난다. 따라서 생활습관의 개선이 우선 필요하다. 가벼운 고지혈증이라면 식사를 중심으로 한 생활습관을 고치기만 해도 충분히 혈청지질 수치가 내려갈 것이다.

② 고지혈증 치료에 쓰이는 약품은 모두 안전성이 높지만, 약에는 반드시 부작용이 있게 마련이다. 약을 쓰지 않아도 치료가 가능한 경우에 약을 사용하면 좋지 않다.

③ 비용문제이다. 비용을 부담해야 하는 입장에서 생각해보면 이해할 수 있을 것이다. 이것도 바른 선택이다.

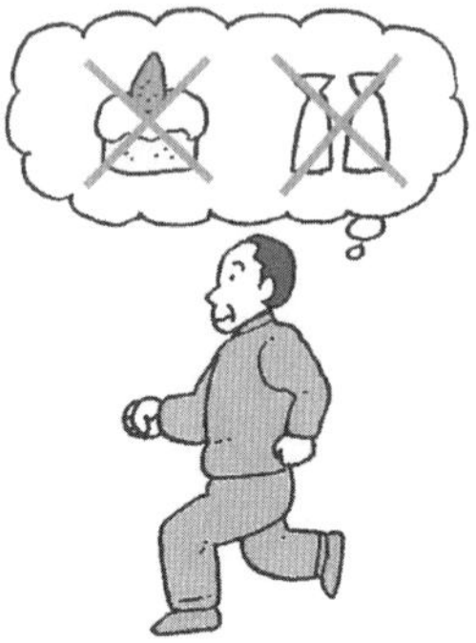

이러한 이유로 우선 식사 및 운동요법을 하고, 그래도 효과가 나타나지 않을 경우에만 약물요법을 시작하는 것이 좋다. 다만 약물요법을 시작한다고 해도 식사 및 운동요법은 계속해서 해야 한다.

약물요법을 도입하는 방법은 사람마다 다르다

보통 약물요법을 하는 경우에도 처음 3개월간은 식사 및 운동요법만으로 치료를 진행시킨다. 그렇게 해도 혈청지질이 목표로 한 수치에 도달하지 않는 경우에는 약물요법을 도입한다.

다만 식사나 운동 등 생활습관이 원인이 아니라 유전적인 소인이 강한 고지혈증일 때는 식사 및 운동요법을 해도 효과를 기대할 수 없는 경우가 많기 때문에 처음부터 약물요법을 실시한다. 또한 심근경색 등 위험한 질병을 가지고 있는 사람이나 혈청지질 수치가 현저하게 높은

체크 포인트 ☑	식사요법의 요점은 칼로리의 제한과 체중관리를 먼저 하고 식사의 콜레스테롤량과 포화지방산의 양, 식이섬유 양을 조정한다.

(콜레스테롤 수치 300mg/dL 이상) 사람에게도 처음부터 약물요법을 적용하는 경우가 있다. 당뇨병 등이 원인으로 일어난 고지혈증(2차성 고지혈증)의 경우는, 원인이 되고 있는 질병 치료가 최우선 사항이며, 고지혈증 치료는 그 질병 치료와의 관계를 고려하면서 진행시킨다.

고령자의 경우는 70세 정도부터 자연스럽게 혈청지질 수준이 내려가는 경우가 많기 때문에 기준 수치를 내려서 생각할 때가 많다.

고콜레스테롤 혈증의 치료기준

상황	식사·운동요법과 생활지도	약물요법을 도입
관동맥 질환도, 다른 위험인자도 없는 경우	LDL = 140mg/dL 이상 (TC = 220mg/dL 이상)	160(240)
관동맥 질환은 없지만 다른 위험인자가 있는 경우	120(200)	140(220)
관동맥 질환이 있는 경우	100(180)	120(200)

- LDL : 혈청 LDL 콜레스테롤
- TC : 혈청 총콜레스테롤
- 다른 위험인자
  ① 연령 : 남성은 45세 이상, 여성은 폐경 후의 상태
  ② 가족의 관동맥 질환력 : 55세 미만의 아버지나 형제, 65세 미만의 어머니나 자매 중에 심근경색, 돌연사를 일으킨 사람의 유무
  ③ 흡연 : 흡연습관의 유무(하루에 1개비라도)
  ④ 고혈압 : 고혈압이라는 진단을 받았음
  ⑤ 비만 : 비만도 25 이상
  ⑥ 내당능 이상(耐糖能異常) : 당뇨병(경계형도 포함)
  ⑦ 고중성지방 : 고중성지방 혈증으로 진단받았음
  ⑧ 저 HDL 콜레스테롤 : 저 HDL 콜레스테롤 혈증으로 진단받았음

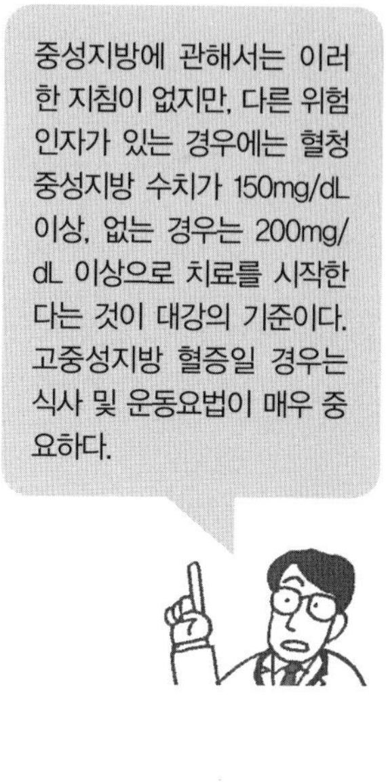

13 고지혈증 치료약을 쓰면 어떤 효과가 나타날까

약물요법도 적극적으로 한다

혈청 콜레스테롤(LDL)의 적정 수치는 120mg/dL 미만이다. 앞에서 설명한 대로 약물요법을 도입해야 할 수준은 160mg/dL이며, 그 차이는 불과 40mg/dL이다. 다시 말하면 '중증'이 아니라면 약을 쓰지 않는다는 의미가 아니며, 현실적으로 고지혈증 치료약을 처방하는 환자는 많다.

고지혈증 치료에는 식이요법과 운동요법을 빠뜨릴 수 없으며 약물요법도 적극적으로 한다. 그 이유는 아주 간단하다. 약에는 뛰어난 치료효과가 있으며, 혈청지질 수치를 내리는 방법으로 큰 효과를 기대할 수 있기 때문이다.

다음 자료를 보자. 이것은 영국에서 약 5년에 걸쳐 시행한 대규모 임상시험 결과이다. 대표적인 고지혈증 치료약의 하나인 프라바스타틴(Pravastatin)제제의 치료효과를 집계한 것이며, 프라바스타틴을 사용한

고지혈증 치료약의 효과(WOS Study에 의함)

혈청지질의 변화

	총콜레스테롤	LDL 콜레스테롤	중성지방	HDL 콜레스테롤
치료약 사용자군	20% 감소	26% 감소	12% 감소	5% 증가
치료약 미사용자군	변화 없음	변화 없음	변화 없음	변화 없음

예방효과(치료약 미사용자군을 100으로 한 경우)

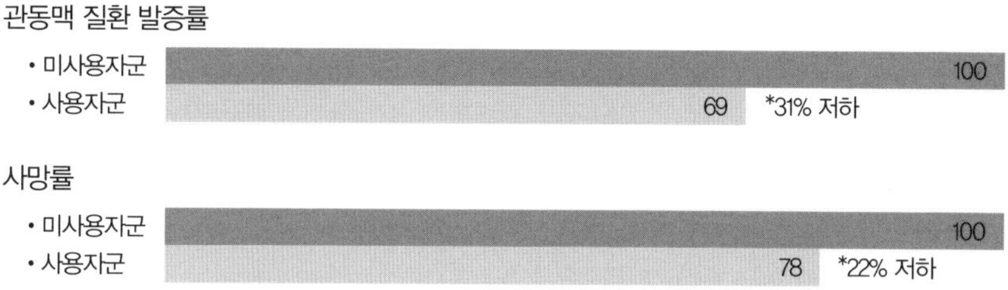

경우는 사용하지 않은 경우에 비해 관동맥 질환 발증률이 31%, 사망률이 22%나 저하되었음을 알게 됐다.

약물치료 효과는 복용방법에 따라 크게 달라진다

위와 같은 자료를 볼 때 고지혈증의 대표적인 치료약이 사망률을 22%나 감소시켜주지만, 이것은 복용방법과 그 치료효과에 관해서 자세하게 분류하지 않은 수치이다. 대체로 복용지시를 잘 지킨 사람(75%

> **체크 포인트**
>
> 고지혈증에 사용하는 약을 총칭하여 '지질대사 개선약'이라고 한다. 일부 특수한 것을 제외하고는 알약이며, 내복약이다.

이상 바르게 지킬 수 있는 사람)으로 좁혀서 보면 실제로는 사망률이 32%나 감소되었다. 이 수치만 봐도 약에 관한 복용지시를 잘 지키는 것이 얼마나 중요한지 알 수 있을 것이다.

치료약을 중단하면 이전의 나쁜 상태로 되돌아간다

고지혈증은 자각증상이 쉽게 나타나지 않는 질병이기 때문에 지시받은 대로 약을 복용하지 않는 사람이 많다. 다음 페이지의 그래프는 약물요법 도입 전과 도입 후, 그리고 중단 후의 혈청 콜레스테롤 수치, 중성지방 수치, HDL 콜레스테롤 수치의 변화를 나타낸 것이다.

복용을 중단하면 단기간에 증상이 나쁜 쪽으로 되돌아간다는 것이 분명하게 나타나고 있다. 이는 고지혈증 치료약이 질병 자체를 고치는 것이 아니라 증상을 억제하는 것이기 때문이다. 고혈압 약제(강압제)도 이와 마찬가지 특징을 지닌다.

고지혈증 치료약 복용을 중단하면

(베자피브레이트계 약제를 사용한 예)

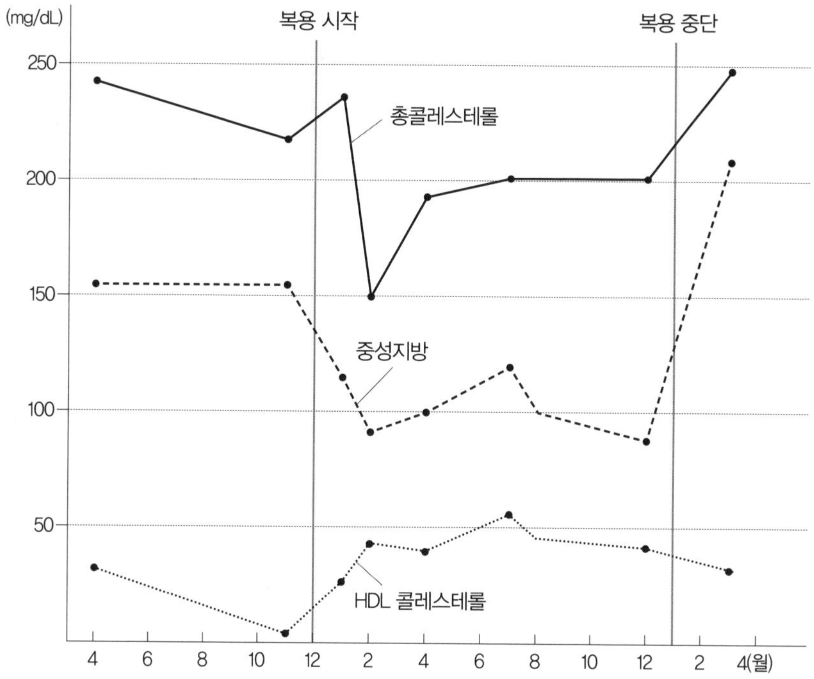

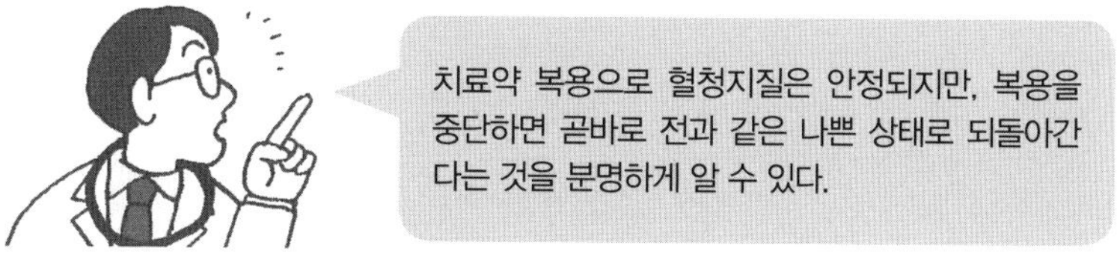

14 고지혈증 치료약에는 다양한 형태가 있다

약은 다양한 증상을 확인하여 결정한다

고지혈증에는 I형부터 V형까지 6가지 형태가 있다. 같은 형태의 고지혈증이라 해도 그 정도가 다양한데다 합병증의 유무 등에 의해 증상은 천차만별이다.

따라서 어떤 환자에게도 잘 대응할 수 있도록 다양한 형태의 제제가 개발되어왔다.

고지혈증 치료약은 그 효과 면에서 크게 콜레스테롤 수치를 내리는 것과 중성지방 수치를 내리는 것으로 나눠진다. 의사는 환자의 질병 상태를 잘 확인하고 나서 약물요법의 도입시기나 개시시기, 사용약제의 종류, 사용량 등을 정한다.

고지혈증 치료약의 효과(예)

	약제 계통	일반 이름	지질에 작용		
			LDL 콜레스테롤	중성지방	HDL 콜레스테롤
콜레스테롤 수치를 내림	음이온 교환수지 비페닐 화합물 HMG-CoA 환원효소저해제	콜레스티라민 프로브콜 프라바스타틴 심바스타틴	3- 3- 3- 3-	0~1- 0~1- 0~1- 0~1-	0 2- 1+ 1+
중성지방 수치를 내림	피브레이트계 니코틴산	베자피브레이트 니세리트롤 니코몰	2- 2- 2-	3- 2- 2-	3+ 2+ 2+

3- : 크게 저하, 2- : 저하, 1- : 조금 저하, 0 : 변화 없음
3+ : 크게 상승, 2+ : 상승, 1+ : 조금 상승

체크 포인트 ☑

고지혈증 치료약을 복용하기 시작하면 평생 약을 먹어야 하는 경우가 많기 때문에 상황을 잘 이해하고 납득이 가는 형태로 복용을 시작해야 한다.

15 약제의 부작용과 사용상 주의사항

고지혈증 치료약에도 부작용이 있다

약제를 사용했을 때, 그 약제에 대해 기대하고 있는 작용 이외의 작용이 나타날 때가 있다. 이것이 부작용이다.

부작용은 약제 자체의 특징상 자주 나타나는 것, 사용한 사람의 체질이나 발병하고 있는 질병과의 관계로 인해 나타나는 것, 다른 약제와 병용하여 나타나는 것 등 다양하다. 또한 그 약제에 기대하고 있는 작용이 지나칠 정도로 강하게 나타났을 때도 부작용으로 생각할 수 있다. 다음에 '고지혈증 치료약의 주요 부작용'을 적어 놓았다. 대표적인 부작용은 위장 장애나 간 기능 장애이다.

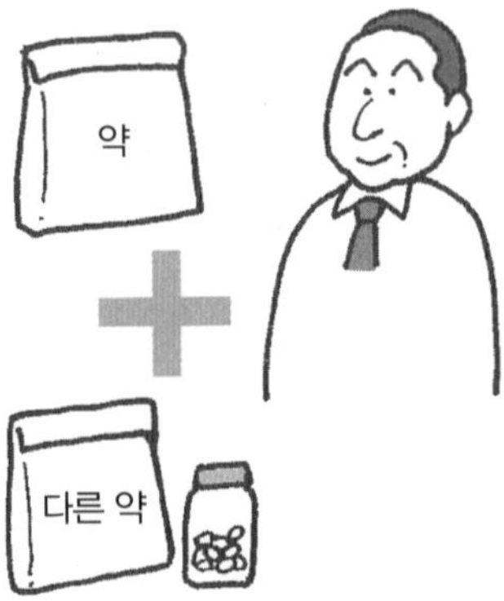

의사는 최선의 주의를 기울이면서 약을 처방하지만 그래도 부작용을 완전히 막기는 어렵다. 고지혈증 치료약뿐만 아니라 약 복용을 시작한 후 뭔가 새로운 증상이 나타나거나 모르는 것이 있으면 곧바로 의사에게 물어보고 진단을 받아 적절한 처치를 하는 것이 중요하다.

복용 지시는 정확하게 지키자

부작용은 지시한 대로 약을 복용하지 않았기 때문에 나타나는 경우도 있다. 약을 복용하는 방법, 즉 약제의 먹는 양, 먹는 시간(식전, 식후, 식간) 등은 약을 처방받을 때 의사나 간호사가 정확하게 설명해준다. 또한 약제를 넣은 봉지 등에도 기재되어 있으므로 그것을 정확하게 지켜야 한다.

만약 약 먹는 것을 깜박 잊었을 때는 어떻게 해야 좋은지도 의사에게 반드시 확인해두자.

체크 포인트 ✔ 일반적으로 판매하고 있는 약을 복용할 경우나 한방요법을 할 때는 사전에 의사와 상의하여 지시를 받아야 한다.

고지혈증 치료약의 주요 부작용

약제 계통	주요 부작용
피브레이트계 약제	• 쉽게 자각할 수 있는 부작용(위장 장애, 발진, 근 장애, 탈력감) • 서서히 알게 되는 부작용(간 장애, 담석, 탈모, 성욕감퇴) • 다른 약제와 병용하여 발생하는 부작용(HMG-CoA 환원효소저해제를 병용하여 횡문근융해증(橫紋筋融解症), 경구혈당강하제(SU제)의 작용 증강, 항혈액응고제의 작용 증강)
니코틴산 제제	• 쉽게 자각할 수 있는 부작용(피부(안면 등) 홍조, 가려움, 위장 장애, 발진, 두통, 구역질, 동계) • 서서히 알게 되는 부작용(간 장애, 내당능 저하(耐糖能低下), 고요산혈증(高尿酸血症))
식물 스테롤계 약제	• 쉽게 자각할 수 있는 부작용(설사, 발진, 졸음) • 서서히 알게 되는 부작용(간 효소 증가)
음이온 교환수지 제제	• 쉽게 자각할 수 있는 부작용(변비, 복부 팽만감) • 서서히 알게 되는 부작용(지용성 비타민의 흡수 저해, 간 효소 증가) • 다른 약제와 병용하여 발생하는 부작용(HMG-CoA 환원효소저해제/디기탈리스/와파린/티아지드/갑상선호르몬제 등 약제의 흡수 저해)
비페닐 화합물 제제	• 쉽게 자각할 수 있는 부작용(연변(軟便), 빈혈) • 서서히 알게 되는 부작용(간 장애, 심박 이상)
HMG-CoA 환원효소 저해제	• 쉽게 자각할 수 있는 부작용(근육통, 발진, 위장 장애) • 서서히 알게 되는 부작용(간 장애, 말초신경 장애 과민증상) • 다른 약제와 병용하여 발생하는 부작용(피브레이트계 약제/니코틴산/면역억제제와 병용으로 횡문근융해증)
기타 약제	• 쉽게 자각할 수 있는 부작용(설사, 변비, 발진) • 서서히 알게 되는 부작용(항혈액응고제의 작용 증강)

* 편역자 주 : 참고로 고지혈증 약으로 전 세계의 순환기 질환 전문의가 처방하는 스타틴 계열의 약은 콜레스테롤 수치를 떨어뜨리는 효과가 탁월하며, 이로 인한 심혈관계 질환에 예방 효과가 뛰어나므로 대다수 전문의가 처방하는 약제이다.
그렇지만 이 스타틴 계열의 약제에는 부작용이 따른다. 대표적인 부작용은 전신의 근육통, 간장에 독성, 당뇨병을 유발할 가능성이 높다는 것이 연구자들의 논문에서 제창하고 있다는 것도 유념하길 바란다.

건강상식

고지혈증 치료약은 평생 먹어야 하나

앞에서 기술한 대로 고지혈증 치료약은 질병 자체를 치료하지 않고 높아진 혈중 지방수치를 정상 수준까지 되돌리는 대증요법 약의 일종이다. 약을 먹으면 정상 수준을 유지할 수 있으며, 먹지 않으면 그 효과가 사라진다는 말이다.

이는 고지혈증 치료약을 복용하기 시작하면 평생 계속 먹어야 된다는 것을 의미한다. 고혈압 치료에 쓰이는 강압제도 이와 마찬가지인데, 체질적인 문제가 크다는 것을 이해하고 복용 의의를 공부해야 할 필요가 있다.

고지혈증은 합병증이 없는 한 자각증상이 극히 나타나지 않는 질병이다. 또한 약을 평생 먹어야 한다는 저항감도 있으므로 검사 결과가 정상 수준까지 이루어지면 안심해서 약의 복용은 물론이고 병원에 다니는 것마저 그만둬버리는 환자들이 많다. 하지만 반년, 1년 지난 후 왠지 불안해서 검사를 해보면 전과 같이 나쁜 상태로 되돌아가거나 오히려 전보다 나빠진 경우가 많다.

식이요법이나 운동요법을 제대로 지속하고 있다 해도 마찬가지 결과가 나온다. 또한 약의 복용을 중지하면 식이요법이나 운동요법도 소홀히 하게 마련이어서 상태가 더욱 나빠질 수 있다. 앞의 내용 중 '고지혈증 치료약 복용을 중단하면'이라는 그래프를 참고하여 질병에 대해 정확하게 인식하자.

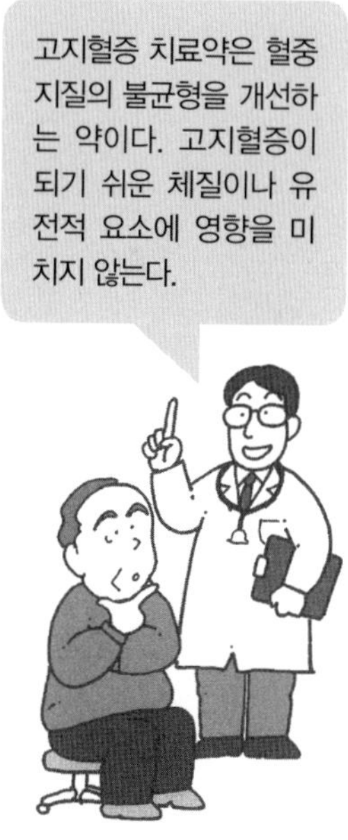

4장

혈액·혈관에 좋은 운동과 생활습관

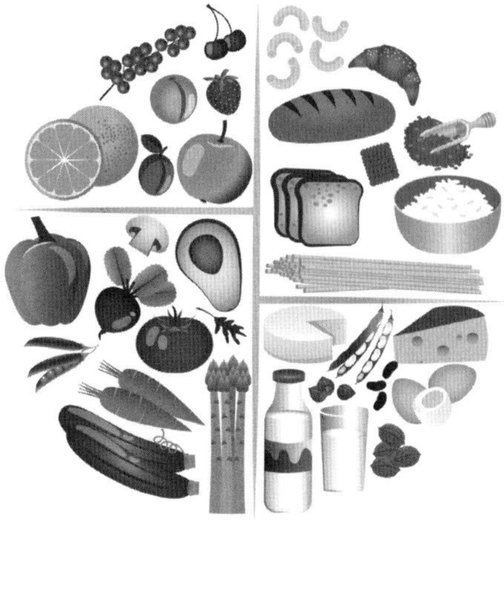

01 적당한 운동을 습관화한다

운동이 있는 생활이야말로 인류 본래의 모습이다

아주 먼 옛날 인류는 필사적으로 돌아다니고 움직이며 살아가는 데 필요한 최소한의 음식물을 얻었다. 체력을 효율적으로 활용할 수 있는 사람일수록 살아나갈 가능성이 높고, 실제로 그러한 능력이 높은 사람이 약육강식의 원칙에 따라 살아남아 그 유전자를 오늘날 우리에게 전하고 있는 것이다.

우리는 음식에서 얻은 에너지를 몸속에 축적하여 그 에너지원을 효율적으로 사용하면서 활동할 수 있는 능력이 있다. 그러나 문명의 발달과 함께 그 상황도 크게 달라졌다.

현대사회에서는 음식을 얻기 위해 열심히 돌아다니며 움직일 필요가 없다. 이것이 현대인의 운동 부족과 과식이라는 좋지 않은 습관이 생긴 주요 원인이다.

이 장에서는 일상생활에서 마음가짐을 개선하여 운동 부족을 해소하는 방법에 관해 설명하고자 한다.

적당한 운동을 하면 다양한 장점이 있다

평소에 적당한 운동을 하고 있는 사람과 그렇지 않은 사람의 차이는 체력의 유무라는 형태로 가장 현저하게 나타난다.

'체력은 뭐지?'라는 것에 대해 정확하게 의학적인 정의를 내리기는 어렵지만 '유산소성 작업능(有酸素性作業能)'이라고 표현하기도 한다. 일반적으로는 다음 그림에 나타나는 것과 같은 심폐기능, 근력 등의 총칭이라고 생각하면 좋을 것이다.

다음 그림은 체력적인 것을 포함하여 적당한 운동을 통해 얻을 수 있는 다양한 장점을 정리한 것이다. 운동요법이라고 하면 귀찮고 대단한 것이라고 생각할 수도 있겠지만 '인생의 질을 높이기 위한 적극적인 활동'이라고 긍정적으로 생각하는 것이 바람직하다.

체크 포인트 ☑

고혈압이나 심장병이 있는 사람은 절대로 자신의 판단으로 운동을 시작하지 말고 전문의의 검사를 받아 운동 내용이나 정도 등을 상의하도록 한다.

적당한 운동을 하면 다음과 같은 장점이 있다

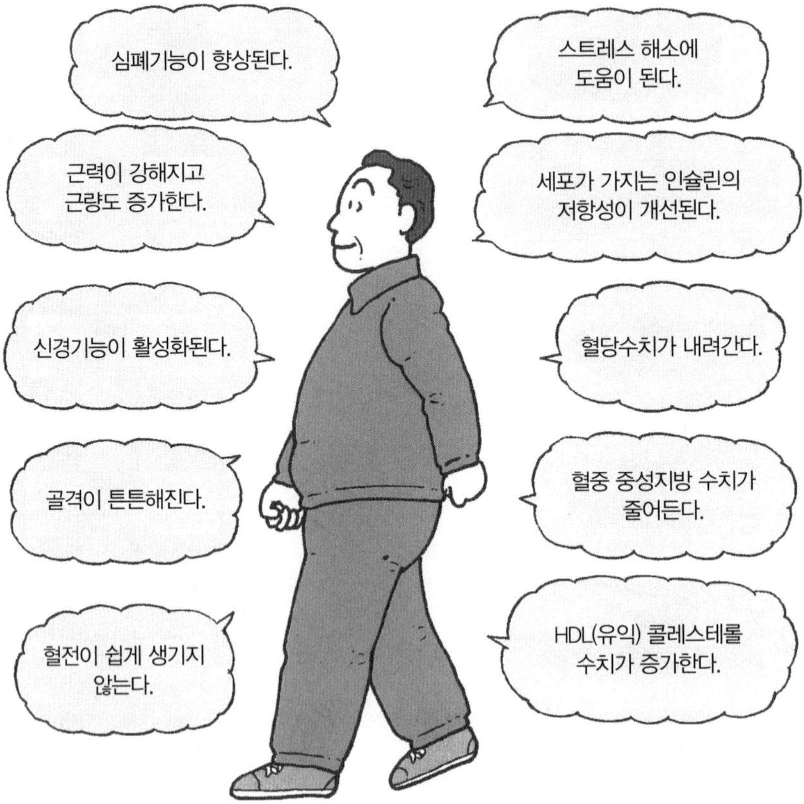

02 운동에 따른 혈중지질의 변화

운동을 20분 이상 계속하면 지방이 분해되기 시작한다

운동을 계속하면 혈중 중성지방이 줄어들고 유익한 HDL 콜레스테롤이 증가한다. 그 결과는 LDL 콜레스테롤 감소로 이어진다. 이 점에 관해서 자세히 설명하고자 한다.

살을 빼기 위해 운동을 하는 사람이 적지 않지만 '살이 빠진다'라는 의미는 구체적으로 체내 중성지방이 줄어든다는 것이다. 우리의 에너지원은 거의 포도당과 중성지방인데 운동을 하여 살이 빠진다는 것은 체내 에너지원의 하나인 중성지방을 소비한다는 것을 의미한다.

여기에서 주목할 점은 운동에 의해 에너지원이 어떻게 쓰여지는가이다.

운동을 시작하면 먼저 근육 내에 상주하고 있는 글리코겐(동물성 전분질이며, 당질의 일종)을 소비하고, 이어서 혈중 포도당을 쓰고 간장 글리코겐 소비로 이어진다. 혈액 중 중성지방(유리지방산)은 가장 마지막에 쓴다. 결국 먼저 당질계(糖質系) 에너지원을 소비하고, 그것이 모자라면 지방이 연료(燃料)가 된다.

몰론 당질계 에너지원을 100% 소비하고 나서 지방계(脂肪系) 에너지로 딱 바뀐다는 것은 아니다. 다음 그래프에서 보듯이 운동 중에는 당질과 지질이 합쳐져 에너지원이 된다. 지방이 에너지원의 주역이 되는 시간은 운동을 시작한 지 20분 후부터이다.

보행에 쓰이는 에너지원

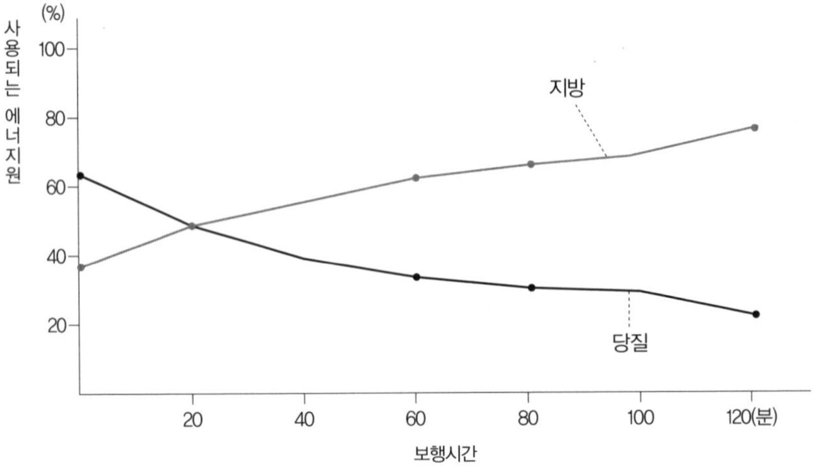

체크 포인트	국민영양 조사 보고를 보면 평소에 하고 있는 보행에서 하루 걸음 수가 많은 사람일수록 HDL 콜레스테롤 수치가 높다는 결과가 있다.

운동을 하면 유해 콜레스테롤이 감소하는 이유

운동을 하면

중성지방을 맡고 있는 VLDL 콜레스테롤이 분해된다.

↓

VLDL 콜레스테롤 분해과정에서 HDL(유익) 콜레스테롤이 만들어진다.

↓

HDL 콜레스테롤이 LDL(유해) 콜레스테롤을 회수한다.

↓

혈중 콜레스테롤이 감소한다.

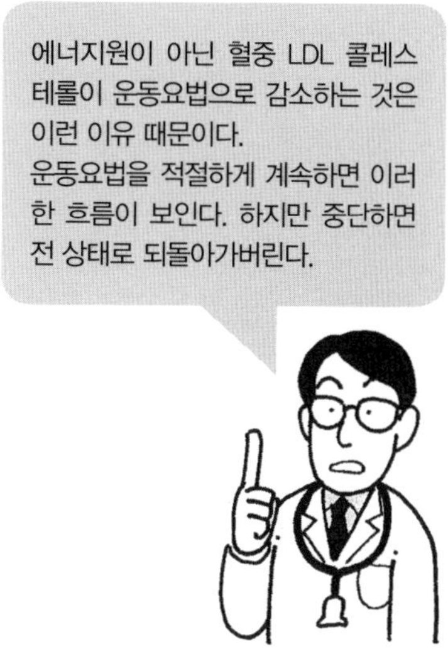

운동요법을 중단할 경우 HDL 콜레스테롤의 변화

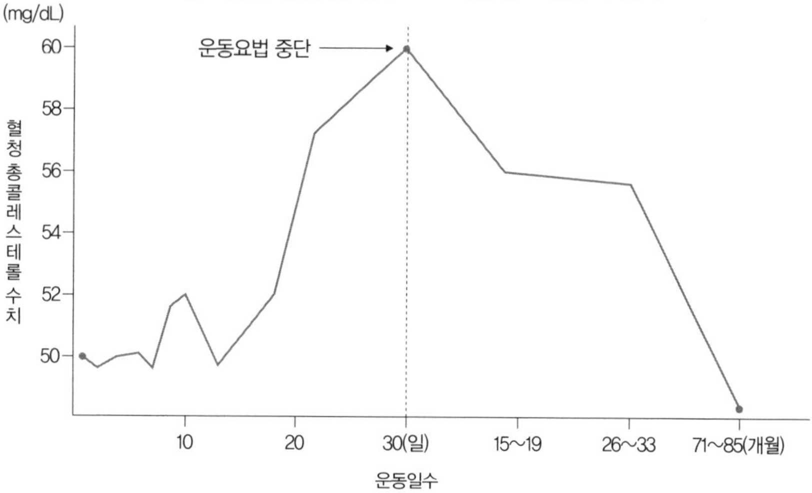

운동을 계속하면 유익한 콜레스테롤이 증가한다

운동으로 중성지방 소비량이 증가한다는 것은 혈액 중에서 중성지방을 맡고 있는 VLDL 콜레스테롤이 분해되어간다는 것을 의미하는데, 그 분해과정에서 HDL 콜레스테롤이 생긴다. 이것이 운동의 또 하나의 큰 장점이다.

앞에서 설명한 것처럼 유익한 HDL 콜레스테롤은 유해한 LDL 콜레스테롤을 회수하는 역할을 하기 때문에 결과적으로 운동을 하면 LDL 콜레스테롤이 감소한다는 것이다.

다만 그 효과는 장기적으로 운동을 계속했을 때 일어난다.

03 운동을 계속하면 에너지를 소비하기 쉬운 몸이 된다

운동하는 습관으로 건강을 회복하자

운동을 장기적으로 계속하면 유익한 HDL 콜레스테롤이 증가한다. 운동요법 효과는 곧바로 나타나는 것과 운동을 장기간하면 서서히 나타나는 것으로 나눠진다. 운동을 계속하면 근력 증강, 심폐기능 향상, 인슐린 저항성 개선, 신경기능 활성화 등이 일어난다.

이는 모두 건강한 몸에 필요한 조건이다. 운동을 하는 습관은 식사습관 개선과 함께 건강한 모습을 되찾기 위해 꼭 필요한 첫걸음이다.

운동은 에너지원의 소비구조를 재구축한다

운동을 계속하면 인슐린 저항성 개선에 효과가 있는데, 이에 대해 좀 더 자세히 설명하고자 한다.

'인슐린 저항성'이란 인슐린이라는 호르몬의 작용을 세포가 잘 살릴

인슐린 저항성은 이렇게 일어난다

과식 및 운동 부족 상태가 계속된다.

↓

혈중에 과잉 에너지가 늘어난다.

↓

에너지원을 어떻게 해서든지 저장하려고 인슐린이 대량으로 분비된다. 따라서 고인슐린 혈증이 발증한다.

↓

비만이 진행된다.

↓

더 이상 살이 찌지 않도록 인슐린 작용이 저하되어 인슐린 저항성이 생긴다.

↓

인슐린 작용이 나쁘기 때문에 더욱더 많은 인슐린을 분비하게 된다.

↓

인슐린 저항성이 더욱더 진행된다.

수 없는 상태이다. 인슐린 작용이 저하되면 에너지원인 포도당이 에너지로 변하기가 어려워진다. 운동요법에 의해 인슐린 저항성을 개선한다는 것은 다시 말하면 에너지원인 포도당을 효율적으로 에너지로 변환할 수 있게 된다는 것을 의미한다.

한편 근육이 강해지면 그만큼 강해진 근육을 움직이기 위한 에너지도 필요하다. 운동하는 방법도 운동요법 시작 직후와 달리 확실히 강해지기 때문에 더욱더 에너지 소비로 이어진다. 게다가 심폐기능이 향상

되면 체내에 받아들이는 산소량이 늘어나고 에너지원의 연소에 크게 공헌한다.

이렇게 운동요법을 꾸준히 계속하면 몸의 각 기능이 조금씩이라도 에너지를 소비하기 쉬운 몸으로 서서히 변화해간다.

운동요법을 계속하면 이런 효과가 있다

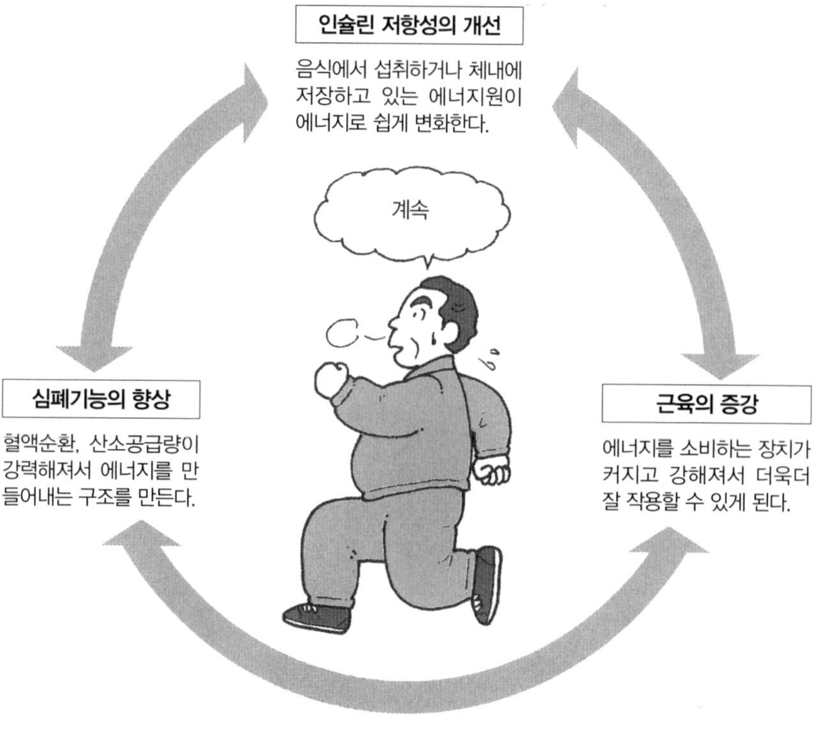

체크 포인트

인슐린 저항성의 개선은 사용한 근육에서만 나타난다. 따라서 특정한 근육만 사용하는 운동을 하면 몸 전체의 인슐린 저항성이 개선되지 않는다.

04 어떤 운동을 하면 좋을까

첫째, 계속해서 할 수 있는 운동

그럼 어떤 운동을 하는 게 좋을지 구체적으로 생각해보자. 운동요법은 중단하지 않고 계속하는 것이 가장 중요하기 때문에 그 점을 충분히 이해해두자. 계속해서 할 수 있는 운동의 조건은 '언제든지, 어디서든지, 혼자서 쉽게 할 수 있을 것'이다. 운동의 종류는 많지만 이런 조건만 봐도 자신에게 적당한 운동의 범위는 꽤 좁혀질 것이다.

둘째, 유산소운동

그다음에 중요한 것은 운동의 형태이다. 운동은 크게 말하면 유산소운동(有酸素運動)과 무산소운동(無酸素運動)으로 나뉜다.

유산소운동이란 산소를 공급하면서 하는 운동이며 에너지원을 천천히 태우고 소비해가는 형태의 운동이다. 무산소운동이란 숨을 끊고 순식간에 온 힘을 전부 다 내는 형태의 운동이다.

무산소운동은 혈압을 급격하게 상승시키거나 운동하고 나서 피로감을 많이 느끼지만, 에너지 소비량이 적다. 지방 소비에도 크게 영향을 끼치지 못하므로 운동요법으로는 적당하지 않다.

유산소운동은 그러한 결점이 거의 없고, 운동량이나 운동의 강도 조절도 비교적 간단하기 때문에 운동요법으로는 아주 뛰어나다.

운동요법을 계속하는 5가지 포인트

① 자신의 체력에 알맞은 운동을 고르자 : 지나치게 강하면 위험, 약하면 효과가 작음

② 언제 어디에서나 실행할 수 있는 운동을 고르자 : 급한 예정 변경에도 대응할 수 있음

③ 되도록 특정한 기구를 사용하지 않아도 가능한 운동을 고르자 : 주요 운동이 아니고 보조적인 운동에 쓰면 괜찮음

④ 파트너가 필요하지 않은 운동을 고르자 : 파트너의 사정에 따라 일정이 바뀌거나 중단하지 않도록 함

⑤ 경쟁심이 커지지 않는 운동을 고르자 : 승패, 우열을 겨루는 운동은 무리하게 마련

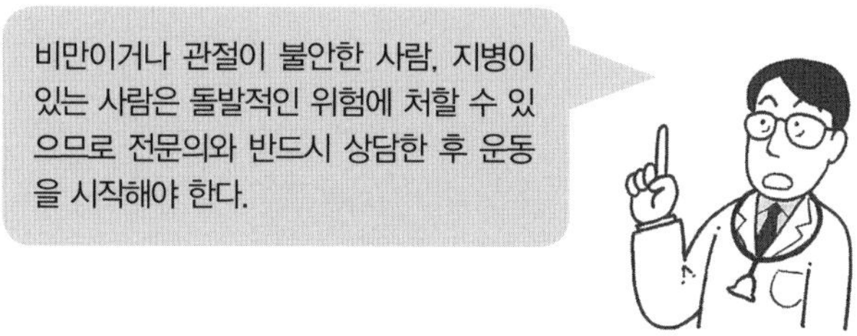

유산소운동과 무산소운동의 예

유산소운동

호흡에 의해 필요한 산소를 적당하게 보급하면서 하는 운동

걷기

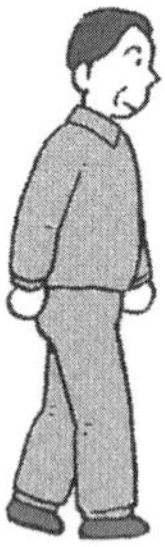

조깅

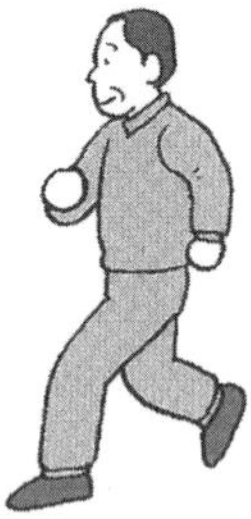

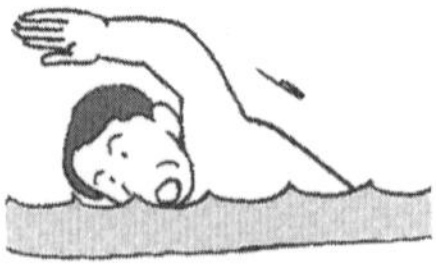

수영

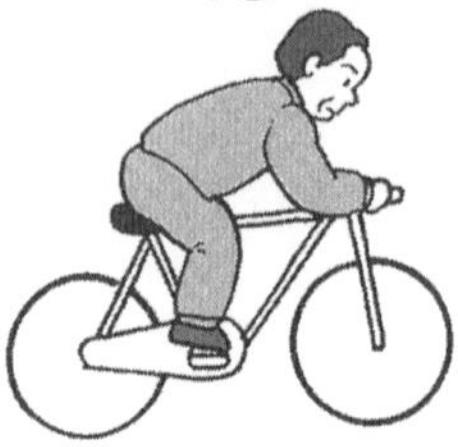

자전거타기

무산소운동

호흡을 멈추고 힘을 내는 운동

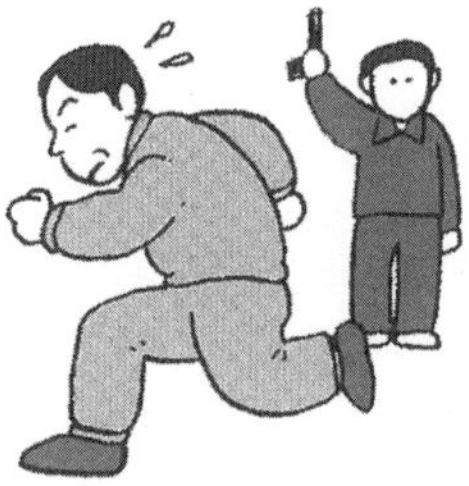

단거리 달리기

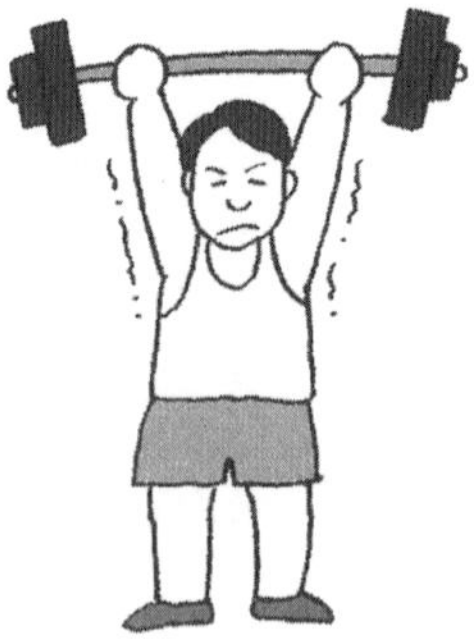

역도

무산소운동을 하면 피로물질인 유산(乳酸)이 발생하여 근육에 쌓여 고요산혈증(高尿酸血症)의 원인이 될 수도 있다.

셋째, 전신의 근육을 쓰는 운동

운동효과는 그 운동에서 쓰이는 근육에 나타난다. 이것이 세 번째 요점이다. 근육은 최대 에너지 소비기관인데 일부의 특정 근육밖에 사용하지 않는 운동을 하면 운동요법의 효과를 기대하기가 어렵다. 그것은 특정한 근육을 사용한 범위로 한정되어버린다.

운동을 오래 한다 해도 조금밖에 효과를 얻지 못한다면 의미가 없다. 되도록 온몸의 근육을 쓸 수 있는 운동을 해야 하며, 운동요법 효과를 온몸으로 얻을 수 있어야 좋다.

이상의 3가지 요점을 생각해서 자신에게 알맞은 운동을 골라보자.

05 운동강도와 시간은 어떻게 정할까

운동요법은 50~60% 강도가 적당하다

운동을 하면 그 연료(포도당이나 중성지방)를 태우기 위해 운동량에 알맞은 산소가 쓰인다. 운동량(강도)과 그것에 필요한 산소량은 거의 정확하게 비례한다.

그 사람에게 가장 강한 운동을 했을 때의 산소 필요량을 '최대 산소 섭취량'이라고 한다. 그 최대 산소 섭취량을 운동강도의 기준으로 삼는데 이를 계측하기 위해서는 특별한 측정기가 필요하다.

그래서 일반적으로는 심장의 박동수(심박수)로 판단한다. 산소 섭취량과 심박수는 정비례의 관계라고 알려져 있기 때문이다. 심박수란 이른바 맥박수로서 누구나 손쉽게 잴 수 있다.

운동요법에 적당한 운동강도는 최대 산소 섭취량의 50~60% 정도이다. 그것을 심박수(맥박수)로 환산한 기준을 다음 표에 정리해뒀다.

지금까지 운동하는 습관이 없던 사람이 갑자기 운동을 시작하면 심장, 골격, 근육 등에 뜻밖의 손상을 일으킬 우려가 있기 때문에 표에서 제시한 기준에 얽매이지 말고 우선 무리가 없는 강도로 시작하자. 그리고 몸 상태를 관찰하면서 강도를 조금씩 올리자.

적절한 운동강도 (1분간 맥박수)

연령 \ 강도	가벼움	적당
20대	약 100	약 125
30대		약 120
40대	약 100	약 115
50대		약 110
60대	약 90	약 100

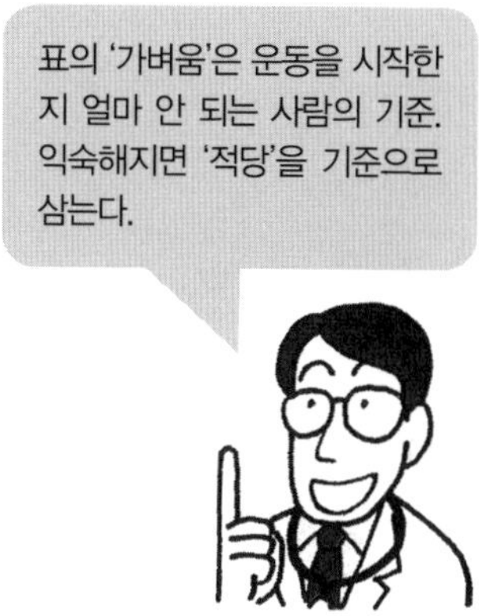

맥박수 세는 법

- 옆의 그림처럼 손목에 손가락 3개를 대고 센다.
- 15초간 맥박수를 세고 그것을 4배하여 1분간 맥박수로 계산한다(맥박은 시간과 함께 급속히 내려앉기 때문에 이런 방법으로 측정한다).
- 운동 직후에 한다. 또한 운동 도중에 최적기를 확인하고 운동강도는 어느 정도가 적당한지 찾는다.

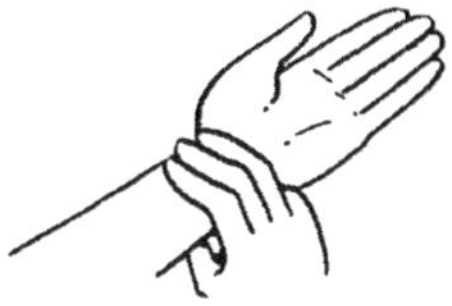

하루 운동시간의 기준

운동 종류	운동시간	운동 종류	운동시간
빨리걷기(80m/분)	54분	수영(평영)	20분
빨리걷기(90m/분)	44분	수영(자유형)	11분
빨리걷기(100m/분)	37분	골프(코스 평균)	48분
달리기(가벼움)	29분	리듬체조(평균)	27분
달리기(무거움)	26분	테니스(연습)	28분
체조(가벼움)	72분	탁구(연습)	27분
체조(무거움)	44분	배드민턴(연습)	27분
자전거타기(10km/시)	50분	배트(실제로 치듯이 휘두름)(평균)	15분
자전거타기(15km/시)	33분	줄넘기(평균)	15분

* 체중 60kg, 하루 식사량 1,600kcal인 경우를 기준으로 산출한 것이며, 대부분의 사람에게 기준으로 적용해도 큰 오차는 없다.

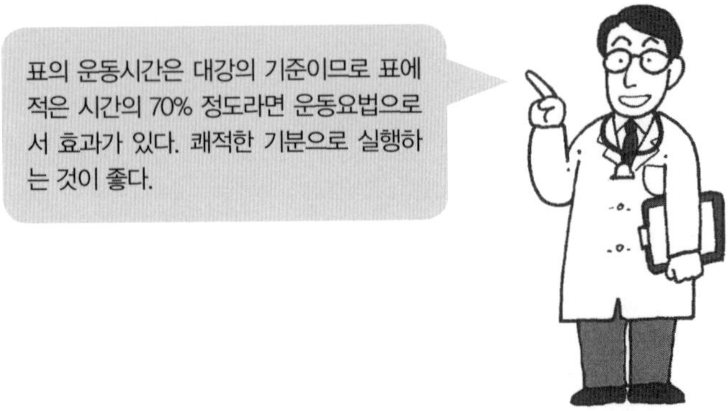

체크 포인트

지나치게 강한 운동은 기대하는 만큼 지방이 연소하지 않는다. 50~60% 정도의 운동강도가 되면 포도당이 연소하기 시작한다.

하루 식사량의 10~20%를 운동요법으로 소비한다

운동의 종류를 고르고 운동강도를 알게 됐으면 그것을 1회당 어느 정도 시간 동안 하면 적당한지 생각해보자.

운동요법으로 효과를 얻기 위해서는 하루 식사량(kcal)의 10~20%를 소비하는 것이 좋다. 즉, 하루 1,800kcal를 섭취하는 사람이라면 180~360kcal를 운동요법으로 소비하면 좋다는 말이다.

어떤 운동을 어떤 강도로 몇 분간 하면 몇 칼로리가 되는가는 식사량, 체중 등 다양한 자료를 근거로 계산해야 한다. 따라서 여기서는 그 결과만 제시하였으니 하나의 기준으로 활용하자.

06 걷기는 효과적인 유산소운동

걷기에는 많은 장점이 있다

이 장의 맨 처음 부분에서 돌아다니며 움직이는(운동) 것이 인간 본래 모습이라고 설명했다. 돌아다니며 움직인다고 하면 대부분의 사람에게는 걷는 것을 의미한다.

운동요법이라고 하면 왠지 특별한 방법으로 계속해야 하는 것으로, 억지로 해야 한다고 생각하여 마음이 무거워질 사람이 있을지도 모르겠다. 그러나 '지금까지보다 좀 더 열심히 많이 걷는다'고 생각하면 마음이 편해질 것이다.

걷는 것은 생활 속에서 당연한 일이므로 걷기(Walking)라면 언제나 편하게 할 수 있을 것이다. 걷기가 운동요법에 좋다고 하는 이유는 그러한 정신적인 면뿐만이 아니다. 다음 그림에서 보는 바와 같이 다양한 장점이 있다.

걷기의 장점

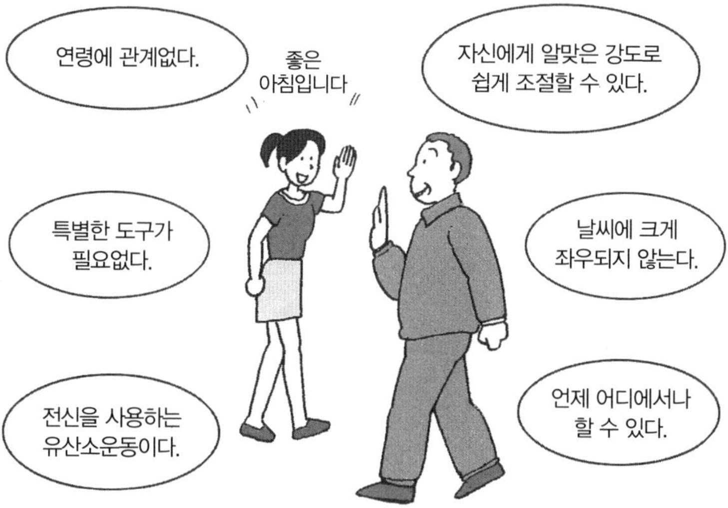

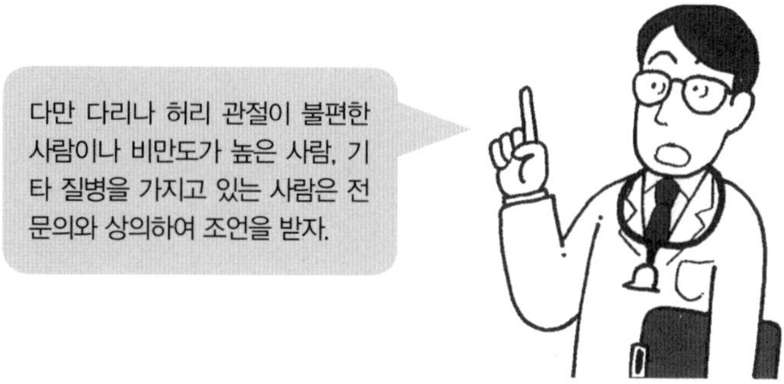

걷기를 생활 속에서 늘 실천하자

걷기라도 아무렇게나 불규칙적으로 걷는다면 운동이라고 할 수 없을 것이다. 한 번에 20~30분 걸어보면 익숙하지 않을 때는 힘들다고 느껴질지도 모른다. 또한 일이 바빠서 하루에 20~30분도 걸을 수 없는 사람도 있을지 모른다. 그러나 나름대로 연구하여 자신에게 가장 적합한 방법을 찾아보고, 운동요법의 성과를 얻기 위해 조금이라도 시간을 내어 걷기를 생활 속에서 늘 실천하자.

평소 생활에서 다음과 같이 훈련한다

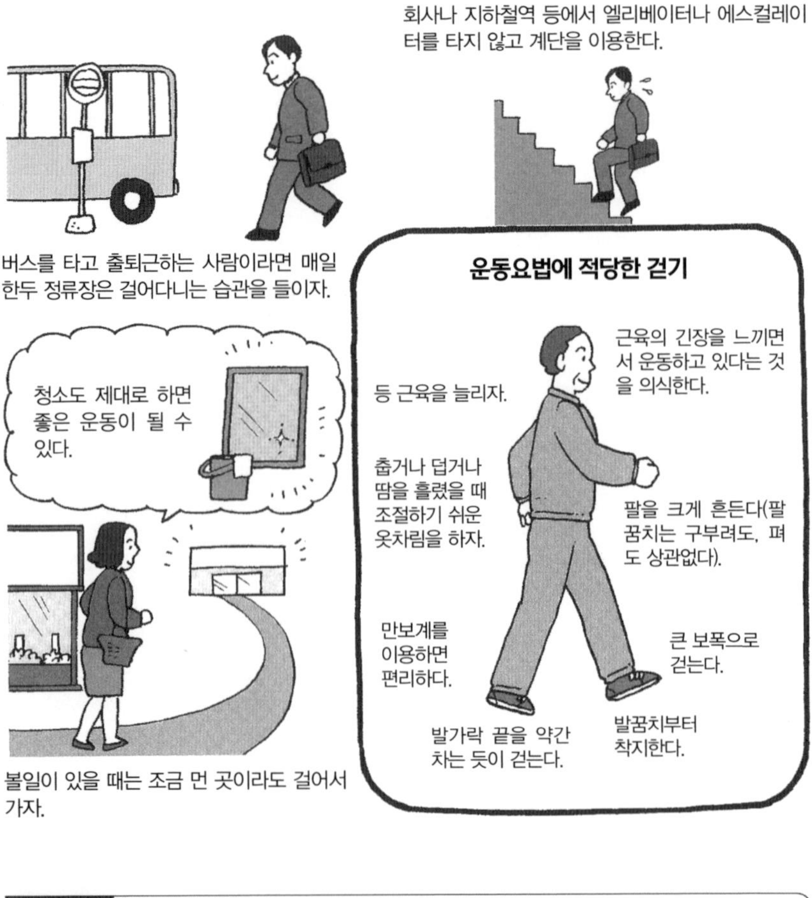

체크 포인트

걷는 도중에 가끔 맥박을 재고 자기 자신이 목표로 한 운동강도를 유지하고 있는지 확인해보자. 지나치게 강한 운동은 오히려 좋지 않다.

07 준비운동과 정리운동을 잊지 말자

운동요법에서 준비운동과 정리운동은 필수요건

학교에서 체육수업을 할 때는 우선 준비운동을 하고 마지막에 정리운동을 한다. 운동요법도 이와 마찬가지로 준비운동과 정리운동을 반드시 해야 한다.

걷기와 같은 가볍다고 생ㄴ각되는 운동이라도 준비운동을 하지 않고 갑자기 운동을 시작하면 발을 다칠 수 있다. 또한 날씨가 추울 때 갑자기 밖으로 나가 달리기를 시작하면 심장이나 뇌혈관에 위험한 장애가 일어날 우려도 있으므로 특히 주의해야 한다.

우리 몸은 안정을 취할 때는 안정기로, 운동을 할 때는 운동기로 각각에 맞는 리듬에 따라 움직인다. 안정상태에서 운동상태로 갑자기 변하려고 하면 몸에 무리가 생긴다.

준비운동은 영어로 워밍업(Warming-up)이라고 하는데, 몸을 운동에

준비운동의 예

❶ 발돋움

천천히 늘리고 힘을 빼고 내림

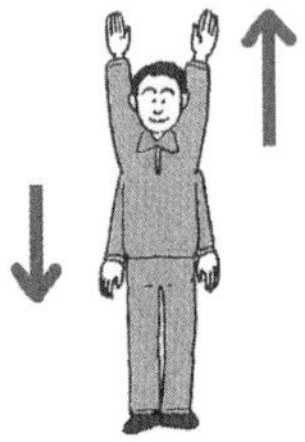

4번

❷ 목 돌리기

좌우 번갈아 함

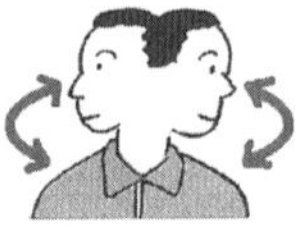

8번

❸ 손목 굽힘 발목 돌리기

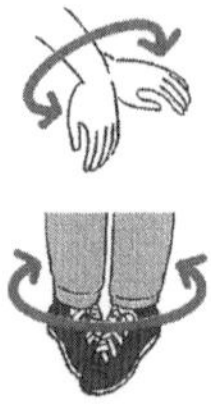

각각 16번씩

❹ 팔 돌리기

견갑골(肩胛骨)을 움직이는 듯이 함

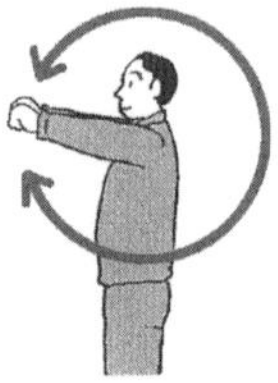

8번

❺ 허리 굽힘

충분히 구부리고 늘림

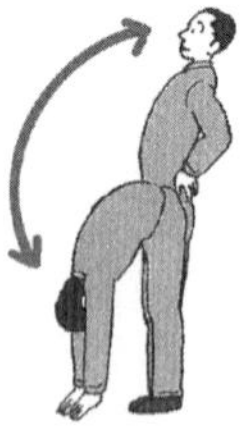

앞뒤 4번씩 각각 2번

❻ 허리 돌리기

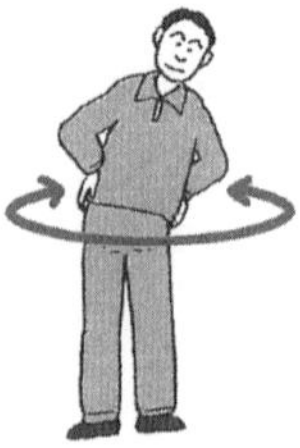

좌우 2번씩 각각 2번

❼ 무릎 굽혔다 펴기

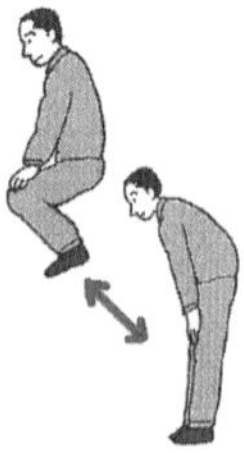

각각 2번씩

❽ 무릎 늘리기

발가락을 세우고 장딴지를 늘림

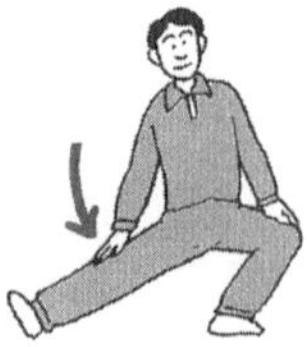

좌우 4번씩 각각 2번

❾ 아킬레스건 늘리기

충분히 늘림

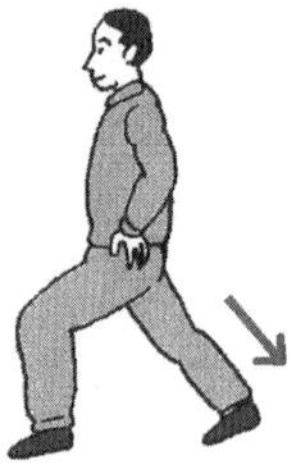

좌우 4번씩 각각 2번

❿ 제자리 뛰기

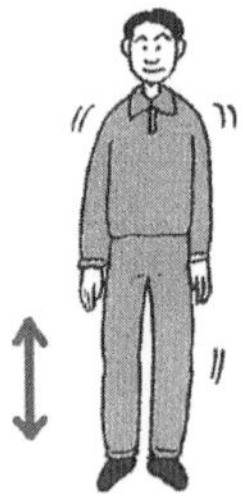

16번

체크 포인트

운동하기 전에 체온, 혈압, 맥박 등을 확인하고, 만약 몸 상태가 나쁘다고 느껴질 때는 무리하지 말고 쉬자.

정리운동의 예

❶ 심호흡
위로 들면서 숨을 들이마시고 옆으로 내리면서 내쉼

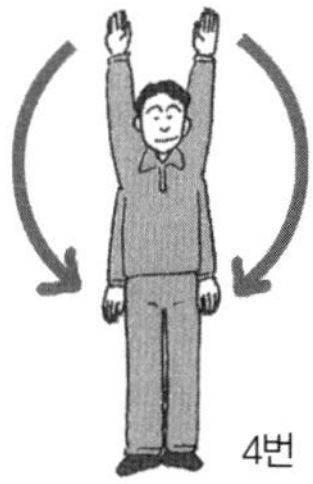

4번

❷ 아킬레스건 늘리기
충분히 늘림

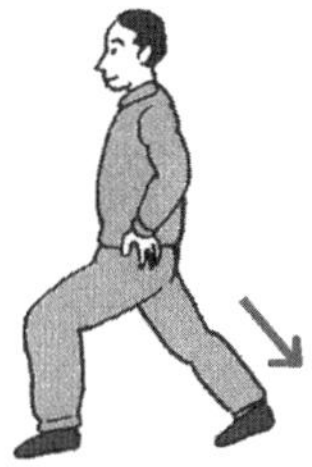

좌우 4번씩 각각 2번

❸ 무릎 늘리기
발가락을 세우고 장딴지를 늘림

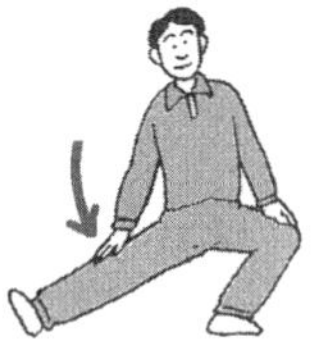

좌우 4번씩 각각 2번

❹ 무릎 굽혔다 펴기

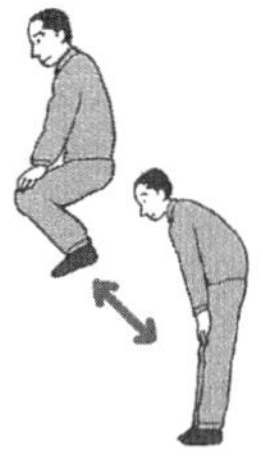

각각 2번씩

❺ 허리 돌리기

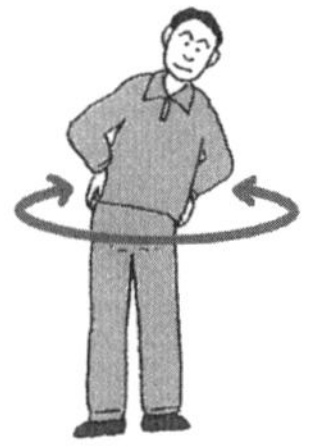

좌우 2번씩 각각 2번

❻ 허리 굽힘
충분히 구부리고 늘림

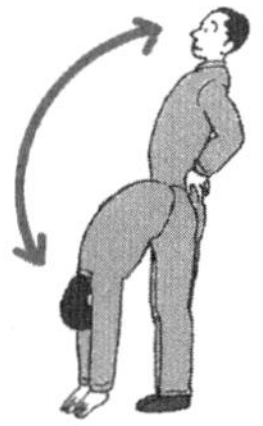

앞뒤 4번씩 각각 2번

❼ 팔 돌리기
견갑골(肩胛骨)을 움직이는 듯이 함

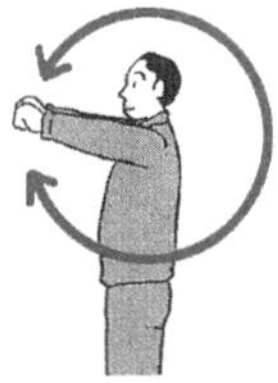

8번

❽ 손목 굽힘
발목 돌리기

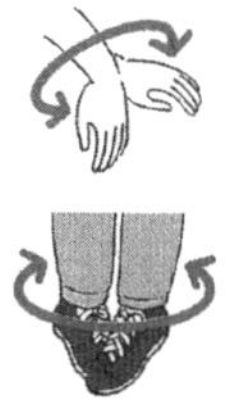

각각 16번씩

❾ 목 돌리기
좌우 번갈아 함

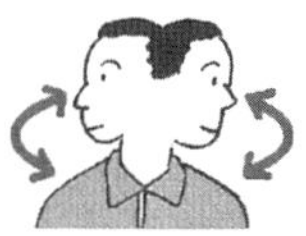

8번

❿ 심호흡
1번과 똑같이

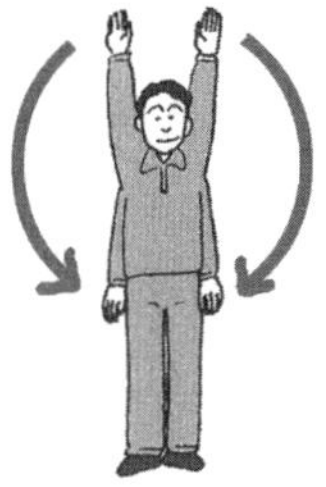

4번

> 어느 동작이든 근육이나 관절을 천천히 굽히는 듯이 하자. 무리하지 말고 지나치게 힘을 주지 않도록 주의하면서 하자.

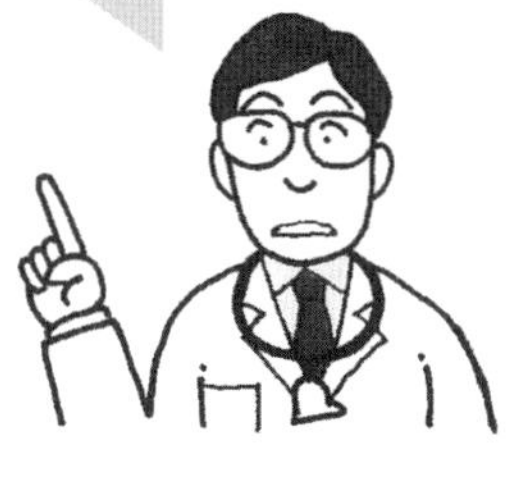

적당한 상태로 만든다고 생각하면 좋을 것이다.

한편 정리운동은 영어로 쿨링다운(Cooling-down)이라고 하여 운동상태에서 안정상태로 몸을 변화시키기 위한 운동이며, 운동하면서 생긴 피로를 순조롭게 회복하기 위해서도 유효하다.

운동요법에 수반되는 상처나 장애는 절대로 적지 않다. 따라서 준비운동과 정리운동은 반드시 하는 습관을 갖자.

08 일어나자마자 또는 자기 전에 스트레칭을 하자

항상 하는 습관을 들이자

스트레칭 체조는 근육, 관절, 건(힘줄)을 늘리고 유연하게 하기 위해 하는 체조이다. 혈액순환의 회복 및 향상에도 효과적이며 피로 회복에도 도움이 된다. 같은 자세를 하다가 또는 단순동작을 반복하면서 적극적으로 하자.

또한 운동요법을 시작하기 전과 끝내기 전, 즉 준비운동과 정리운동을 할 때 같이 하면 더 효과적이다.

아침에 일어나자마자 또는 잠자리에 들기 전에 하는 스트레칭은 건강회복에 더없이 좋다고 알려져 있다. 스트레칭 체조는 몇 가지가 있지만 대표적인 것을 소개한다.

일이나 집안일을 하는 사이에 스트레칭 운동을 하자

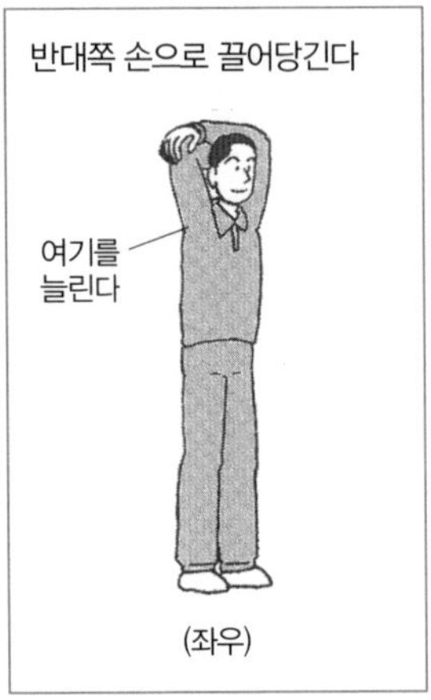

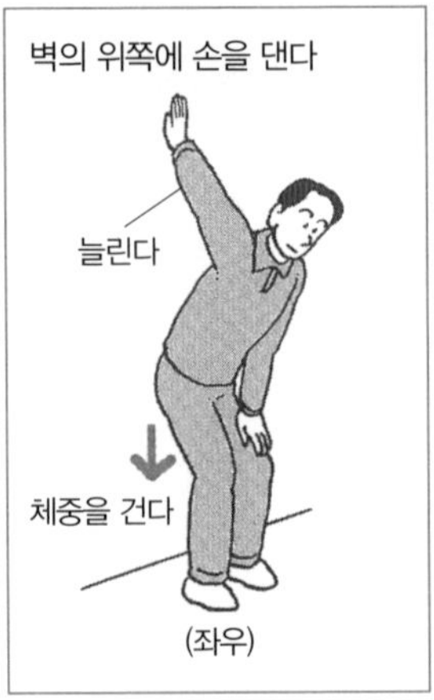

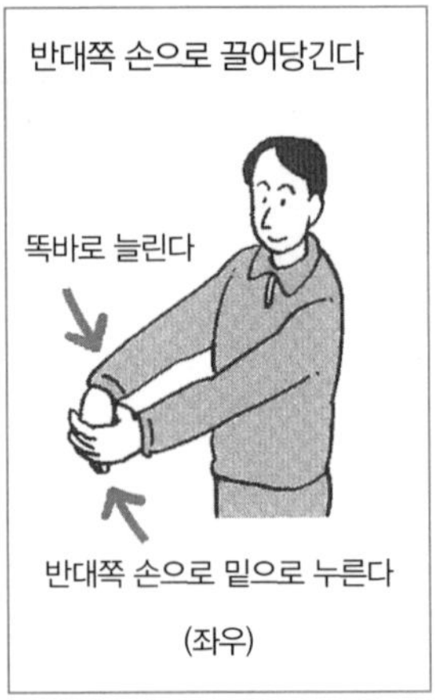

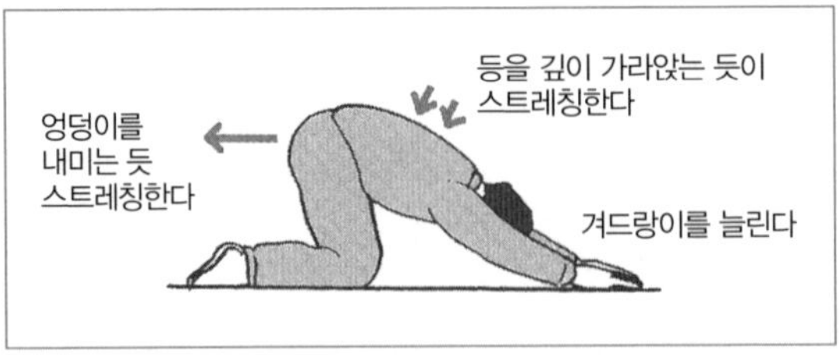

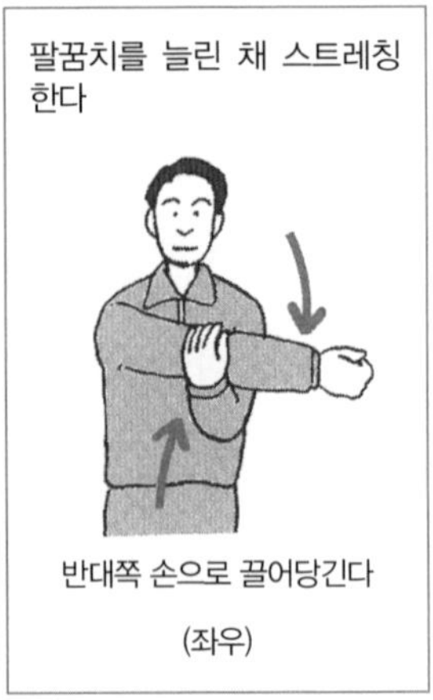

반동(反動)을 이용하지 않도록, 아프지 않은 범위에서 한다. 호흡은 멈추지 않고 자연스럽게 하자. 각각 20~30초 정도 한다.

체크 포인트

자기 전에 하는 스트레칭은 근육에 모이는 유산 등 피로물질을 전신에 확산시켜서 다음날 피로를 남기지 않는 효과가 있다.

일어나자마자 또는 자기 전에 하는 스트레칭

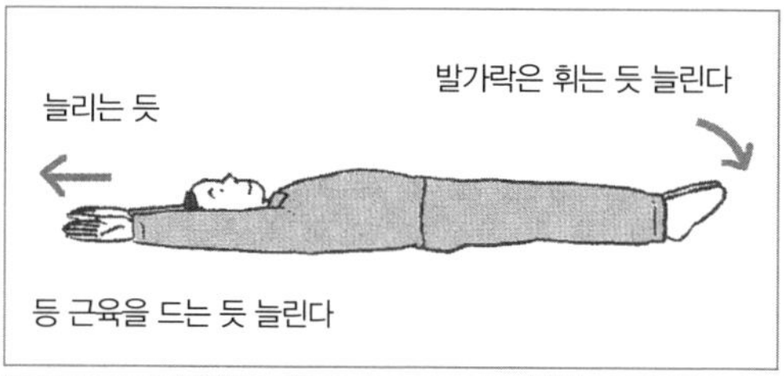

반드시 이 순서대로 하지 않아도 된다. 방법과 주의사항은 앞 페이지와 같다. 무리하지 말고 천천히 편안한 범위 내에서 하자.

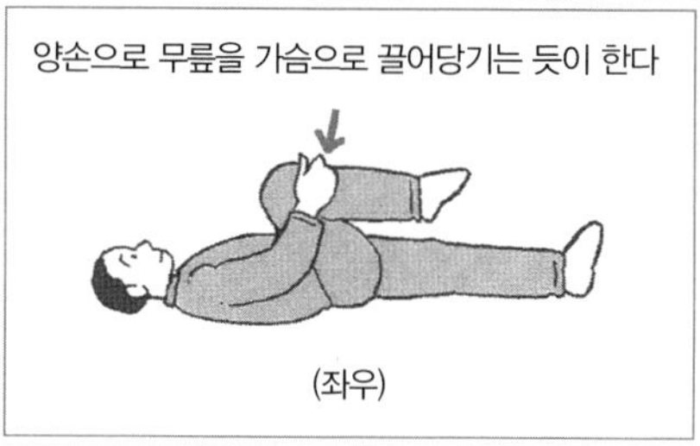

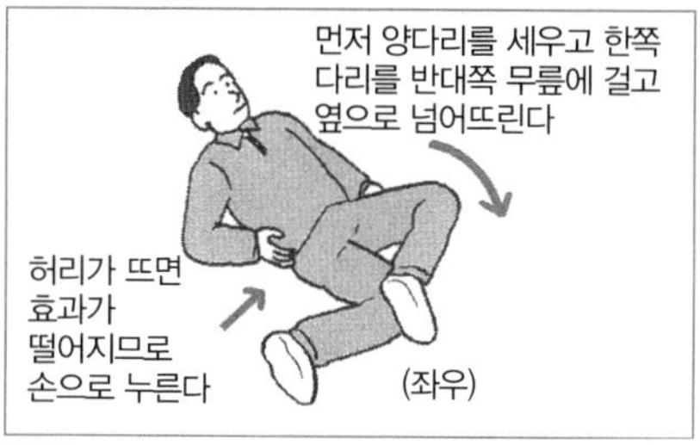

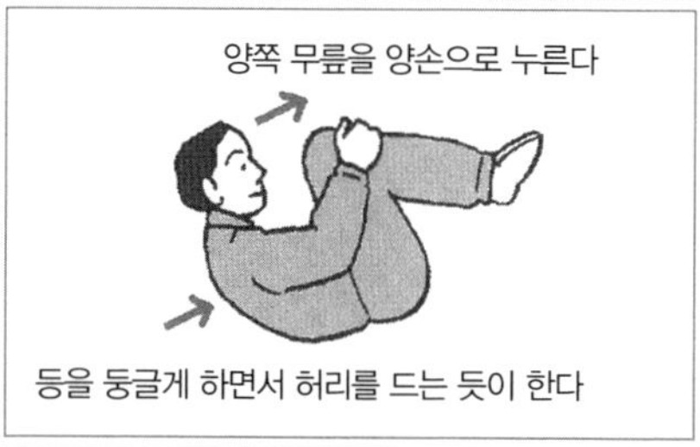

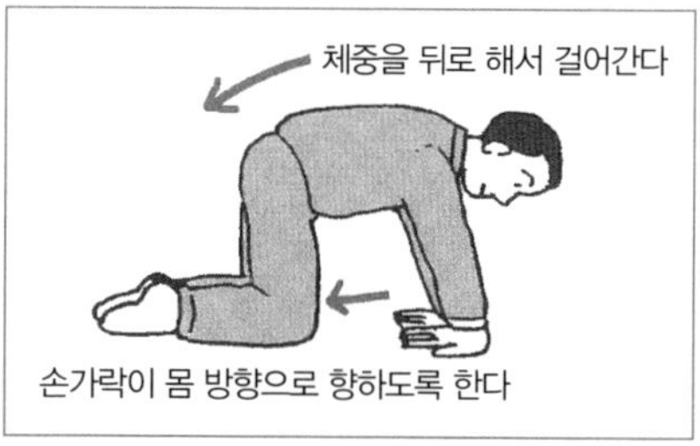

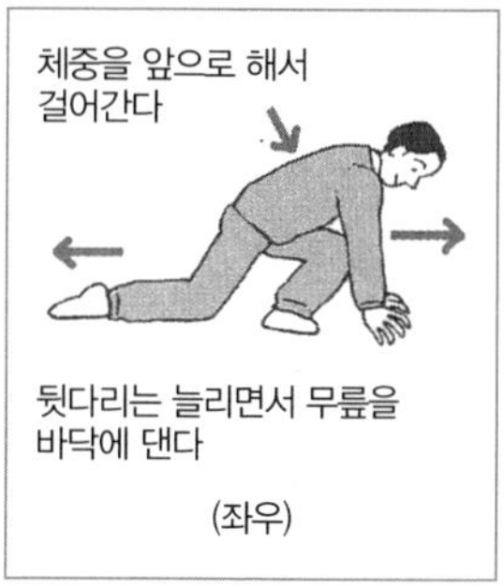

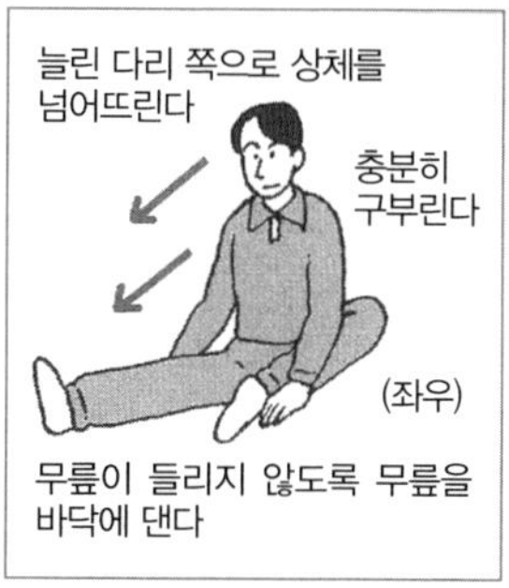

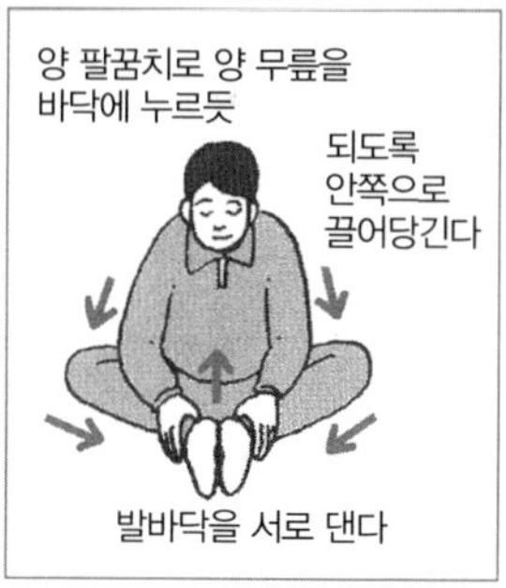

09 중·고령자에게 좋은 수중운동

물속의 부력이 몸의 부담을 덜어준다

걷기는 모든 사람에게 적합한 운동이며 중·고령자에게도 추천할 만하지만, 다리나 허리가 부실한 사람이나 걸으면 무릎이 아픈 사람은 적극적으로 하기 어려운 운동이다.

문제가 되는 것은 자기 몸무게이다. 비만으로 인한 과체중이 다리에 영향을 미치는 경우는 걷기처럼 가벼워 보이는 운동조차 다리에 큰 부담이 된다. 이를 막기 위한 가장 좋은 방법은 '수중운동'이다.

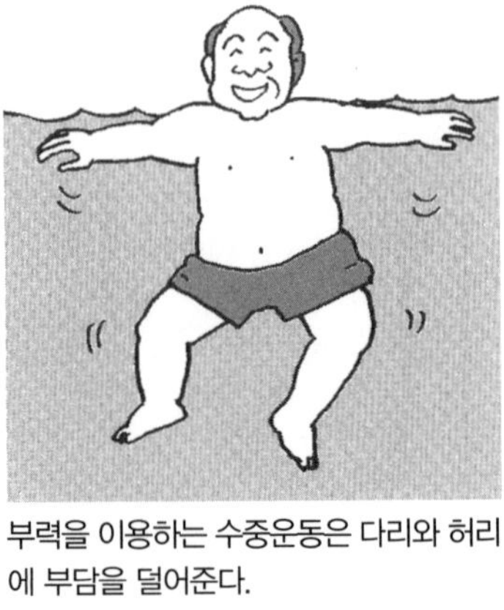
부력을 이용하는 수중운동은 다리와 허리에 부담을 덜어준다.

물속에 있는 물체는 그 물체가 밀어내는 물의 체적에 해당하는 부력(浮力)을 받는다. 그 부력을 이용하여 과체중으로 인한 압력을 줄여 운동하는 것이 수중운동이다.

천천히 움직여도 확실한 운동효과가 있다

수영을 못하는 사람은 수중운동을 꺼릴 수도 있다. 그러나 수영을 못해도 전혀 문제될 게 없다. 수중운동은 굽힘운동과 걷기가 기본인데, 기본운동만 해도 운동요법으로 충분한 효과를 얻을 수 있다.

물속에서는 움직일 때의 저항이 크기 때문에 그것이 큰 장점이 된다. 물속에서는 땅 위에서보다 800배나 더 저항을 받는다고 한다. 따라서 땅 위에서는 상상도 못할 정도로 느긋한 운동이라도 충분히 운동효과가 있다. 다만 다음과 같은 점을 주의하자.

① 고혈압인 사람은 수압이 부담될 수도 있다.

② 심폐기능이 낮은 사람은 원래 가진 질병이 악화할 수도 있다.

③ 물속에서는 몸이 가볍게 느껴지기 때문에 무리할 수 있다.

체크 포인트 ☑ 수영을 할 때는 천천히 오래 하자. 지나치게 빨리 수영하면 무산소운동이 되어 버린다.

수중운동의 예

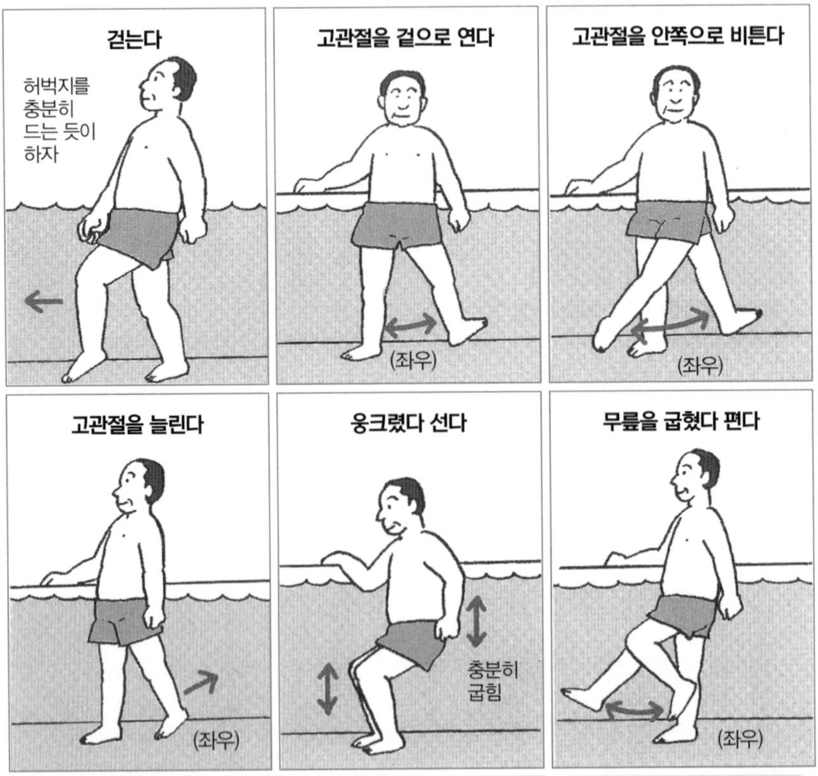

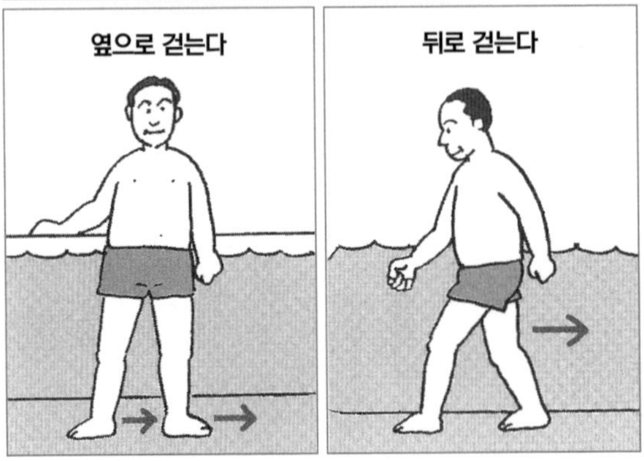

모든 동작을 천천히 확실히 하는 것이 중요하다. 횟수나 강도는 체력적인 개인차가 크므로 정하기가 어렵다. 피로나 고통이 없으며 쾌적한 범위 내에서 하자.

10 비만한 사람은 적극적으로 운동하는 습관을 갖자

식사량을 줄이는 것만으로는 건강하게 살을 뺄 수 없다

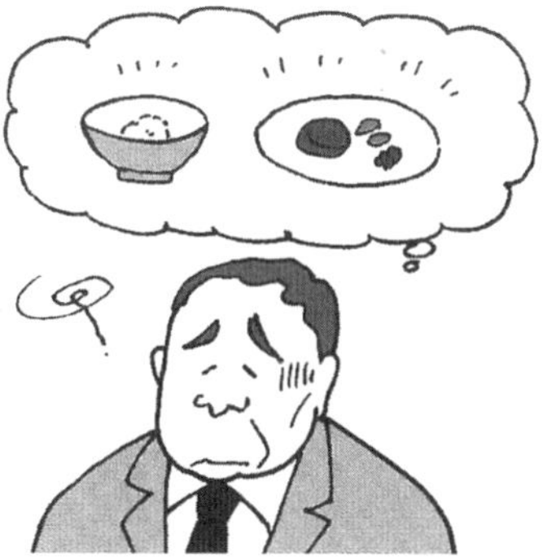

비만을 해소하기 위해서는 적절한 식이요법과 함께 적당한 운동요법을 병행해야 한다. 그것은 에너지 섭취의 균형을 '비만체형' 이전 상태으로 되돌리고, 그 균형을 유지하도록 하는 것이다.

물론 이론상으로 생각하면 단순하게 섭취한 양을 줄이기만 해도 비만을 해소할 수 있다. 그러나 무리하면 몸에 필요한 영양소가 부족하고 근육, 골격이 쇠약해져 다양한 해가 생길 우려가 있다. 근육은 에너지를 소비하는 최대의 기관이기 때문에 근육이 쇠약해지는 방법으로 비만을 해소하는 것은 좋지 않다.

비만 해소 시뮬레이션

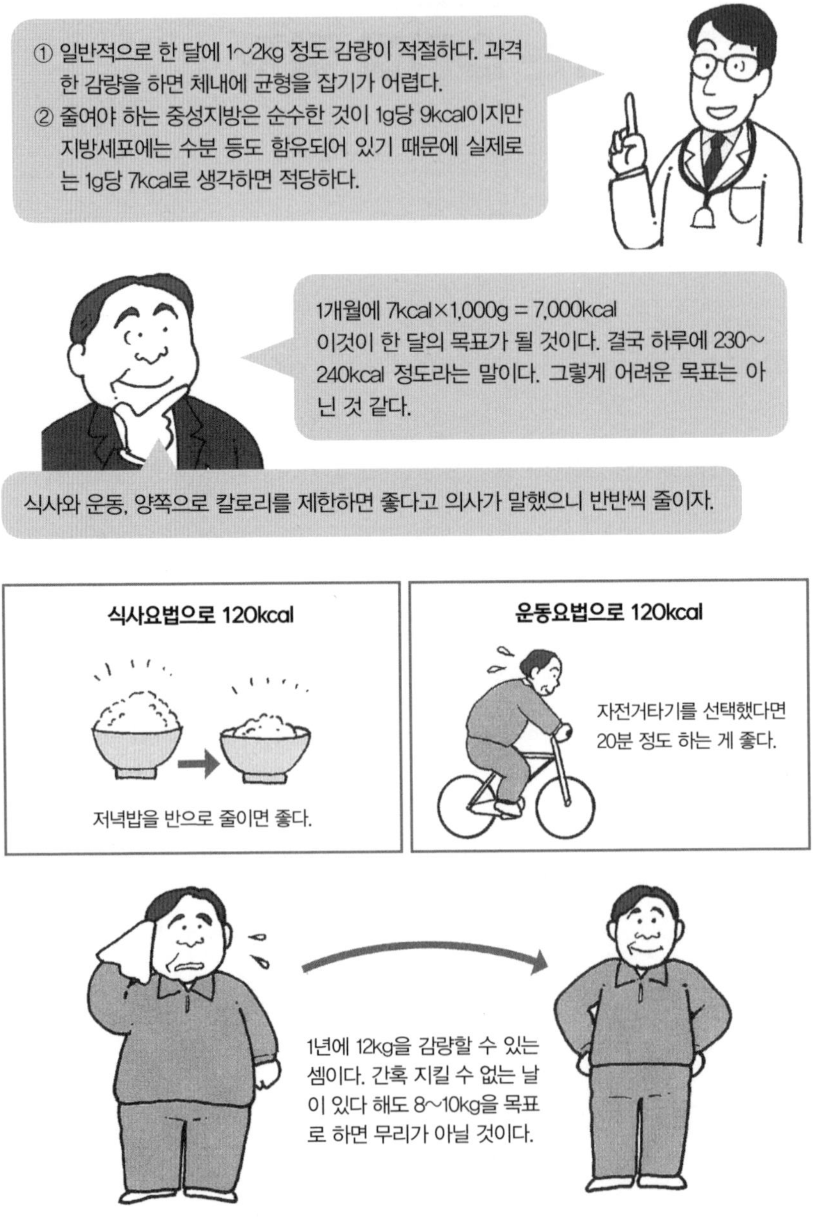
① 일반적으로 한 달에 1~2kg 정도 감량이 적절하다. 과격한 감량을 하면 체내에 균형을 잡기가 어렵다.
② 줄여야 하는 중성지방은 순수한 것이 1g당 9kcal이지만 지방세포에는 수분 등도 함유되어 있기 때문에 실제로는 1g당 7kcal로 생각하면 적당하다.
1개월에 7kcal×1,000g = 7,000kcal
이것이 한 달의 목표가 될 것이다. 결국 하루에 230~240kcal 정도라는 말이다. 그렇게 어려운 목표는 아닌 것 같다.
식사와 운동, 양쪽으로 칼로리를 제한하면 좋다고 의사가 말했으니 반반씩 줄이자.
식사요법으로 120kcal
저녁밥을 반으로 줄이면 좋다.
운동요법으로 120kcal
자전거타기를 선택했다면 20분 정도 하는 게 좋다.
1년에 12kg을 감량할 수 있는 셈이다. 간혹 지킬 수 없는 날이 있다 해도 8~10kg을 목표로 하면 무리가 아닐 것이다.

비만한 사람은 일반적으로 운동에 소극적인 경향이 있다. 그러한 소극적인 마음을 버리고 적극적으로 운동하는 습관을 갖자.

전문의와 미리 상의하여 운동 종류를 정하자

비만한 사람의 운동요법은 그렇지 않은 사람보다 주의해야 할 점이 있다. 그것은 과체중에 따른 해이다. 예를 들어 모든 사람에게 좋은 걷기라 해도 비만한 사람에게는 무릎이나 다리 관절에 과도한 부하가 걸리기 때문에 다칠 확률이 높아진다.

그러한 해를 비교적 받지 않는 것은 체중이 하반신으로 집중되기 어려운 수영이나 자전거타기지만, 사람마다 생활사정이 다르기 때문에 반드시 수영이나 자전거타기를 해야 한다는 것은 아니다. 의사나 전문가와 상의하여 자신에게 적절한 운동을 조언받는다.

체크 포인트 ✔	운동하다가 땀을 많이 흘리면 적당한 수분을 섭취해야 한다. 수분을 섭취하지 않으면 혈액이 농축되어 혈류가 나빠지므로 심장에도 큰 부담이 된다.

11 직장이나 집에서 틈날 때마다 할 수 있는 근력운동

근력을 향상시키고 많은 에너지를 연소시키자

운동요법을 실시할 때 가장 중요한 것은 '매일 운동을 한다'는 것이다. 그러나 일주일에 한 번이나 한 달에 한 번 정도는 야구나 테니스 같은 운동이나 등산도 좋다.

또한 직장이나 집에서 틈날 때마다 기분전환도 할 겸 근력운동을 해도 좋다. 조금씩이라도 근력을 향상시킬 수 있으면 에너지 소비 확대에 큰 의미를 지닌다. 여기서 그러한 운동을 몇 가지 소개한다.

체크 포인트 ☑	계단오르기는 에너지 소비에 효과적이므로 평소에 적극적으로 하자.

모든 사람에게 추천하고 싶은 걷기는 다리와 허리 전체의 근육 증강에도 효과가 있으며, 그 외에 등이나 허리의 근육도 종합적으로 움직이기 때문에 하반신을 중심으로 하는 전신 근육에 좋은 영향을 미친다.

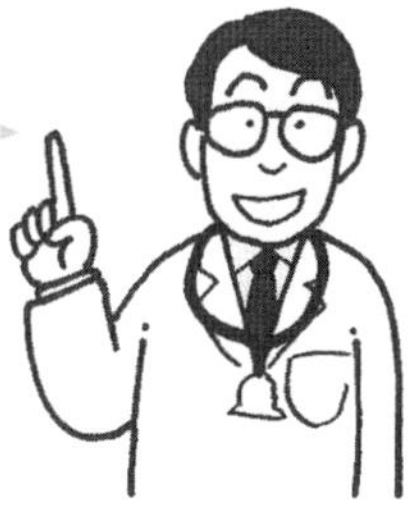

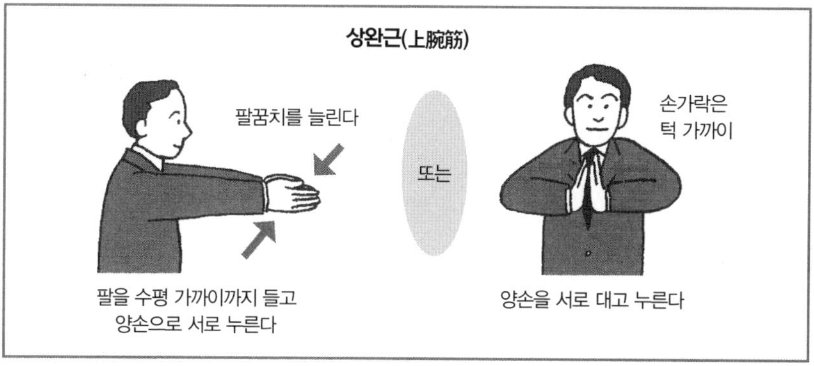

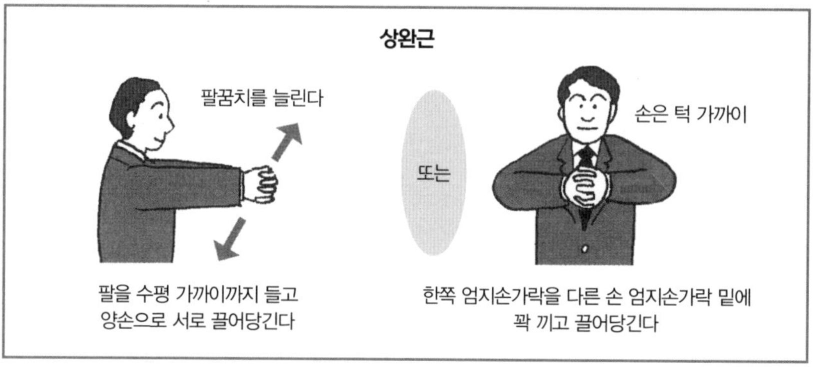

대퇴사두근(大腿四頭筋)
(허벅다리 앞면 근육)

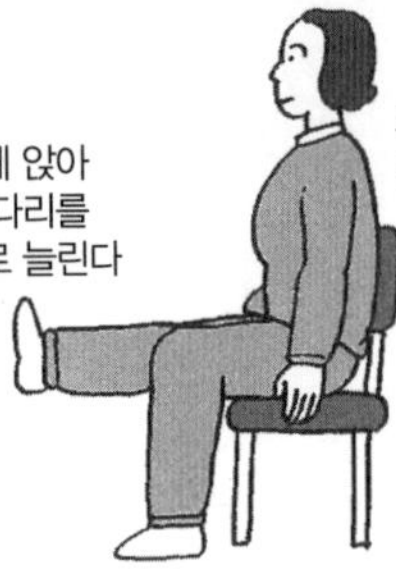

흉근(胸筋)

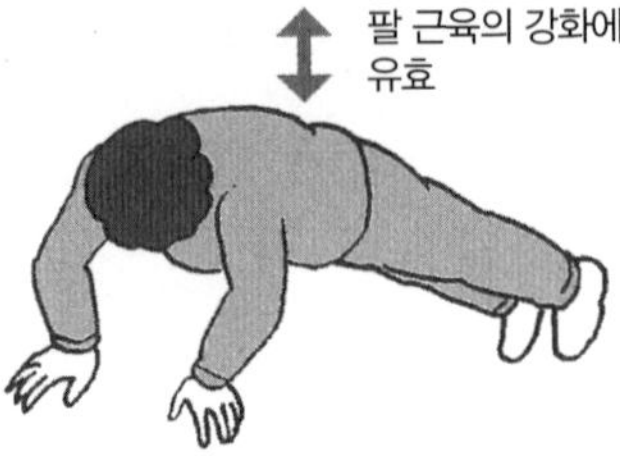

앞 페이지의 2가지 운동도 흉근을 증강시키는 효과가 있다

복근(腹筋)

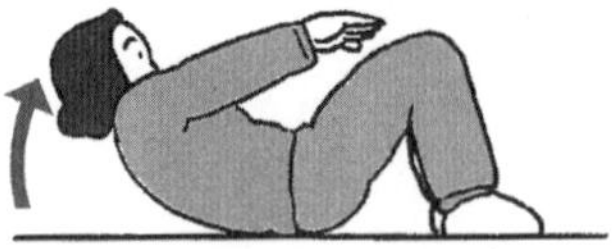

견갑골이 바닥에서 떨어지는 정도까지 든다

중전근(中殿筋)

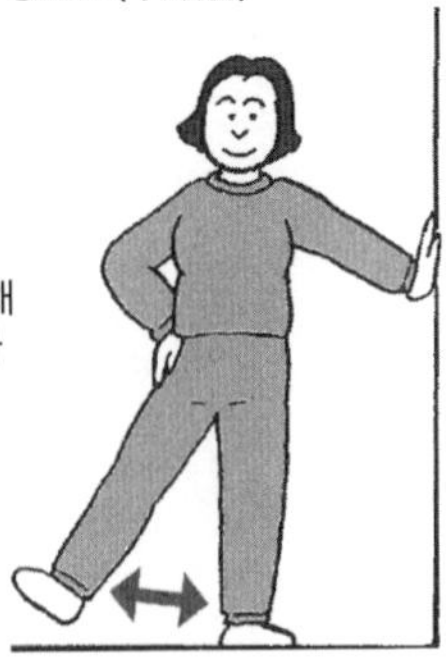

등 근육

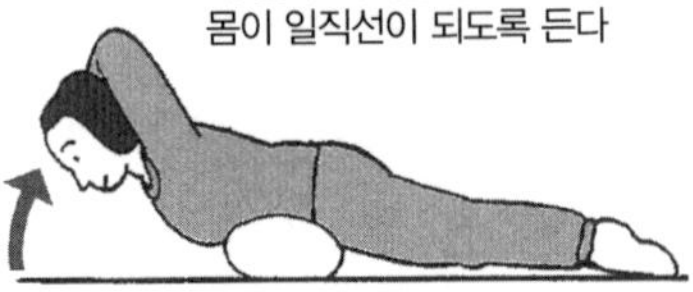

휠 정도로 들면 허리가 아플 우려가 있다

대전근(大殿筋, 엉덩이 근육)

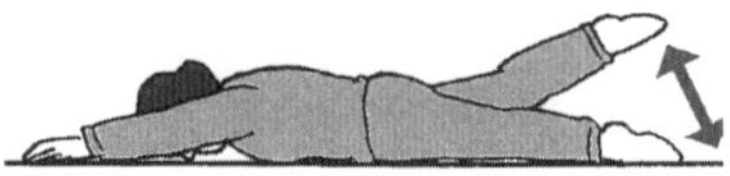

엎드려 한쪽 다리를 아래위로 움직인다

(좌우)

12 정신적 스트레스를 해소하자

정신적인 스트레스는 고혈압, 동맥경화를 촉진한다

우선 다음 페이지의 그래프를 보자. 위의 그래프는 수녀를 정신적인 스트레스가 비교적 적은 사람으로, 일반 여성 신자를 일반인으로 바꿔 생각해보자.

수녀는 나이를 먹음에 따라 나타나는 변화를 포함하여 혈압 상승이 거의 보이지 않는 데 반해, 일반 여성 신자는 혈압이 분명하게 상승하고 있다. 정신적인 스트레스의 영향이 확실히 나타나고 있다고 본다.

아래의 그래프는 자기 자신이 인식하고 있는 정신적인 스트레스와 관동맥 질환 발증률의 관계를 약 12년에 걸쳐 조사한 것인데, 그 차이를 한눈에 알 수 있다.

정신적인 스트레스는 분명하게 혈압을 상승시키고 동맥경화를 촉진시키는 요인이 된다. 일반적으로 식사나 운동에 비해 정신적인 스트레

스트레스와 혈압의 관계

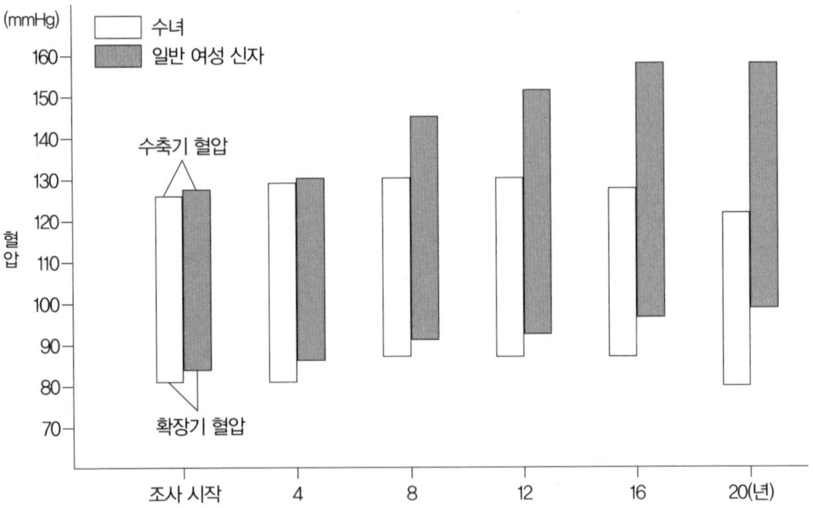

스트레스와 관동맥 질환의 관계

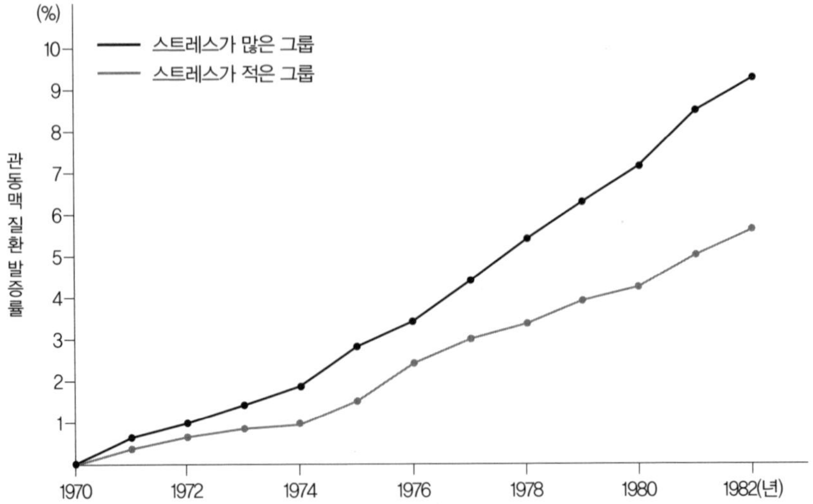

스는 가볍게 보는 경향이 있지만 이것은 잘못된 생각이다.

스트레스 해소를 습관화한다

정신적인 스트레스는 그 원인이나 정도가 사람마다 다르다. 똑같은 강도의 스트레스를 받아도 그것을 잘 느끼는 사람과 쉽게 느끼지 못하는 사람이 있다. '정신적인 스트레스를 쉽게 느끼지 못한다'고 생각하는 사람 중에 오히려 알게 모르게 스트레스가 쌓인 사람이 많다. 특히 진지한 성격일수록 주의해야 한다.

현대인은 생활하면서 정신적인 스트레스를 느끼게 마련이다. 피할 수 없다면 정신적인 스트레스를 해소할 수 있는 방법을 찾아보고 그것을 실행하는 습관을 들이면 된다. 다음 그림을 참고로 반드시 실천해보자.

체크 포인트 ☑

혈압이 쉽게 높아지는 중·고령자는 스트레스가 심근경색 등 질환을 유발할 수 있으므로 스트레스를 해소할 방법을 익히도록 하자.

스트레스를 원활하게 해소시키는 방법

집에 돌아가면

우선 목욕을 하거나 샤워로 심신을 재충전시킨다

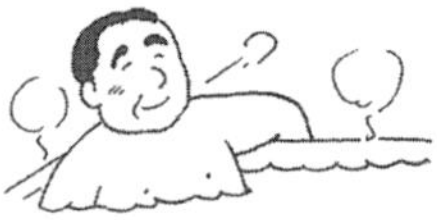

가족이랑 사이좋게 지낸다

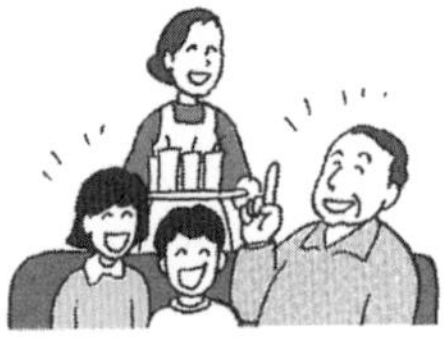

수면시간을 충분히 확보한다

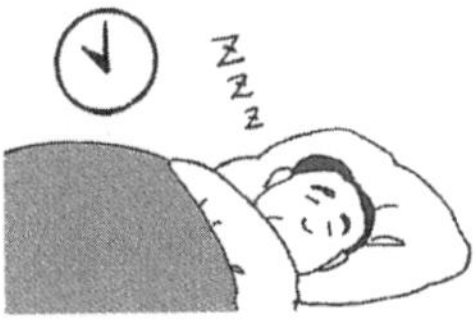

휴일에는

취미를 가진다

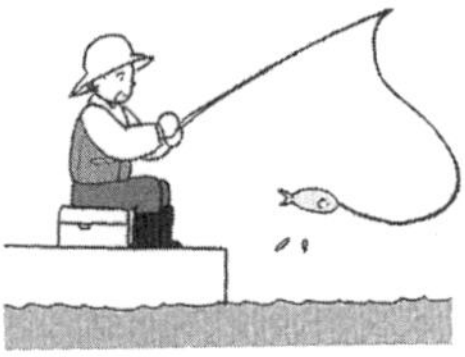

운동을 한다

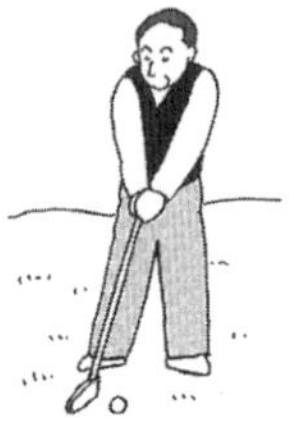

자연 속에서 지낸다

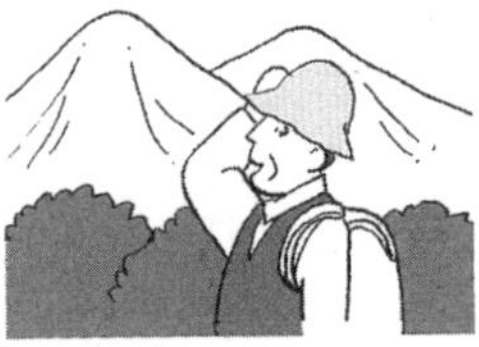

이러한 것도

휴가를 가진다

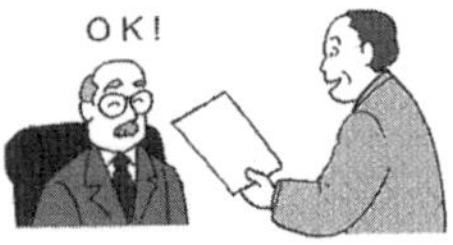

대수롭지 않은 일에는 신경 쓰지 않는다

식이요법과 운동요법을 실행하는 것이 스트레스가 되는 사람도 있다. 마음이 무겁다면 억지로 하지 말고 가능한 것부터 조금씩 실천하자.

13 반드시 금연을 하자

흡연은 많은 위험을 내포한다

흡연은 동맥경화를 촉진시키는 요인 중 하나이다. 또한 흡연은 암이나 호흡기계 질환의 주요 원인으로 알려져 있어 요즘은 금연의 중요성을 많은 사람들이 인식하게 되었다. 그 결과 남성 흡연자 비율이 점차 줄어들고 있다. 다만 여성 흡연자 비율은 그다지 변화가 없다는 점이 유감스럽다.

동맥경화계 질환을 막기 위해서라도 반드시 금연을 해야 한다. 동맥경화가 많은 위험한 질병을 초래한다는 것을 지금까지 몇 번이나 기술했지만 다시 한번 이야기하겠다.

심근경색, 협심증, 뇌경색, 신질환, 망막증, 하지의 폐색성 동맥경화증

금연이 어렵다면 절연(節煙)이라도 실행하자

① 금연하면 3~4년 이내에 심근경색 발증 위험도가 비흡연자와 거의 같은 정도까지 저하된다.

② 하루의 흡연 수가 적을수록 니코틴이나 타르(Tar)에 의한 악영향도 저하된다.

③ 니코틴의 금단증상은 뜻밖에 가볍다.

④ 금연하면 머리가 맑아져서 몸 상태가 좋아진다.

따라서 되도록 금연하고, 도저히 어렵다면 흡연량을 반으로 줄이거나 절연에 도전하자.

체크 포인트 ✔	일반적으로 담배 하나로 인해 혈압은 10~20mmHg 정도 상승하고, 심박수는 10~20 정도 높아지며, 영향을 미치는 시간은 15~20분이라고 한다.

금연 성공의 비결

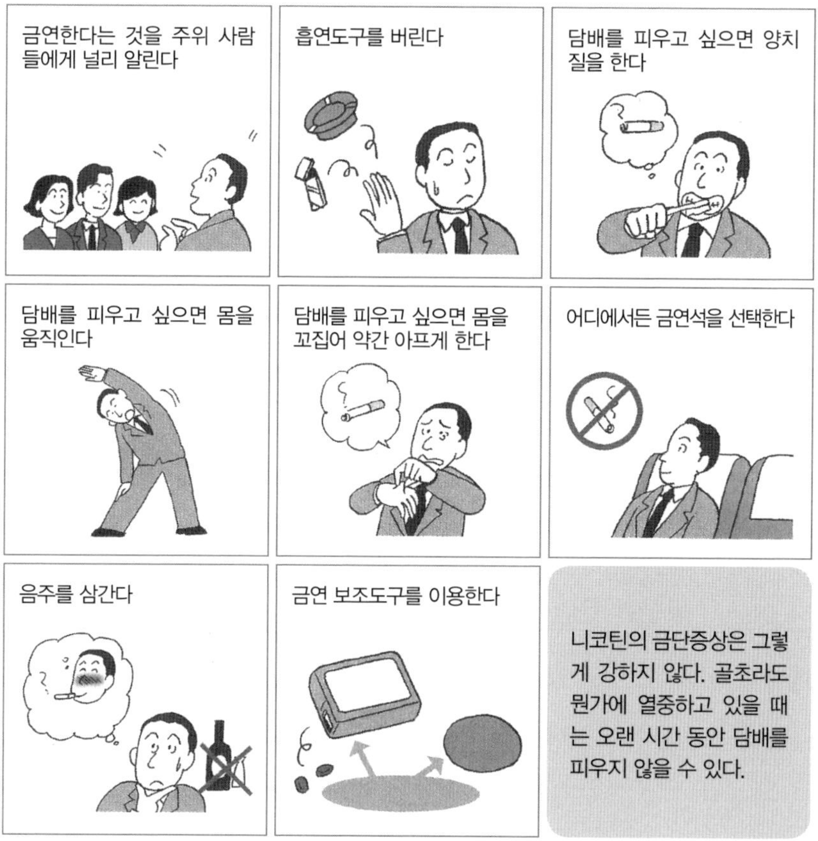
금연한다는 것을 주위 사람들에게 널리 알린다
흡연도구를 버린다
담배를 피우고 싶으면 양치질을 한다
담배를 피우고 싶으면 몸을 움직인다
담배를 피우고 싶으면 몸을 꼬집어 약간 아프게 한다
어디에서든 금연석을 선택한다
음주를 삼간다
금연 보조도구를 이용한다
니코틴의 금단증상은 그렇게 강하지 않다. 골초라도 뭔가에 열중하고 있을 때는 오랜 시간 동안 담배를 피우지 않을 수 있다.

14 고혈압인 사람이 평소에 조심해야 할 점

일상생활 속에 힌트가 있다

혈압은 항상 변동한다. 건강한 사람, 동맥경화 등이 진행되지 않고 혈액 흐름이 원활한 사람은 혈압이 어느 정도 올라가도 혈관이 유연하게 대응할 수 있다.

그러나 고혈압인 사람은 안정적인 상태일 때도 기본적으로 혈압이 높기 때문에 어떠한 원인으로 혈압이 조금이라도 올라가면 혈관 속에 위험을 초래하게 된다.

혈압을 되도록 안정시키고 급격한 오르내림을 막기 위해 일상생활에서 할 수 있는 일은 많다. 대부분은 간단하게 신경을 쓰기만 하면 실행할 수 있으니 반드시 실천해보자.

고혈압인 사람의 목욕방법

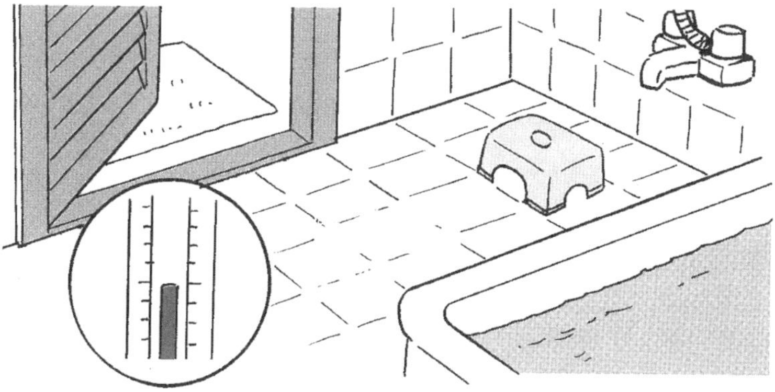

탈의실이나 욕실 온도는 20℃ 전후로 해둔다.
온도 변화가 혈압에 큰 영향을 미치므로 목욕하기 전에 조절한다.

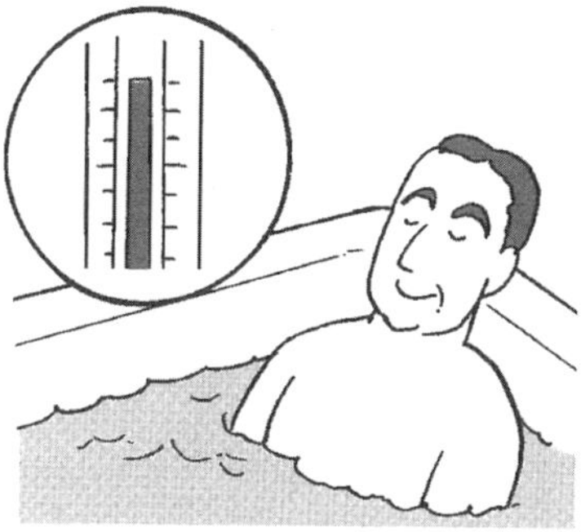

뜨거운 탕을 피하고 탕 온도를 38~40℃로 한다. 뜨거운 샤워, 찬물 샤워도 안 된다.

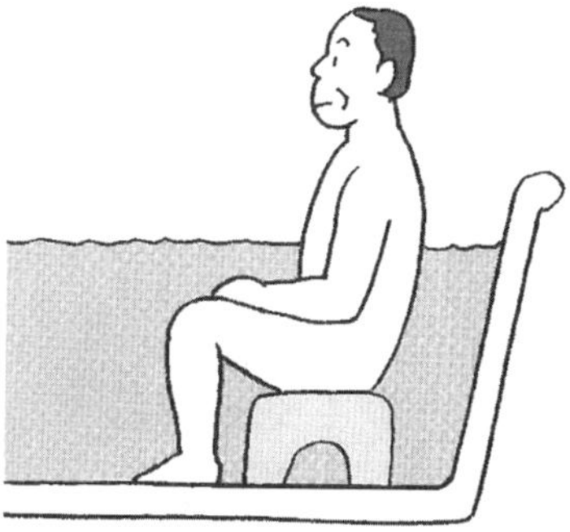

욕조에서도 가슴까지만 들어가도록 한다. 목욕용 의자 등으로 조절하자.

체크 포인트 ☑

혈압은 낮 동안은 높고 밤에는 낮아진다. 그러므로 뇌출혈은 낮에 많이 일어나고 뇌경색은 밤에 많이 일어난다.

고혈압인 사람이 일상생활에서 주의해야 할 점

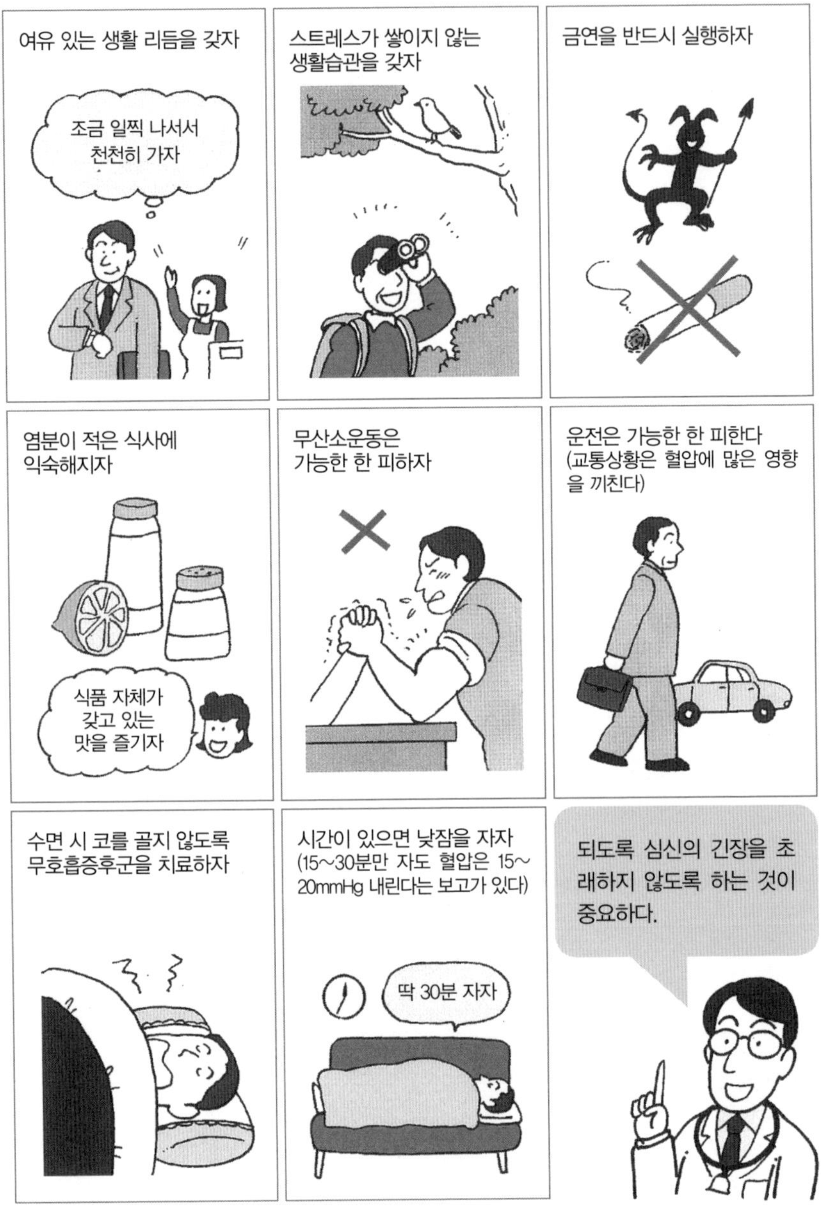

건강상식

운동요법을 안전하게 지속하기 위해서는 이러한 점을 조심하자!

1. 운동 전후의 준비운동, 정리운동은 반드시 한다.
2. 몸 상태가 안 좋을 때는 쉰다(밤늦게 잔 다음날, 술을 과음한 다음날 등).
3. 운동 중 뭔가 몸에 이상이 느껴지면 곧바로 그만두고 상태를 관찰한다.
4. 햇살이 강한 날에는 반드시 모자를 쓴다.
5. 땀을 많이 흘리거나 오랜 시간 햇살 아래 있었을 때는 자주 수분을 보급한다.
6. 실내외의 온도 차이가 클 때는 갑자기 나가지 말고 준비운동을 잘한다.
7. 인슐린 주사를 맞고 있는 사람이나 혈당강하제를 먹고 있는 사람은 저혈당 대책을 잊지 않도록 하자.
8. 고혈압인 사람은 반드시 혈압상태를 확인하면서 하고 무리하지 않도록 하자.
9. 운동요법을 계속하는 것이 스트레스가 되지 않도록 편안한 마음으로 하자.

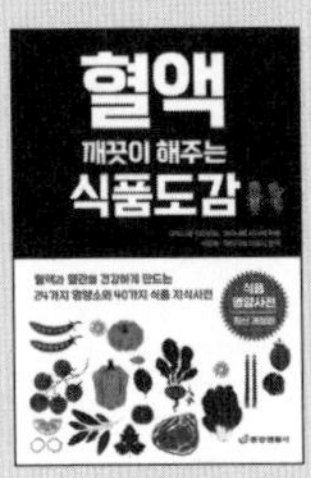

혈액 깨끗이 해주는 식품도감 〈최신 개정판〉

초판 1쇄 발행 | 2014년 10월 23일
초판 8쇄 발행 | 2022년 1월 20일
개정초판 1쇄 인쇄 | 2024년 9월 13일
개정초판 1쇄 발행 | 2024년 9월 20일

지은이 | 구라사와 다다히로(倉沢忠弘) · 와타나베 사나에(渡邊早苗)
편역자 | 이준육(JoonYook Lee) · 타키자와 야요이(Yayoi Takizawa)
펴낸이 | 최점옥(JeomOg Choi)
펴낸곳 | 중앙생활사(Joongang Life Publishing Co.)

대 표 | 김용주
편 집 | 한옥수 · 백재운 · 용한솔
디자인 | 박근영
인터넷 | 김회승

출력 | 삼신문화 종이 | 한솔PNS 인쇄 | 삼신문화 제본 | 은정제책사

잘못된 책은 구입한 서점에서 교환해드립니다.
가격은 표지 뒷면에 있습니다.

ISBN 978-89-6141-327-5(03510)

원서명 | ドロドロ血液がサラサラになる本

등록 | 1999년 1월 16일 제2-2730호
주소 | ㊄ 04590 서울시 중구 다산로20길 5(신당4동 340-128) 중앙빌딩
전화 | (02)2253-4463(代) 팩스 | (02)2253-7988
홈페이지 | www.japub.co.kr 블로그 | http://blog.naver.com/japub
네이버 스마트스토어 | https://smartstore.naver.com/jaub 이메일 | japub@naver.com
♣ 중앙생활사는 중앙경제평론사 · 중앙에듀북스와 자매회사입니다.

※ 이 책은《혈액을 맑게 하는 식품 영양 사전》을 독자들의 요구에 맞춰 새롭게 출간하였습니다.